高等学校"十四五"医学规划新形态教材

社区护理学

Shequ Hulixue

主　编 李春玉　冯　辉

副主编 李彩福　朱雪梅

编　委（按姓氏拼音排序）

冯　辉	中南大学	何　琼	遵义医科大学
李彩福	丽水学院	李春玉	延边大学
李现文	南京医科大学	刘维维	首都医科大学
彭　歆	吉林大学	邢凤梅	华北理工大学
徐月贞	新疆医科大学	杨　丽	青岛大学
臧　爽	中国医科大学	张海莲	延边大学
张　黎	重庆医科大学	张　利	蚌埠医学院
朱雪梅	哈尔滨医科大学附属第二医院		

编写秘书 张海莲

中国教育出版传媒集团

高等教育出版社·北京

内容提要

为了反映社会发展对社区护理的需求变化，本教材从介绍社区护理的基本知识和技能着手，以社区、群体、家庭及个体的预防保健、常见疾病管理、健康维护与健康促进作为基本编写框架，重点介绍了以社区、家庭、群体及个体为中心的社区护理工作方法和内容，具体阐述了社区护理中流行病学方法的应用、社区健康教育与健康促进、居民健康档案管理、健康教育、儿童健康管理、妇女健康管理、老年人健康管理、慢性病病人的健康管理与护理、社区传染病及突发公共卫生事件管理与护理等社区护理理论内容与方法。社区护理思政要素贯穿在整个教材内容中，明示在实施社区护理工作中的护士角色和素质，以及应掌握的护理技能，反映了社区护理发展的新动态。

图书在版编目（CIP）数据

社区护理学 / 李春玉，冯辉主编 . -- 北京：高等教育出版社，2023.9

ISBN 978-7-04-059517-8

Ⅰ. ①社… Ⅱ. ①李… ②冯… Ⅲ. ①社区－护理学－成人高等教育－教材 Ⅳ. ① R473.2

中国版本图书馆 CIP 数据核字（2022）第 200671 号

策划编辑 瞿德竑 崔 萌　　责任编辑 瞿德竑　　封面设计 张雨微　　责任印制 存 怡

出版发行	高等教育出版社	网　址	http://www.hep.edu.cn
社　址	北京市西城区德外大街4号		http://www.hep.com.cn
邮政编码	100120	网上订购	http://www.hepmall.com.cn
印　刷	肥城新华印刷有限公司		http://www.hepmall.com
开　本	889mm×1194mm　1/16		http://www.hepmall.cn
印　张	16		
字　数	403 千字	版　次	2023年9月第1版
购书热线	010-58581118	印　次	2023年9月第1次印刷
咨询电话	400-810-0598	定　价	39.00元

本书如有缺页、倒页、脱页等质量问题，请到所购图书销售部门联系调换

版权所有　侵权必究

物 料 号　59517-00

数字课程（基础版）

社区护理学

主编　李春玉　冯　辉

登录方法：

1. 电脑访问 http://abook.hep.com.cn/59517，或手机扫描下方二维码、下载并安装 Abook 应用。
2. 注册并登录，进入"我的课程"。
3. 输入封底数字课程账号（20 位密码，刮开涂层可见），或通过 Abook 应用扫描封底数字课程账号二维码，完成课程绑定。
4. 点击"进入学习"，开始本数字课程的学习。

课程绑定后一年为数字课程使用有效期。如有使用问题，请点击页面右下角的"自动答疑"按钮。

Abook

高等学校"十四五"医学规划新形态教材

社区护理学

社区护理学

　　社区护理学数字课程与纸质教材一体化设计，紧密配合。数字课程包括教学 PPT、拓展阅读、知识链接、自测题等，在提升课程教学效果的同时，为学生学习提供思维与探索的空间。

用户名：　　　　密码：　　　　验证码：　　　　5360　忘记密码？　　登录　　注册

http://abook.hep.com.cn/59517

扫描二维码，下载 Abook 应用

高等学历继续教育护理学专业
系列教材建设委员会

主 任 委 员　曹建明（温州医科大学）

副主任委员　王世泽（温州医科大学）

　　　　　　　周晓磊（安徽医科大学）

　　　　　　　路孝勤（首都医科大学）

委　　　员　李永红（新疆医科大学）

　　　　　　　徐　晨（重庆医科大学）

　　　　　　　欧凤荣（中国医科大学）

　　　　　　　张　华（北京协和医学院）

　　　　　　　吴　斌（中南大学）

　　　　　　　吴宝嘉（延边大学）

　　　　　　　罗庆东（齐齐哈尔医学院）

▶▶▶ 序 言

以南丁格尔灯光为信，以希波克拉底誓言为约。百余年来，"提灯女神"的特有灯光不断汇聚，驱散了伤者的阴云，燃起了患者对生命的炽烈渴望。为更好继承与发扬南丁格尔精神，培养出更多高质量的护理人才，充分发挥教材建设在人才培养中的基础性作用，促进护理学专业的教育教学改革，温州医科大学牵头多所医学院校的护理同仁，共同打造以临床护理岗位需求为导向、以提升岗位胜任力为核心、符合现代护理教育发展趋势、信息技术与教育教学深度融合的针对护理学专业的新形态系列教材。

当前护理学专业系列教材缺乏针对提升学生自主学习和理论联系实际解决临床问题能力的内容，教材案例往往缺乏临床真实情境，部分内容拘泥于临床典型症状，限制学生思维的发展，难以满足高等护理教育与医院临床实践的需求。本系列教材结合护理工作程序，在保持注重教材基本理论知识、基本思维方法和基本实践技能的基础上，突出教学内容的精炼、易学、实用等特色，着力于学生职业能力和素质培养训练。

本系列教材紧扣国家护士执业资格考试要求及护理人员培训要求，以临床情境贯穿教材，采用"纸质教材＋数字课程"的形式，突出医学理论与护理实践相结合、护理能力与人文精神相结合、职业素质与医德素养相结合，以启发学生理解和分析问题为本，培养学生的创造性思维，以及发现和解决问题的能力。系列教材涵盖《护理学基础》《健康评估》《内科护理学》《外科护理学》《妇产科护理学》《儿科护理学》《精神科护理学》《急危重症护理学》《急救护理学》《社区护理学》《老年护理学》《康复护理学》《护理心理学》《护理人际沟通与礼仪》《护理科研与论文写作》共15种，数字课程内容丰富，包括教学PPT、彩图、自测题、动画、微视频、微课、基础与临床链接、典型案例及拓展学习内容等，充分满足学生泛在学习。

在此，特别鸣谢北京协和医学院、中南大学、延边大学、首都医科大学、中国医科大学、重庆医科大学、安徽医科大学、新疆医科大学、齐齐哈尔医学院等院校同仁对本系列教材编写工作的大力支持。

高等学历继续教育护理学专业
系列教材建设委员会
2022 年 11 月

▶▶▶ 前　言

　　社区护理学是护理学与公共卫生学相结合的一门综合学科。随着我国人口老龄化进程加快，以慢性病为主的疾病谱变化，以及深化医改的进一步落实，人们对健康和疾病的认识不断深化，健康需求也在逐渐提高。本教材以全生命周期人群健康为主线，以社区、家庭、群体及个体的预防保健、常见疾病管理和健康促进作为基本框架，充分体现了我国社区卫生服务及社区护理的基本理念和目标，力求反映社区护理发展的新技术、新动态。

　　本教材在吸取国内外社区护理的理论与实践方法的基础上，结合我国社区护理现状及发展趋势，进行了内容组织和编排。从社区卫生服务与社区护理的发展导入，介绍了社区护理的基本知识和应掌握的护理技能，阐述了以社区、家庭、群体、个体为中心的社区护理理论与工作方法和内容，并把社区护理思政要素贯穿在整个教材内容中。每章节增设案例分析，加强对知识点的理解，突出社区护理的实践性，并结合每章节内容插入图片、拓展阅读等数字资源，以进一步加深理解和巩固章节内容。本教材主要作为护理学专业本科生的教科书，也可作为社区、临床护士的实践参考书。

　　在本教材的编写过程中，我们得到了延边大学护理学院、中南大学湘雅护理学院、丽水学院医学与康复学院、哈尔滨医科大学护理学院、华北理工大学附属医院、南京医科大学护理学院、吉林大学护理学院、青岛大学护理学院、首都医科大学护理学院、中国医科大学护理学院、蚌埠医学院护理学院、重庆医科大学护理学院、新疆医科大学护理学院、遵义医科大学护理学院的大力支持和帮助，特此感谢！

　　由于水平有限，疏漏和不足之处，恳请读者赐教指正！

李春玉　冯　辉

2023 年 2 月

▶▶▶ 目 录

第一章

社区卫生服务与社区护理

【学习目标】

知识：

1. 掌握社区、社区卫生服务及社区护理的概念，社区卫生服务的内容，以及社区护理的特点。

2. 熟悉社区护理工作方法、社区护士的核心能力。

3. 了解全球与中国的卫生策略、社区护理的发展趋势。

技能：

能够正确领会国家基本公共卫生服务相关政策和目标的能力。

素质：

具有在社区环境中对不同护理对象提供护理服务的精神。

【关键词】

社区；社区卫生服务；社区护理；社区护士

情境导入

随着全球卫生认识的不断加深，许多国家积极着手制定全球卫生的国家策略，加大对全球卫生投入，拓展参与全球卫生新途径。2015 年，中国提前完成了多个联合国千年发展目标，得到联合国的肯定。我国实施的社区卫生服务是深化医疗卫生体制改革和实现人人享有初级卫生保健目标的基础环节，是提高医疗卫生服务公平、维护社会稳定、积极应对人口老龄化挑战的重要途径。其中，社区护理是社区卫生服务的重要组成部分，护士在其中发挥着举足轻重的作用。

请思考：
1. 全球卫生策略有哪些？
2. 我国社区卫生服务内容有哪些？
3. 社区护理的工作内容都有哪些？

第一节　人群健康与卫生策略

一、人群健康状况

（一）全球人群健康状况

进入 21 世纪，伴随着全球经济的发展和联合国千年发展目标的实施，人类在健康状况改善方面取得了长足的进步。2000 年至 2016 年，全球预期寿命从 66.5 岁增长到 72.0 岁。2017 年，全球孕产妇死亡率降低为 211/10 万，2000 年至 2018 年，5 岁以下儿童死亡率从 76‰ 降至 39‰，新生儿死亡率从 31‰ 降至 18‰。全球范围内的孕产妇死亡率和儿童死亡率均得到了明显改善。

但是，非传染性疾病仍对人类寿命的影响较为严重。2020 世界卫生统计数据显示，2016 年全球有 4 100 万人死于非传染性疾病，相当于占所有死亡人数的 71%，其中大多数是由心血管疾病、癌症、慢性呼吸道疾病和糖尿病等非传染性疾病所致。另外，生活方式对人类健康的影响日显突出。自 2000 年以来，全球成人（18 岁及以上）肥胖的年龄标准化患病率增长了 1.5 倍，全球 5 岁以下儿童超重比例持续上升；2018 年，全球 23.6% 的成年人（15 岁及以上）使用烟草，总人数达 13 亿；在 2017 年，全球有 55% 的人口缺乏安全管理的环境卫生服务。

尽管全球健康状况取得了明显改善，人群健康状况仍面临诸多问题。诸如疫情常态化下的人群健康管理和健康的公平性问题；降低孕产妇死亡率、儿童死亡率、改善营养、防治传染病等任务艰巨；改善水、卫生设施和空气质量以降低健康风险需付出更多努力等。

拓展阅读 1-1
世界卫生统计 2020

（二）我国人群健康状况

随着社会经济的发展和医药卫生改革的深入，我国居民的健康水平得到显著提高。根据《中国居民营养与慢性病状况报告（2020 年）》显示，成人平均身高继续增长，儿童青少年生长发育水平持续改善，6 岁以下儿童生长迟缓率、低体重率均已实现 2020 年国家规划目标，特别是农村儿童生长迟缓问题已经得到根本改善；居民贫血问题持续改善；居民吸烟率、二手烟暴露率、经常饮酒率均有所下降；家庭减盐取得成效；居民对自己健康的关注程度也在不断提高，定期测量体重、血压、血糖、血脂等健康指标的人群比例显著增加。2019 年，我国居民因心脑血管疾病、癌症、慢性呼吸系统疾病和糖尿病等四类重大慢性病导致的过早死亡率为 16.5%，与 2015 年的 18.5% 相比下降了 2 个百分点，提前实现了 2020 年国家规划目标。我国居民健康水平总体上处于中高收入国家平均水平，部分地区已经达到或接近高收入国家的水平，成为"医疗服务科技型和质量指数"排名进步幅度最大的国家之一。

但是，随着居民人均预期寿命不断增长和慢性病病人生存期的逐渐延长，加之人口老龄化、城镇化、工业化进程加快和行为危险因素流行对慢性病发病的影响，我国慢性病病人基数仍在不断扩大，因慢性病死亡的比例也持续增加。据 2021 年卫生统计年鉴报告显示，2019 年我国因慢性病导致的死亡占总死亡率 88.5%，其中癌症、心脑血管病、慢性呼吸系统疾病死亡占比为 80.4%，见表 1-1。我国居民不健康的生活方式仍然普遍存在，超重肥胖问题不断凸显，慢性病患病和发病率仍呈上升趋势，防控工作依然面临巨大的挑战。

表 1-1　我国城市居民前五位主要疾病死亡率及构成（2019 年）

顺位	死因	死亡率（1/10 万）	构成比（%）
1	恶性肿瘤	161.6	25.7
2	心脏病	148.5	23.7
3	脑血管疾病	129.4	20.6
4	呼吸系统疾病	65.0	10.4
5	损伤、中毒	36.1	5.7

二、全球卫生策略

全球卫生策略较为宏观，本章主要围绕 21 世纪人人享有卫生保健、初级卫生保健、千年发展目标、可持续发展目标进行重点阐述。

（一）21 世纪人人享有卫生保健

1998 年，在第 51 届世界卫生大会上，审议通过了世界卫生组织（World Health Organization，WHO）各成员国提出的"21 世纪人人享有卫生保健（health-for-all policy for the twenty-first century）"全球卫生战略，它是在原有《阿拉木图宣言》"人人享有卫生保健"战略政策的基础上提出的新策略。主要内容是"重申健康是每个公民的一项基本人权，每个公民都有相同的权利、义务和责任来获得最大可能的健康；人类的健康水平提高和幸福，是社会经济发展的终极目标"，其总体目标为："提高平均期望寿命的同时提高生活质量；在国家内部和国家之间改善健康的公平程度；保证人民利用可持续发展的卫生系统所提供的服务。"

"人人享有卫生保健"实现了从病人到人群、从单纯防治疾病到预防保健、从微观行动到宏观计划的整体性转变，增强了卫生在各国和地区政府工作中的重要性和协同性。

（二）初级卫生保健

初级卫生保健（primary health care，PHC）又称基本卫生保健，是指最基本的、社区的个人和家庭通过积极参与普遍能够享受的、体现社会平等权利的、人民群众和政府都能负担得起的卫生保健服务，是实现"人人享有卫生保健"战略目标的基本途径。

初级卫生保健包括了对当前主要卫生问题及其预防和控制方法的健康教育、改善食品供应和合理营养、供应足够的安全、卫生的水资源和基本环境卫生设施、妇幼保健和计划生育、主要传染病的预防接种、预防和控制地方病、常见病和外伤的合理治疗及提供基本药物的八项基本要素。基本任务是：①促进健康，加强自我保健，增强体质和心理健康；②预防保健，在发病前期采取措施，防止疾病的发生；③合理治疗，在发病初期采取措施防止疾病继续发展，早期发现、早期诊断、及时治疗；④社区康复，病人症状和体征已经出现，防止并发症和残疾，防止病残，加强康复。

初级卫生保健既是国家卫生体系的核心组成部分，也是社区总体社会和经济发展不可分割的内容。在各国政府投入和全社会参与卫生行动不足等差异，加之自然和人为灾害等原因，初级卫生保健全球目标在 2000 年未能完全实现。但是，在 20 世纪的后 20 年取得了很大成就，成为人类有史以来持续时间最长、开展范围最广、参与人数最多的全球卫生战略。

（三）联合国千年发展目标

2000 年，联合国首脑会议上由 189 个国家签署了《联合国千年宣言》，商定了包括消灭极端贫穷和饥饿、普及小学教育、促进男女平等并赋予妇女权利、降低儿童死亡率、改善产妇保健、与艾滋病、疟疾和其他疾病作斗争、确保环境的可持续能力、全球合作促进发展的 8 项目标，统称为千年发展目标（Millennium Development Goals，MDGs）。所有成员国承诺到 2015 年实现这8 项目标的指标。

千年发展目标是有史以来最成功的全球性反贫困行动，在卫生领域具体指标方面成绩显著，证明了只要具备针对性的干预措施、合理的战略、充足的资源和政治意愿，即使最贫穷的国家也能取得前所未有的进步，也证实了全球行动行之有效的结果。在 2015 年，中国作为世界上最大发展中国家，提前完成了多个千年发展目标，得到联合国的肯定。

但是，千年发展目标中的部分目标仍未实现，如全球儿童与孕产妇死亡率等。各国的进展不均衡，尤其是非洲地区和受冲突影响地区，没有对健康公平给予足够重视，卫生体系建设等问题仍然存在。

（四）联合国可持续发展目标

在 2015 年，联合国可持续发展峰会评估了千年发展目标落实情况，并制定了 2030 年可持续发展目标（Sustainable Development Goals，SDGs），提出 17 个大项的总体目标和 169 个分项具体目标。可持续发展目标是对千年发展目标的升华和扩展。

2015 年 9 月，在联合国合作伙伴的支持下，通过社会化媒体平台向中国公众推广联合国 17个"可持续发展目标"并成立了"中国全球目标联盟"，标志着我国成为全球第一个全面启动全球目标推广活动的国家。在 2020 年发布的《以科研的力量推动联合国可持续发展目标的实现》报告显示，启动可持续发展目标的 5 年里，中国在 16 个可统计的可持续发展目标领域中，有15 个领域的相关科研论文数量位居全球前十，其中与 5 个可持续发展目标相关科研产出居世界第一。

可持续发展目标是联合国制定的全球发展目标，继续指导 2015—2030 年的全球发展工作，以综合方式解决社会、经济和环境 3 个维度的发展问题。可持续发展目标的实现有助于提高全球人群的健康状况。

三、我国卫生战略

（一）我国医疗卫生体制改革

自改革开放以来，我国加快了医疗体制改革，国家政府出台了一系列决定及指导意见。1997年，中共中央、国务院发布《关于卫生改革与发展的决定》着重强调了卫生事业的公益属性，明确提出解决卫生领域改革和发展思路。2000年，国务院颁布《关于城镇医药卫生体制改革的指导意见》，使得城镇职工基本医疗保险制度蓬勃发展，新型农村合作医疗和医疗救助启动，为新一轮卫生体制改革的转折和调整奠定了宝贵的理论和实践基础。

进入21世纪，随着我国医药卫生事业发展水平的日益提升及人民群众健康需求的不断增加，深化医改成为加快医药卫生事业发展的战略选择。2009年4月，中共中央、国务院《关于深化医药卫生体制改革的意见》和国务院《深化医药卫生体制改革近期重点实施方案（2009—2011年）》颁布，推动了新一轮医药卫生体制的全面改革。

新医改的基本理念是把基本医疗卫生制度作为公共产品向全民提供，实现人人享有基本医疗卫生服务，强调了公平性、广覆盖、可及性，以及高效、安全、优质等卫生工作的核心价值与导向，总体上取得了阶段性成效，尤其在建设基本医疗保障体系、创新基本药物制度、公立医院改革、发展健康服务业及卫生监督管理、医学教育、卫生人才队伍建设、医药卫生科技和卫生信息化建设等领域改革持续推进。

（二）健康中国2030

目前，我国面临着工业化、城镇化、人口老龄化进程加快，疾病谱、生态环境、生活方式不断变化等带来的新挑战，以及面对多重疾病威胁并存、多种健康影响因素交织复杂的局面，需要统筹解决关系到人民健康的卫生战略问题。2016年8月，习近平总书记在全国卫生与健康大会上强调"把人民健康放在优先发展的战略地位，加快推进健康中国建设"。2016年10月，中共中央、国务院印发了《"健康中国2030"规划纲要》，这是我国首次在国家层面制定的健康领域中长期战略规划，是持续到2030年推进健康中国建设的行动纲领。

健康中国战略主题是"共建共享、全民健康"，其核心是以人民健康为中心，站在大健康、大卫生的高度，紧紧围绕对个人生活行为方式、医疗卫生服务与保障、生产与生活环境等健康影响因素，提出普及健康生活、优化健康服务、完善健康保障、建设健康环境、发展健康产业等5个方面的战略任务。健康中国战略目标分为"三步走"，即到2020年、2030年、2050年，围绕总体健康水平、健康影响因素、健康服务与健康保障、健康产业、促进健康的体制体系等方面具体设置了若干可操作、可衡量、可考核量化的指标。

健康中国战略是全面提升中华民族健康素质、实现人民健康与经济社会协调发展的国家战略，为全面建成小康社会、加快推进社会主义现代化奠定了重要基础，也是积极参与全球健康治理、履行2030年可持续发展议程国际承诺的重大举措。

拓展阅读 1-2
"健康中国 2030" 规划纲要

第二节　社区卫生服务

社区卫生服务是深化医疗卫生体制改革，建立新型城市卫生服务体系的重要基础，是实现人人享有初级卫生保健目标的基础环节。护理人员作为提供社区卫生服务的主力军，应掌握我国社区卫生服务相关概念、特点和服务内容等。

一、社区与社区健康

（一）社区

1. 社区的概念　社区（community）是人类生活的基本场所。1978年，WHO在阿拉木图公共卫生大会上将社区定义为"以某种社区组织或团体结合在一起的人群"。目前，国内普遍引用的是我国著名社会学家费孝通先生根据我国特点引入的"社区"概念，即"社区是若干社会群体或社会组织聚集在某一地域里所形成的一个生活上相互关联的大集体"。在我国，城市的社区一般指街道、居民小区，农村的社区一般指乡（镇）、村等。

2. 社区的构成　社区的构成要素有地域、人群、同质性、生活服务设施、管理机构和制度等。

（1）地域：地域是构成社区的重要条件，主要包括地理位置、资源、气候、交通、经济等社区各种活动的自然基础，是社区存在和发展的前提。

（2）人群：人是构成社区的主体，主要包括社区人口数量、人口质量、人口构成及人口分布等，既是社会产品的创造者和消费者，又是社会关系的承担者。

（3）生活服务设施：社区的生活服务设施是社区存在的物质基础，也是社区人群生存的基本条件，是衡量社区发展程度的重要标志。

（4）特定的文化背景、认同意识和生活方式：每个社区具有自己的历史传统和社会条件，文化背景、行为背景和价值观念，社区人群形成相同且特有的社会意识、行为规范、生活方式及文化氛围等。

（5）管理机构和制度：我国社区管理机构一般为派出所和居委会，两者联合管理户籍、治安、计划生育、环境卫生、生活福利等有关社区安全、经济、文化和社会事务，以规范社区人群的行为和协调人际关系，以及帮助解决社区人群的实际问题。

3. 社区的分类　社区可分为地域性社区、具有共同兴趣或目标的社区和具有共同健康问题的社区三种类型。

（1）地域性社区：是以地域界限来划分的社区。例如，我国的城市按街道划分社区，农村则以乡、镇和村划分社区。地域性社区以社区的需求为导向，有利于实施社区健康评估和健康教育、组织和动员社区群体实施预防和干预、调动地域内权威人士的支持，并可充分利用拥有的资源来开展健康促进活动。

（2）具有共同兴趣或目标的社区：分散居住在不同地域的人群因共同的兴趣或目标而联系在一起，或者在特定时间聚集在一起，共同分享其功能或利益，如学会、工厂、大学社团等。

（3）具有共同健康问题的社区：具有共同的、急需解决健康问题的人聚在一起交流应对共同问题的各种经验而形成的社区，如糖尿病病人协会。

4. 社区的功能　社区功能的充分发挥有助于挖掘社区资源和实施社区卫生服务。社区具有管理居民和满足居民需要的功能，具体有以下 5 个方面：

（1）生产、消费、分配、协调和利用资源：社区居民从事生产物资的活动，也可能消费、分配或利用某些物资，以满足社区居民的多种需要。

（2）社会化：个体在社区中生长和发育，通过家庭、学校及社会的影响逐渐成长及社会化。个体与社区环境相互影响，社区居民形成本社区的风土人情和价值观，而社区特有的文化又影响着居民。

（3）社会控制：社区具有规范和保护社区居民各种行为的规章制度，如社区的物业管理系统。

（4）社会参与：社区可设立各种组织机构和团体，如图书馆、老人活动站等，也可举办有助于居民身心健康的多种活动，促进居民参与社会活动，加强居民间的互动，以此增加社区凝聚力，让居民产生相应的归属感。

（5）相互支援：当居民处于疾病或困难时，社区可根据辖区内居民的需要与当地民政部门或相关医疗机构联系，满足居民的需要，给予有效的帮助和支援。

（二）社区健康

1. 健康的概念　随着时代变迁和医学模式的转变，人们对健康的认识也不断地提高，健康的含义也在不断扩展。1948 年，WHO 将健康定义为："健康不但是没有疾病和身体缺陷，而且要有完整的生理、心理状态和良好的社会适应能力。"健康是人人享有的普遍权利和义务，也是社会发展的根本资源和重要标志，是所有国家共同的社会目标和政治优先策略。

2. 社区健康的概念　社区健康（community health）是指在限定的地域内，以社区居民的需求为导向，以维持、保护和促进群体和社区居民健康为主要内容，注重个人、家庭和社区的健康。因此，要促进社区健康，应以社区为范围，家庭为单位，社区居民为对象，激励社区居民参与预防疾病和促进健康的活动，充分调动社区自身的力量，营造健康的家庭及社区环境，促进社区的健康发展。

二、社区卫生服务概念与特点

（一）社区卫生服务的概念

社区卫生服务（community health services）是社区建设的重要组成部分。1999 年，国务院发布的《关于发展城市社区卫生服务的若干意见》中，将社区卫生服务定义为："在政府领导、社会参与、上级卫生机构指导下，以基层卫生机构为主体，全科医师为骨干，合理使用卫生资源和适宜技术，以人的健康为中心、家庭为单位、社区为范围、需求为导向，以妇女、儿童、老年人、慢性病人、残疾人等为重点，以解决社区主要卫生问题，满足基本医疗卫生服务需求为目的，融预防、医疗、保健、康复、健康教育、计划生育技术服务等为一体的，有效、经济、方便、综合、连续的基层卫生服务。"

（二）社区卫生服务的特点

社区卫生服务主要以满足基本医疗卫生服务需求，解决社区主要健康问题，提高社区全体居民的健康水平和生活质量为目标，其具有以下六个方面的特点。

1. 公益性　社区卫生服务注重卫生服务的公平、效率和可及性，不以营利为目的，具有社会公益性质，以"人人享有初级卫生保健"为目标。

2. 主动性　社区卫生服务以主动服务、上门服务为主要方式，针对社区有需求的服务对象提供家庭访视、居家护理等服务。

3. 综合性　社区卫生服务具有综合性、全方位的服务特点。在服务对象上，包括健康人群、高危人群、病人等不同健康阶段的社区人群；在服务内容上，为社区居民开展社区预防、医疗、保健、康复、健康教育及计划生育技术指导六位一体服务；在服务层面上，涵盖生理、心理及社会等多个方面；在服务范围上涉及个人、家庭和社区等；在服务方式上，综合利用现代医学、传统医学和替代医学的各类适宜技术及方法，为社区居民提供"优质、价廉、方便"的综合性卫生服务。

4. 连续性　社区卫生服务提供社区居民各生命周期的卫生保健服务，以及各个健康发展阶段的基本医疗卫生服务，并不受时间、空间、服务对象的健康状况和生命周期等变化的影响，提供连续不间断的健康服务。

5. 可及性　社区卫生服务的可及性体现在地理接近、服务便利、经济合理、心理接受、结果有效等方面，便于社区居民利用相关资源。

6. 协调性　社区卫生服务提供者根据服务对象的不同需求，充分协调和利用社区卫生资源，并倡导和动员各级各类社会资源服务于社区人群，为提供社区居民综合的、连续的医疗卫生保健服务，以实现全方位、全过程的综合性服务。

三、社区卫生服务的内容与运行机制

（一）社区卫生服务的功能与内容

1. 社区卫生服务功能　社区卫生服务机构的主要功能概括为六大方面：

（1）社区预防：社区卫生诊断，传染病疫情报告和监测，预防接种，结核病、艾滋病等重大传染病预防，常见传染病防治，地方病、寄生虫病防治，健康档案管理，爱国卫生指导等。

（2）社区保健：妇女保健、儿童保健、老年保健等。

（3）社区医疗：一般常见病、多发病的诊疗，社区现场救护，慢性病筛查和重点慢性病病例管理，精神病病人管理，转诊服务等。

（4）社区康复：残疾康复，疾病恢复期康复，家庭和社区康复训练指导等。

（5）社区健康教育：卫生知识普及，个体和群体的健康管理，重点人群与重点场所健康教育，宣传健康行为和生活方式等。

（6）社区计划生育技术指导：计划生育技术服务与咨询指导，发放避孕药具等。

2. 社区卫生服务内容　根据我国《城市社区卫生服务机构管理办法（试行）》（卫妇社发〔2006〕239 号）中的相关规定，我国的社区卫生服务机构主要承担基本公共卫生服务和基本医疗服务。

（1）基本公共卫生服务内容：由各地基层医疗卫生机构依据《国家基本公共卫生服务规范（第三版）》推进工作，详见表 1-2。

2018 年，国务院办公厅印发《医疗卫生领域中央与地方财政事权和支出责任划分改革方案的通知》，明确将国家基本公共卫生服务项目（12 项）和新划入的原重大公共卫生和计划生育项目中的妇幼卫生、老年健康服务、医养结合、卫生应急、孕前检查等 19 项服务内容合并为基本

表 1-2 国家基本公共卫生服务项目一览表

序号	类别	服务对象	服务
1	建立居民健康档案	辖区内常住居民，包括居住半年以上非户籍居民	① 建立健康档案 ② 健康档案维护管理
2	健康教育	辖区内居民	① 提供健康教育资料 ② 设置健康教育宣传栏 ③ 开展公众健康咨询服务 ④ 举办健康知识讲座 ⑤ 开展个体化健康教育
3	预防接种	辖区内 0～6 岁儿童和其他重点人群	① 预防接种管理 ② 预防接种 ③ 疑似预防接种异常反应处理
4	儿童健康管理	辖区内居住的 0～6 岁儿童	① 新生儿家庭访视 ② 新生儿满月健康管理 ③ 婴幼儿健康管理 ④ 学龄前儿童健康管理
5	孕产妇健康管理	辖区内居住的孕产妇	① 孕早期健康管理 ② 孕中期健康管理 ③ 孕晚期健康管理 ④ 产后访视 ⑤ 产后 42 天健康检查
6	老年人健康管理	辖区内 65 岁及以上常住居民	① 生活方式和健康状况评估 ② 体格检查 ③ 辅助检查 ④ 健康指导
7	慢性病病人健康管理	辖区内 35 岁及以上原发性高血压和 2 型糖尿病病人	① 检查发现 ② 随访评估和分类干预 ③ 健康体检
8	严重精神障碍病人管理	辖区内诊断明确、在家居住的严重精神障碍病人	① 病人信息管理 ② 随访评估和分类干预 ③ 健康体检
9	结核病病人健康管理	辖区内肺结核病可疑者及诊断明确的病人（包括耐多药病人）	① 筛查及推介转诊 ② 第一次入户随访 ③ 督导服药和随访管理 ④ 结案评估
10	中医药健康管理	辖区内 65 岁及以上常住居民和 0～36 个月儿童	① 老年人中医体质辨识 ② 儿童中医调养
11	传染病和突发公共卫生事件报告和处理	辖区内服务人口	① 传染病疫情和突发公共卫生事件风险管理 ② 传染病和突发公共卫生事件的发现和登记 ③ 传染病和突发公共卫生事件相关信息报告 ④ 传染病和突发公共卫生事件的处理

序号	类别	服务对象	服务
12	卫生计生监督协管	辖区内居民	① 食品安全信息报告 ② 饮用水卫生安全巡查 ③ 学校卫生服务 ④ 非法行医和非法采供血信息报告

公共卫生服务。

（2）基本医疗服务内容：①一般常见病、多发病诊疗、护理和诊断明确的慢性病治疗；②社区现场应急救护；③家庭出诊、家庭护理、家庭病床等家庭医疗服务；④转诊服务；⑤康复医疗服务；⑥政府卫生行政部门批准的其他适宜医疗服务。

2017 年，国家卫生健康委推动的家庭医生签约服务，进一步拓展和完善了基本医疗服务内容。签约服务内容包括健康评估、康复指导、家庭病床、家庭护理、中医药"治未病"、远程健康监测等。要求通过个性化的健康管理，提高居民对签约服务的感受度；以儿童、孕产妇、老年人、慢性病病人、残疾人等人群为重点，以疾病管理和预防保健服务为切入点，提高签约服务利用率，逐步扩大签约服务范围；按照慢性病分级诊疗技术方案做好签约服务；建立基层与上级医疗机构的联动工作机制，搭建全科医生与公立医院专科医生联系沟通平台。

（二）社区卫生服务方式

社区卫生服务的特点是贴近居民、就近就医、防治结合、综合服务，充分体现了积极主动的服务特点。在社区，提供卫生服务需依据不同地理环境、服务需求、人口特征、服务地点等选择服务方式，主要服务方式有：

1. 就近诊疗服务　主要在社区卫生服务机构为社区居民就近提供一般常见病、多发病的诊治服务。向社区居民提供预约和家庭出诊服务，做到方便快捷。

2. 主动上门服务　借助于卫生服务小分队、医生联系卡、24 h 电话预约等形式，在做好健康教育宣传的基础上，与居民签订健康保健合同；在社区卫生调查和社区诊断的基础上，对重点人群开展慢性病干预；对合同服务对象和慢性病干预对象定期上门巡诊，及时处理发现健康问题，为其提供保健服务。

3. 院前急救服务　社区人群的急性病症和意外事故时有发生，虽然社区卫生服务机构的业务性质不包括对危急、重症的治疗并不具备相应的设备条件，但社区医生的职责是做好院前急救工作，达到延长病人生命、维持病情稳定，使病人稳妥地渡过难关，减少伤残和死亡，并有利于转诊到上级医院进一步接受治疗。

4. 家庭病床服务　根据居民的需求，选择适宜的病种，开设家庭病床，进行规范的管理和服务。随着现代医学模式的转变，社区家庭病床服务正从单纯的医疗服务型向预防、康复、保健、健康教育、临终关怀、医疗护理型转化，从单纯的家庭医疗服务于病人向为社会群体服务转化。其服务对象不分年龄、性别、疾病类型，提供包括生理、心理和社会功能恢复等多个方面的服务。随着我国人口老龄化进程加快、慢性非传染性疾病增多、家庭结构改变等问题的出现，家庭病床服务具有很大的发展空间。

5. 双向转诊服务　社区卫生服务机构在向社区居民提供就医服务的同时，与综合性医院和专科医院建立合作关系，及时把重症、疑难杂症病人转到综合的医院诊治，同时接受综合性医院和专科医院转回的慢性病和康复期病人，对其进一步进行治疗和康复。

6. 信息咨询服务　随着信息化时代的发展，居民可通过电话、微信、电脑等多种渠道咨询服务项目、联系方式、收费标准、就诊程序、疾病防治知识等，方便居民获得所需的医疗保健服务信息。

（三）社区卫生服务的管理与监督

1. 社区卫生服务的管理模式　自从我国积极发展社区卫生服务以来，我国提倡的是政府主导，鼓励社会力量参与，多渠道发展的社区卫生服务。目前，我国形成了以政府管办为主、多种举办形式并存的社区卫生服务管理模式格局。

（1）政府管办模式：政府举办的社区卫生服务主要是对政府所辖的街道医院或一级医院、部分二级医院、卫生院等机构进行结构与功能的双重转变后，转型为社区卫生服务中心和社区卫生服务站，这类机构由政府进行管理与支持，具有明显的政策优势。

（2）医院管办模式：医院举办的社区卫生服务依托综合性大型医院，在医院内设立预防保健科，在相近的社区设立地段保健医院和社区卫生服务中心。医院内保健医师定期在社区工作，为居民提供全方位的卫生服务，有利于社区卫生服务机构在开展业务、技术指导、经费支持、人员培养、房屋等多方面获得医院持续性的支持。但这种模式可能存在财政拨款难以落实、人才队伍不稳定、易受医院发展战略影响等问题。

（3）企事业单位管办模式：企事业单位办的社区卫生服务包括国有企业单位直接管办、国有企业单位所属医疗机构转型、国有企业单位所属医疗机构管办等形式，是中国特有的社区卫生服务运行管理模式。主要依托有条件的企业卫生机构和二级、三级医院设立开展社区卫生服务的专业部门或在院外举办社区卫生服务机构，有利于卫生服务得到延伸和有效利用社区卫生资源，但有些服务机构运行多处于自负盈亏的状态，容易忽视"六位一体"的综合服务功能。

（4）社会力量管办模式：根据国家有关支持政策，社会民营机构可引入社区卫生服务。具备提供社区卫生服务功能和条件，符合法律法规，能独立承担民事责任的法人或自然人均可申请举办社区卫生服务机构，这有利于整合卫生资源，扩展筹资渠道。但个别民营社区卫生服务机构可能倾向于谋求经济利益，在卫生服务的提供过程中存在"重医轻防"的问题。

2. 社区卫生服务的监督　社区卫生服务机构主要通过调整现有卫生资源，按照平等、竞争、择优的原则，统筹社区卫生服务机构发展，建设满足社区居民健康需求的社区卫生服务网络体系。2015 年，国家卫生计生委在《关于进一步规范社区卫生服务管理和提升服务质量的指导意见》中提出加强对社区基本医疗和公共卫生服务能力建设，提升社区医疗服务能力、加强与公立医院上下联动、落实社区公共卫生服务、大力发展中医药服务及加强社区卫生人才队伍建设的意见，并在《关于开展社区卫生服务提升工程的通知》中明确社区卫生服务提升工程实施方案，为严格把关服务质量制订了服务能力、服务质量、机构管理、保障条件 4 大社区卫生服务质量评价指标体系，进一步强化社区卫生服务规范化、科学化的管理。社区卫生服务质量评价体系，详见表 1-3。

四、我国社区卫生服务发展的必要性

社区卫生服务是满足人们日益增长的基本卫生服务需求以及增进我国居民健康水平的重要途径。

表 1-3 社区卫生服务质量评价指标体系

一级指标	二级指标	三级指标		
服务能力	医疗服务	①门诊服务	②急诊抢救	③诊疗技术
		④检查检验	⑤药品服务	⑥住院服务
		⑦康复服务	⑧口腔服务	
	公共卫生服务	①社区卫生诊断	②健康档案	③健康教育
		④预防接种	⑤重点人群健康管理	
		⑥重点疾病健康管理	⑦公共服务	
		⑧计划生育技术服务和出生缺陷防治		
	中医药服务	①中医诊疗服务	②中医治未病服务	
服务质量	签约家庭医生服务	①责任制服务	②签约服务	③预约服务
		④可及性服务	⑤出诊服务	⑥转诊服务
	服务态度	精神面貌		
	服务环境	①整洁卫生	②温馨舒适	③隐私保护
		④便民设施		
	质量安全	①规范执行情况	②合理用药	③医院感染控制
		④医疗文书	⑤医技质量	⑥护理质量
		⑦医疗质量持续改进		
	满意度	居民满意度		
机构管理	人力资源管理	①岗位设置	②绩效管理	
	财务管理	财务管理		
	文化建设	①机构文化	②医德医风	③规章制度
	信息管理	①信息公开	②信息化建设	
	药械管理	①药品管理	②医疗器械管理	
	依法执业	依法执业		
保障条件	设施条件	基础设施		
	人员条件	人员能力		
	社区协同	①社区配合	②社会认同	
	居民参与	病人教育和志愿者服务		

1. 我国社区卫生服务的产生背景

（1）健康观与医学模式的转变：从生物医学模式到生物-心理-社会医学模式的转变和人们健康观念的转变，促使医疗卫生事业从医疗型转向医疗预防保健型，实施全方位的、连续性、综合性预防保健工作。

（2）人口增长与人口老龄化：随着人口死亡率逐步下降，人口自然增长率逐渐增加和期望寿命的延长，继而带来的人口结构变化及人口老龄化的问题，尤其是老年人口的增多，对生活照料、康复护理、医疗保健等医养结合的服务需求也日益提高。

（3）疾病谱和死亡谱的改变：人群健康在生物因素、自然环境、社会与心理环境、行为和生活方式及卫生服务制度等多种因素的影响下，疾病谱由传染性疾病为主转变为慢性退行性疾病为主,从而使慢性病管理和预防等基本公共卫生服务的需求急剧增加。

（4）医疗费用的高涨与卫生资源配置:经济的迅速发展、医疗技术的不断提高,以及人们对健康的消费和需求逐渐变化,使得医疗费用随之提升,这对合理安排和使用有限的卫生资源提出更高的要求。

基于健康大环境的变化和社会对健康管理的需求,我国政府积极推动了卫生服务体制的改革,并在《关于发展城市社区卫生服务的若干意见》（卫基妇发〔1999〕第326号）中明确指出发展社区卫生服务的重要意义:①提供基本卫生服务,满足人民群众日益增长的卫生服务需求,提高人民健康水平的重要保障;②深化卫生改革,建立与社会主义市场经济体制相适应的城市卫生服务体系的重要基础;③建立城镇职工基本医疗保险制度的迫切要求;④加强社会主义精神文明建设,密切党群干群关系,维护社会稳定的重要途径。

2. 我国社区卫生服务的发展历程　我国的社区卫生服务始于20世纪50年代,在农村建立以"赤脚医生"为支柱的基层医疗卫生服务体系,在城市建立了企事业医院或卫生所、行政单位的公费医疗门诊部和公费医疗医院。自20世纪80年代以来,国内专家根据我国的实情进行了一些社区卫生服务的实践探索。

1997年,国务院发布《关于卫生改革与发展的决定》,第一次正式提出在城市开展社区卫生服务的内容,这是我国社区卫生服务起步创立的重要标志。1999年,十部委（局）联合制定发布的《关于发展城市社区卫生服务的若干意见》,是我国第一个关于社区卫生服务的基础性、政策性文件。文件中明确了我国发展社区卫生服务的重要意义、总体目标、功能定位、服务内容、基本原则、社区卫生服务体系、规范化管理、配套政策等涉及多方面的发展城市社区卫生服务的政策意见。

2006年,国务院出台《关于发展城市社区卫生服务的指导意见》,提出了社区卫生服务5大基本原则:①坚持社区卫生服务的公益性质,注重卫生服务的公平性、效率性和可及性;②坚持政府主导,鼓励社会参与,多渠道发展社区卫生服务;③坚持实行区域卫生规划,立足于调整现有卫生资源、辅以改、扩建和新建,健全社区卫生服务网络;④坚持公共卫生和基本医疗并重,中西医并重,防治结合;⑤坚持以地方为主,因地制宜,探索创新,积极推进。"指导意见"和卫生部等相关部门发布的一系列配套文件,标志着我国社区卫生服务工作进入了新的发展阶段。

2009年,国务院在《关于深化医药卫生体制改革的意见》中,明确要求完善以社区卫生服务为基础的新型城市医疗卫生服务体系,这是我国社区卫生服务发展的一个重要里程碑。另外,国务院在《关于建立全科医生制度的指导意见》（2011年）中指出,"全面提高基层医疗卫生服务水平,为社区群众提供连续协调、方便可及的基本医疗卫生服务"。2015年,国家卫生计生委连续发布了《关于开展社区卫生服务提升工程的通知》《关于进一步规范社区卫生服务管理和提升服务质量的指导意见》,推动了社区卫生服务水平和质量的提升。2017年,国家卫生计生委推行由社区卫生服务中心和乡镇卫生院作为主体组织实施的"家庭医生签约服务",将签约服务的责任主体落实到医生个人,加强以医护组为基础的团队建设,促进基层医疗卫生机构完善服务功能。

3. 我国社区卫生服务面临的问题　随着我国现代化进程的进一步推进,社区卫生服务机制不断完善和落实,社区卫生服务在方便就医、促进健康等方面发挥着越来越重要的作用,但依然存在需要改进的问题。如社区卫生服务能力亟待加强,国内区域间社区卫生服务发展不均衡;服务设施和条件需要持续改善、人才队伍和技术水平有待提高;疫情常态下社区卫生服务能力的提高；管理体制和运行机制亟待完善，信息互联互通和交换共享的实现等。要推动社区卫生服务的发展，应方便群众就医，减轻费用负担，建立和谐医患关系，进一步完善以社区卫生服务机构为基础、与医院和预防保健机构合理分工、密切协作的新型城市卫生服务体系、优化卫生资源结构与服务模式，政府应健全和完善配套政策措施，并加强与多部门密切配合、协同推进，建立一套社区卫生服务可持续发展的运行机制和管理体制。

第三节 社区护理

社区护理来源于公共卫生护理，是适应生物－心理－社会医学模式发展需要的护理新方向，是实现护理服务领域逐步从医疗机构向社区和家庭的拓展，同时也使得护理服务内容从疾病的临床护理向慢性病管理、老年护理、长期照护、康复促进、安宁疗护等方面延伸，达到满足人民群众日益多样化、多层次的健康需求的目的。

拓展阅读 1-3
《全国护理事业发展规划（2021—2025 年）》

一、社区护理概念与特点

（一）社区护理的概念

社区护理（community care）是面对社区内个人、家庭和群体的健康服务工作，如健康教育、家庭护理、康复指导、营养指导和心理咨询等。美国护士协会（American Nurses Association, ANA）认为"社区护理是将护理学与公共卫生学理论相结合，用以促进和维护社区人群健康的一门综合学科"。根据我国社区卫生服务发展的特点，将社区护理定义为"综合应用护理学和公共卫生学的理论与技术，以社区为基础、以人群为对象、以服务为中心，将医疗、预防、保健、康复、健康教育、计划生育等融于护理学中，并以促进和维护人群健康为最终目的，提供连续的、动态的和综合的护理服务"。社区护理强调以健康为中心，不仅关注个人健康，而且也重视社区整体人群健康，包括疾病和伤害的预防、健康的恢复，注重提供广泛持续的护理活动，进而维持和促进社区健康、预防疾病、减少残障，实现提高社区人群生活质量的最终目标。

（二）社区护理的特点

社区护理是由基层护理人员立足社区、面向家庭，以社区内居民的健康为中心，以老年人、妇女、儿童和残疾人为重点，向他们提供集预防、医疗、护理、康复、保健、健康教育和计划生育技术为一体的综合、连续、便捷的健康服务，具有以下特点：

1. 以促进和维护健康为中心　社区护理的主要目标是促进社区居民维护和改善自身健康，保护其免受有害物质的侵袭，并对可能发生的健康问题加以防治，或尽早发现以降低其可能造成的伤残，使慢性疾病处于稳定状态，预防并发症的发生和急性恶化，促进身体功能逐渐恢复。

2. 服务对象的广泛性　社区护理的基本单位是家庭和社区，包括健康人群、亚健康人群、高危人群、慢性病病人、残疾人群和临终病人，涉及家庭、团体、各年龄阶段和社会各阶层的人群。

3. 服务内容的综合性　社区护理的服务涉及健康人群的保健、高危人群的疾病预防、患病人群的健康管理、临终关怀等多方面。

4. 服务时间的长期性　社区护理的服务对象是辖区内居民，从出生到死亡，跨越整个生命周期，与护理对象建立长久的服务关系。

5. 高度的自主性　社区护士的工作范围广，护理对象繁杂，护士运用流行病学的方法预测和发现人群中容易出现的健康问题。社区护理的实施经常深入居民家中和（或）相关单位，很多护理问题的发现和解决，更多地依靠护士自身的能力。

6. 多学科密切协作　社区护理的内容及对象决定社区护士在工作中不仅要与卫生保健人员密切合作，还要与社区居民、社区管理者等相关人员密切协作。

二、社区护理模式与工作内容

（一）社区护理常用模式

社区护理模式是社区护士评估、分析社区健康问题，指导社区护士制定和实施计划，以及评价社区护理实践的概念性框架。目前，被国内外公认的社区护理模式主要有以下三种。

1. "与社区为伙伴"模式　1986 年，安德逊、麦克法林与赫尔登在纽曼系统模式的基础上，提出了"与社区为伙伴"模式。此模式以社区为服务对象，强调要主动与护理对象互动，形成伙伴关系，其护理目标是维持该社区的健康平衡，社区护士对特殊人群（如老年人、妇女、儿童）开展护理工作。该模式将压力、压力源所产生的反应、护理措施及三级预防概念融入护理程序中，是一个综合的、动态的、以开放系统为基础的护理框架。具体实施步骤如下：

（1）评估服务对象：收集影响社区健康的因素，从物理环境、医疗保健、教育、经济、政治与政府、信息传递、沟通、安全与交通等方面收集信息，对社区进行全面评估。资料应包括人口特征（人口构成、健康状况等）和环境特征（物理环境、社区环境）。

（2）确定社区护理诊断：根据社区资源的现状，分析社区的健康需求，找出社区压力源，分析压力反应的严重程度，初步确定护理诊断。

（3）制订社区护理计划：根据护理诊断，遵循三级预防的原则制订护理计划。一级预防是为了强化弹性防御线和预防压力源；二级预防是在压力源已超出防御线并刺激社区的情况下，将压力源控制在最小的限度；三级预防是改善现存的社区不均衡状态，预防不均衡状态的再次发生。

（4）实施社区护理计划：充分利用各种资源，积极动员个人、家庭、社区共同参与护理计划的实施。

（5）效果评价：对护理措施实施后的效果进行评价，决定护理计划的终止或者修改。

2. "公共卫生护理"概念框架模式　又称明尼苏达模式，在 1982 年由怀特提出。此模式将护理程序应用于维护、促进人类健康的实际工作中，注重优先顺序的考虑，在执行时根据实际情况运用不同的护理措施。此模式强调社区护士首先要了解影响个人或群体健康的因素，并按照优先次序制订计划。此模式适合于社区护士在社区中开展流行病学调查、健康教育、健康促进等工作时应用。其主要内容如下：

（1）了解影响健康的因素：包括人类 – 生物决定因素、环境决定因素、医学技术 – 医疗机构决定因素和社会性决定因素 4 个方面。

（2）确立护理的优先顺序：此模式中，社区护理的优先顺序为预防、促进和保护。预防主要是降低疾病和不良健康状况的发生率，也是社区护理的最高目标。促进主要是针对某一特定健康问题，去除对个体造成不良影响，增进现有的健康状况。保护主要是将外界有害物质导致的疾病和不良健康状况的后果及影响降至最低。

（3）实施社区护理的措施：常用社区护理措施包括教育、工程和强制。教育主要提供相关信息，使公众主动改变认知、态度或行为，向有利于健康的方向转变。工程主要应用科学技术的方法控制危险因子，以达到有益健康的结果。强制主要在教育、工程的措施被执行后仍无法达到目标时，依靠行政机构采取强制的手段，迫使公众执行，以达到有益于社区健康的目标。

3. "以社区为焦点的护理程序" 模式　此模式由斯坦诺普和兰开斯特提出，认为护理程序包括 6 个阶段，具体如下：

第 1 阶段，建立契约式服务关系；第 2 阶段，评估社区人口特征、物理环境和社会系统；第 3 阶段，找出压力源和压力反应，确定护理诊断；第 4 阶段，按三级预防护理措施制订护理计划；第 5 阶段，执行计划；第 6 阶段，评价护理措施。在第 1 阶段，开始护理程序之前，要求社区护士与护理对象建立 "契约式服务关系"。护理人员应在进入社区之前，即与社区建立共识，使社区公众了解社区护士的角色功能与护理目标，与护士建立合作服务关系。第 2 至第 6 阶段与护理程序的 5 个步骤基本相同。

尽管每个模式各具特点，但其基本步骤都具有包括评估和诊断、计划、实施与评价的共性。

（二）社区护理的工作内容

社区护理作为社区卫生服务的重要组成部分，其工作主要围绕社区卫生服务内容而开展。按照服务对象及工作重点不同，可概括为以下几方面：

1. 社区居民健康档案的建立与管理　包括建立、更新和管理居民健康档案，要根据其主要健康问题和服务提供情况填写相应记录，随居民健康状况的变化而不断更新。

2. 社区重点人群的保健及护理　老年人、妇女、儿童、残疾人、病人及高危人群更容易出现健康问题，必须进行重点管理，预防疾病的发生，控制疾病进程和防止出现并发症，达到促进和维护健康的目的。

3. 社区传染病的预防、控制与管理　传染病因其疾病特点，在社区暴发或流行将严重危害公共健康，做好社区传染病的监测工作意义深远。一旦发生传染病疫情，社区护士应及时报告，有效控制疾病传播的范围，防止出现大规模疫情的暴发。

4. 社区慢性病病人的管理　很多慢性病的发生和发展与生活方式联系紧密，通过有效的方法开展健康教育活动，对疾病的危险因素进行干预，可延缓或减少疾病的发生。

5. 社区康复护理　社区康复护理的主要任务是最大限度改善功能，促进伤残者的康复进程，预防并发症和伤残的发生，帮助伤残者恢复自理和自立能力，尽快重返家庭和社会。

6. 社区急重症病人的急救与转诊服务　社区基层卫生机构因为无法有效处理抢救危重症病人，所以将其安全转诊到相关医疗机构，更便于有效地救治。

7. 家庭护理　社区护士在护理实践中与家庭接触更多，以家庭为护理对象，帮助家庭发挥潜能，预防、应对并及时解决家庭的健康问题，以促进家庭成员的健康。

8. 社区安宁疗护　从社区基层卫生机构的角度，社区护士应帮助慢性病后期病人，尤其是帮助临终病人更加安详、有尊严地走完最后的人生历程。

9. 社区生活环境与职业环境监管　社区护士通过对环境的监测，维护环境安全，保护居民健康。同时也为职业人群提供防护信息与措施，及时进行环境评估，加强职业安全教育。

三、社区护理工作方法与管理

（一）社区护理工作方法与技术

1. 社区护理工作方法　社区护士针对社区中的个人、家庭和社区使用不同的方法为其提供健康护理服务。目前常用的工作方法有护理程序、家庭访视、居家护理、社区流行病学调查、健康教育、健康普查、保健指导及组织社区活动等。

（1）社区健康护理程序：应用护理程序对生活在社区中存在或潜在健康问题的个人、危机家庭以及社区群体和组织进行健康护理。

（2）社区健康教育：以健康教育理论为框架，对社区中具有不同健康需求的个人、家庭和群体，有目的、有计划地开展健康教育。

（3）家庭访视：社区护士对存在或潜在健康问题的个人或家庭进行访问护理，如对孕产妇的家庭给予协调、计划和指导，并提供有效的家庭健康管理。

（4）居家护理：社区护士对需要生活照顾的老年人、慢性病病人及需要特殊护理的病人等居家护理对象提供生活护理和护理技术操作指导等。

2. 社区护理工作常用技术

（1）基础护理技术：包括生命体征的观察、测量和记录、各种注射法、静脉输液、口腔护理、皮肤护理、物理降温、饮食指导、雾化吸入、导尿、鼻饲、灌肠等护理操作。

（2）专科护理技术：包括呼吸系统、循环系统、内分泌系统、神经系统、泌尿系统、消化系统等疾病病人及围生期妇女、儿科疾病病人的家庭护理，长期卧床病人的护理，伤残病人的功能锻炼和临终病人的居家护理所需要的护理技术。

（二）社区护理管理与监督

1. 社区护理的组织管理　在 2002 年，我国卫生部颁布了《社区护理管理的指导意见（试行）》，明确规定了社区护理的管理及社区护理人员配备要求。社区卫生服务中心根据规模、服务范围和工作量设总护士长或护士长，社区护士数量根据开展业务的工作量合理分配。社区护理工作时间和人力安排应以人为本，为保障社区医疗护理安全，应建立社区护士规范化服务的管理制度，实施社区护士继续教育制度，不断提高社区护士的业务水平。社区卫生服务中心（站）的治疗室独立设置，工作环境整洁、安静、安全及有序。

2. 社区护理工作的考核与监督　大部分地区的社区护理工作管理考核与监督评价指标包括如下内容：

（1）居民对社区护理服务的满意度。

（2）居民对社区护理服务的投诉率。

（3）社区护理差错和事故发生率。

（4）社区护理服务覆盖率。

（5）空巢老年慢性病人访视、护理率。

（6）家庭护理病历建档率，护理计划与病人实际符合率。

（7）社区护理培训率。

四、社区护理中护士的角色与要求

（一）社区护士

1. 社区护士的定义　根据我国卫生健康委员会（原卫生部）在《社区护理管理的指导意见》提出，社区护士是指在社区卫生机构及其他有关医疗机构从事社区护理工作的护理专业技术人员。社区护士的基本条件如下：

（1）具有国家护士执业资格并经注册。

（2）经过地（市）以上卫生行政部门规定的社区护士岗位培训。

（3）独立从事家庭访视护理工作的护士，应具有在医疗机构从事临床护理工作 5 年以上的工作经历。

2. 社区护士的角色　社区护士在社区护理服务中主要承担以下 6 种角色：

（1）照顾者：向社区居民提供各种照顾，包括生活照顾及医疗照顾。

（2）教育者：向社区居民提供各种教育指导服务，包括患病人群教育、健康人群教育、病人家属的指导。

（3）咨询者：向社区居民提供有关卫生保健及疾病防治咨询服务，解答居民关于健康相关的疑问和难题。

（4）组织与管理者：根据社区的具体情况及居民的需求，设计、组织各种有益于健康促进和健康维护的活动。

（5）协调者：在社区健康活动中，社区护士需协调社区内各类人群的关系，包括社区卫生服务机构内各类卫生服务人员间的关系、卫生服务人员与居民或社区管理者的关系等。

（6）研究者：社区护士不仅要向社区居民提供各种卫生保健服务，同时要注意观察、探讨、研究与社区护理相关的科学问题，为社区护理的发展提供实践指导。

（二）社区护士的核心能力

1. 人际交往、沟通能力　社区护理工作既需要与社区卫生服务机构的全科医师、社区管理者、街道和居委会等工作人员进行交流并获得支持、协助，又需要社区护理对象、家人等的理解、配合。面对不同的年龄、家庭、文化及社会背景的合作者和护理对象，社区护士必须具备人际交往、沟通技巧能力，才能更好地开展工作。

2. 综合护理能力　社区护士将面对各种病人和残障者，如外科手术后的病人、中风恢复期的病人、精神病病人或临终病人等，这要求社区护士具备多个专业学科方面的综合护理能力。

3. 独立判断、解决问题能力　社区护士常常处于独立工作状态，独立地进行各种护理操作、独立地运用护理程序、独立地开展健康宣教、独立地进行咨询或指导。而无论是在社区服务机构还是病人家中，护理条件及设备均不如医疗机构，这就要求社区护士具备较高的独立判断、解决问题和应变能力。

4. 预测能力　社区护士有责任向病人或残疾人、家庭及健康人群提供预防性指导和服务。社区护士还需要在问题发生之前，找出可能导致问题发生的潜在因素，从而提前采取措施，避免和减少问题的发生。在护理病人或残疾人时，社区护士应有能力预见治疗、护理中可能出现的变化以提前采取措施；对于病人或残疾人的家庭，社区护士应有能力预见到疾病和残疾将给家庭带来的直接与间接影响；对于社区的健康人群，也应预测可能会发生的健康问题。

5. 组织、管理能力 社区护士向社区居民提供直接的护理服务，还要调动社区居民并大力开展各种形式的健康促进活动，以及负责安排开展活动时的人力、物资和各种资源，这要求社区护士具备一定的组织、管理能力。

6. 科研能力 社区护士应不断地充实理论知识和提高业务水平，还要具备独立或与他人共同进行社区护理科研的能力，并善于总结社区护理实践经验提出新的观点，探索适合我国国情的社区护理模式，推动我国社区护理事业的发展。

7. 自我防护能力 社区护士要做好自身防护。因其工作特点常常在非医疗机构场所提供可能有风险的医疗护理服务，这就要求社区护士应具备一定的法律意识，不仅要完整记录病人病情，还要在提供一些医疗护理服务前与病人或家属签订有关协议书，以作为法律依据。

五、社区护理相关政策法规与伦理规范

（一）社区护理相关政策

1997 年，卫生部发布《关于进一步加强护理管理工作的通知》，强调大力发展社区护理，满足社会需要；提高认识、加强领导，将社区护理工作纳入社区卫生服务或初级卫生保健；在试点的基础上制定社区护理工作发展规划；制定配套政策，保证社区护理工作的开展；加强人员培训，充分发挥现有医疗机构人员和离、退休护士的作用。原卫生部相继颁布了《社区护士岗位培训大纲（试行）的通知》（2000 年）《社区护理管理指导意见》（2002 年）和《中国护理事业发展规划纲要（2005—2010 年）》（2004 年），明确指出推动社区护理发展、拓展护理服务，逐步加强社区护理工作的规范化管理，以及进一步加强我国社区护理人才队伍建设，有效提升了社区护理服务能力。

2016 年，《全国护理事业发展规划（2016—2020 年）》进一步强调要加快社区和居家护理服务不断发展，进一步促进医养结合、安宁疗护相关护理服务的发展，不断满足社区老年人健康服务需求。在 2019 年，国家卫健委办公厅发布《关于开展"互联网＋护理服务"试点工作的通知》，让医疗机构利用在本机构注册的护士，依托互联网等信息技术，以"线上申请、线下服务"的模式，为出院病人或罹患疾病且行动不便的特殊人群提供护理服务。各种相关政策的出台，不断完善社区护理工作内容，促进社区护理的发展，为社区护理的发展指明了方向。

（二）社区护理的伦理规范

社区护理人员在社区护理活动中，应正确处理个人与他人、个人与社会之间的关系，具备良好的职业道德准则和行为规范。

1. 尊重服务对象，礼貌待人 社区护理是以人为中心，以社区人群的卫生保健需求为导向，以维护和促进人的健康、提高生活质量为目标的护理服务。护理人员应树立以人为本的服务意识，尊重、关心服务对象。使用文明礼貌用语，与服务对象建立良好的人际关系，促进社区和谐。

2. 公平对待服务对象，无偏见 无论服务对象职务高低、财产多少、仪表美丑、关系亲疏，都应实现无歧视服务。无论其年龄大小、文化及修养程度高低，都应做到一视同仁，使其平等享有健康的权利。

3. 不伤害服务对象及他人 不管在任何情况下，都不能使服务对象的身心受到损伤，也不能伤害服务对象的权益。

4. 所有行为对服务对象有利　社区护理人员的护理行为以保护服务对象的利益、促进服务对象健康、增进其福祉为目的。社区护士的行为对服务对象必须是有益的，解除或尽可能地解除服务对象的疾苦。

六、社区护理的发展历程与趋势

（一）社区护理的发展历程

追溯社区护理的发展历史，可将其发展过程划分为四个阶段：① 19 世纪中期前，以贫困病人作为主要对象，提供围绕治疗的家庭护理；② 19 世纪中期到 19 世纪末期，以贫困病人作为主要对象，仍然提供以治疗为中心的服务，但服务形式转换为地段护理；③ 19 世纪末期到 20 世纪 70 年代，服务对象从病人个体扩大为家庭、群体，提供公共卫生护理，服务内容不仅有治疗，还有疾病预防；④ 20 世纪 70 年代至今，服务对象涵盖个体、家庭和社区，提供涵盖治疗、预防和健康促进的综合性社区护理服务。详见表 1-4。

表 1-4　社区护理的发展阶段

时期	发展阶段	护理对象	护理内容
19 世纪中期前	家庭看护	贫困病人	治疗
19 世纪中期到 19 世纪末期	地段访视护理	贫困病人	治疗
19 世纪末期到 20 世纪 70 年代	公共卫生护理	群体、家庭	治疗与预防
20 世纪 70 年代至今	社区护理	个体、家庭和社区	治疗、预防和健康促进

（二）我国社区护理发展历程及趋势

我国公共卫生护理教育起始于北京协和医学院。1925 年，北京协和医学院开始培养公共卫生护士。1932 年，政府设立了中央卫生实验处，培训公共卫生护士。1945 年，北京协和医学院成立了公共卫生护理系，在公共卫生护理课程中包括了健康教育、心理卫生、家庭访视与护理技术指导、学校卫生护理、工厂卫生护理等内容。1949 年，中华人民共和国成立后，各卫生事务所扩大为各城市卫生局，医院设地段保健科，部分医院开设了家庭病床。20 世纪 50 年代以来，主要通过城市和农村三级预防保健网来开展社区卫生工作，其特点是医护结合、防治结合。

1996 年 5 月，中华护理学会在北京举办了"全国首届社区护理学术会议"，倡导要发展及完善我国的社区护理。1997 年，国务院发布的《卫生改革与发展的决定》和卫生部提出的《关于进一步加强护理管理工作的通知》中，强调了开展社区卫生服务和社区护理的重要性。随着部分大城市成立社区卫生服务机构，护理工作逐渐从医院扩展到家庭和社区，社区护理工作在全国普遍展开。

近些年，国家深化医药卫生体制改革和把基本医疗卫生制度作为公共产品向全民提供的核心理念，为社区护理发展与改革带来了良好的机遇。国家陆续出台的有关社区卫生服务及队伍建设的一系列政策，也促使社区护理教育与实践有了飞速的发展。社区护理学成为护理人才培养的主干课程，社区护理实践能力培养已成为护理教育专业评估的重要内容之一。社区护理领域专科人才培养及大量的社区护理理论与实践研究，促使我国社区护理逐渐形成为一门独立的学科。

随着科学技术的发展、移动设备的普及，互联网的普遍应用，为社区护理的发展提供了前所未有的契机。社区护理与互联网信息技术的相结合，成为高质量、低成本的医疗策略之一，是医疗卫生保健发展的重点。在 2019 年，我国对部分省市开展了"互联网＋护理服务"试点工作。通过互联网平台提供医疗护理、康复护理、居家护理、健康咨询、临终关怀等护理范围逐渐增加，以及通过数据共享系统，联合大医院与社区医院，有序衔接安排住院、转诊治疗、网上诊疗、疾病咨询与管理、共享病人诊断和自我管理结果、社区护理服务等项目，使得"医院－社区－家庭"护理联动机制建设得到逐步完善。同时，互联网信息技术应用于精神障碍病人、艾滋病、老年人、婴幼儿、心血管病人等社区重点护理对象的护理干预中，起到改善其生活质量，并减少了医疗费用支出的良好结局，给实施社区家庭访视的护士提供便于与病人进行信息传递、了解病人的需求和想法的机会，使社区护士与服务对象的联系更加紧密，并有助于社区护士上传、下载和整理资料，记载工作情况及报告，有利于社区健康资料的及时传递、交流、分析及评价，提高了社区护理服务质量与效率。另外，借助互联网信息交流的优势，将其应用于社区护理的健康教育中，成为普及卫生保健知识、实施服务对象的健康需求评估及健康管理的重要技术手段。

发展社区护理是我国社会发展与卫生体制改革的必然趋势。社区护理得到持续推进的同时，也面临着诸多挑战。如需要进一步完善社区护理服务管理体制，进一步明确和规范社区护理服务模式、内容及工作范围，加大社区护理人才和社区专科护理人才的培养，提高社区护士的核心能力等。随着人们对社区护理的认识不断深入，政府对基层医疗卫生的支持与基础建设不断加强，具有中国特色的社区护理服务新模式必将更为健全。

（张海莲　李春玉）

思考题

1. 陈述社区卫生服务对人群健康的意义。
2. 简述发展社区护理的必要性。

数字课程学习

📥 教学 PPT　　　　📝 自测题

第二章

社区护理中流行病学方法的应用

【学习目标】

知识：

1. 掌握流行病学、疾病流行强度、地区分布和时间分布的相关概念。

2. 掌握社区人群健康测量指标、社区护理中常用流行病学研究方法。

3. 掌握流行病学的功能及应用。

4. 掌握疾病自然史和三级预防的关系。

5. 了解社区健康相关资料来源。

技能：

1. 具备正确运用流行病学研究方法开展社区护理实践的能力。

2. 能够合理运用流行病学方法，解决社区护理的实际问题。

素质：

树立正确的社区护理服务行为准则，肩负起维护和促进社区人群健康的责任。

【关键词】

流行病学；三级预防；社区健康资料；社区人群健康

第一节 概 述

情境导入

社区护士小李，在做社区调查中，共抽取 12 013 名调查对象。高血压病人 1 349 人，吸烟者 3 477 人，其中高血压病人中吸烟者为 465 人，不吸烟者为 884 人。

请结合本节内容，思考以下问题：

1. 社区护士应如何分析此类状况？能得到哪些启示？

2. 社区护士可对此采取哪些应对措施？

一、流行病学定义及其相关概念

（一）流行病学的定义

流行病学（epidemiology）是研究人群中疾病或健康的分布及其影响因素，并研究防治疾病和健康促进的策略与措施的学科，是公共卫生和预防医学的一门重要的实用性学科。流行病学的主要研究目的有：①描述人群的健康状况：流行病学主要从人群角度研究疾病和健康问题。②解释疾病的致病机制。③预测疾病的发生：运用流行病学的原理和方法并结合实际情况，对疾病进行有效预测。④控制疾病的分布：根据疾病的分布特点，揭示影响疾病分布的因素及流行特征。

（二）流行病学的相关概念

1. 疾病的流行强度

（1）定义：疾病的流行强度指某种病在一定时间内某人群中发病数量的变化及其病例间的联系强度。

（2）常用术语：散发、暴发、流行、大流行。

散发（sporadic）：某病的发病率呈历年的一般水平，各病例间在发病时间和地点方面无明显联系的散在发生。

暴发（outbreak）：指在一个局部地区或集体单位中，短时间内突然有很多相同的病人出现。这些人多有相同的传染源或传播途径。大多数病人常同时出现在该病的最长潜伏期内。

流行（epidemic）：某病在某地区显著超过该病历年的（散发）发病率水平。

大流行（pandemic）：有时疾病迅速蔓延可跨越一省、一国或一洲，其发病率水平超过该地一定历史条件下的流行水平时，称大流行。例如：流感大流行。

2. 疾病的分布

（1）定义：疾病的分布是指通过观察疾病在人群中的发生、发展和消退，描述疾病在不同时间、不同地区（空间）和不同人群中的频率与分布的现象，在流行病学中称为"三间分布"。

（2）疾病的分布形式：人群分布、时间分布、地区分布。

（3）疾病的分布特征

1）人群分布特征：与疾病有关的一些人群特征可成为疾病的危险因素，这些特征包括年龄、民族、性别、职业、收入等，如慢性病随年龄增长发病率有增长趋势，急性传染病随年龄增长发病率有减少趋势；民族生活条件、居住环境、饮食卫生习惯、风俗习惯、职业中暴露于不同的物理化学因素、生物因素及职业性的精神紧张等均可导致疾病分布的不同。

2）时间分布特征：短期波动、季节性、周期性、长期趋势。

① 短期波动（rapid fluctuation）：亦称时点流行。含义与暴发相近，区别在于暴发常用于少量人群，而短期波动常用于较大数量的人群。短期波动或暴发系因人群中大多数人在短时间内接触或暴露于同一致病因素所致。

② 季节性（seasonality）：指疾病每年在一定季节内呈现发病率升高的现象。严格的季节性多见于虫媒传播的传染病。非传染病也有季节性升高的现象，如克山病、冠心病、脑卒中、出生缺陷等。

③ 周期性（periodicity）：疾病发生频率经过一个相当规律的时间间隔，呈现规律性变动的状况。由于有效预防措施的存在，有些传染病的周期性规律会发生改变。

④ 长期趋势（secular trend）：也称长期变异、长期变动，是连续数年乃至数十年内对疾病动态的连续观察，包括疾病的临床表现、发病率、死亡率等的变化。

3）地区分布特征：不同地区疾病的分布不同，与周围的环境条件有关，主要反映了致病因子在这些地区作用的差别。根本原因是致病危险因素的分布和致病条件的不同。

① 疾病的城乡分布：城市与农村由于生活条件、卫生状况、人口密度、交通条件、工业水平、动植物的分布等情况不同，所以疾病的分布也出现差异，这种差异就是由各自的特点所决定的。

② 疾病的地区聚集性：患病或死亡频率高于周围地区或高于平时的情况称为聚集性（clustering）。疾病地区聚集性对探讨病因或采取相应预防策略十分重要。

③ 地方性疾病：又称地方病（endemic disease），是指局限于某些特定地区内相对稳定并经常发生的疾病，往往只发生在某一特定地区或人群，不需要从外地输入。

二、流行病学功能及应用

（一）流行病学的主要功能

1. 用于探索疾病的流行因素　对疾病的预防、控制及相关信息进行搜集、分析和预测预报，为预防和控制疾病的发生，公共卫生战略的制定提供科学依据。

2. 用于疾病的监测和预防　通过疾病的监测，收集疾病相关材料，为预防疾病的发生和流行提供信息。

3. 用于应急事件的处理　处理突发公共卫生事件时，应遵循流行病学原则，应用现场流行病学调查，及时、快速、准确溯源病因并进行控制，将危害降到最低。

4. 用于疫苗的研究　严格对疫苗进行临床四期试验，遵循流行病学原则并对疫苗进行效果评价。

（二）流行病学的应用

1. 探讨疾病的病因和通过危险因素对疾病进行预测　对于当前病因未明的疾病的病因学探讨是流行病学的主要研究内容之一。目前威胁人类健康的重大疾病如心血管疾病、脑血管疾病、恶性肿瘤、糖尿病等可通过其危险因素进行有效预测，流行病学研究在其病因探索和疾病预防中发挥越来越重要的作用。

2. 疾病预防 主要从两方面考虑：一是根除疾病或控制疾病发生；二是要控制疾病发生后的蔓延，减少并发症、后遗症，降低病死率。

3. 揭示疾病自然史 流行病学研究可以获得疾病在社区进展的资料，如病程及不同年龄、性别、地区各种疾病结局（例如痊愈、死亡、并发症）的概率等。在了解疾病的规律和转归后，疾病自然史的研究有助于早期预防和发现疾病，适时采取有效措施以促进康复。

4. 疾病监测 通过研究人群健康、疾病消长及疾病特征变化的规律，有助于发现疾病在时间、地理和人群间的分布特点，为认识疾病提供基本资料。疾病监测是预防和控制疾病工作的重要组成部分，是制定疾病防治策略的基础。

5. 疾病防治的效果评价 通过研究人群发病率是否降低，治愈率是否提高从而判断疫苗接种的效果、新药的安全性、有效性及社区干预项目的效果。

三、疾病自然史与三级预防

（一）疾病自然史

疾病在个体自然发生的过程称为疾病自然史，包括易感期、临床前期、临床期和转归期（图 2-1）。

1. 易感期 从病因作用于机体到出现症状前的阶段。此阶段机体调动各种防御功能同病因做斗争，但未出现自觉症状。

2. 临床前期 从疾病出现最初症状到出现该病的典型症状之前的阶段，此期内机体有较轻程度的损伤。

3. 临床期 疾病典型症状的一个阶段，临床上常以此期的典型症状和体征作为疾病的诊断和鉴别诊断的依据。此期机体损害明显，是治疗疾病的重要时期。

4. 转归期 疾病的转归包括康复、残疾和死亡三种形式。疾病的转归情况取决于机体发生损伤后机体自我修复能力及病人是否有效、及时地治疗疾病。

当机体受到健康危险因素的侵袭时有可能发病，若能早期发现并及时、正确地治疗，可以很快恢复健康。在易感期和临床前期早期采取干预措施有利于健康促进，实施健康检查和一些特异性的保护措施能够有效预防疾病的发生。在症状明显期做到早发现、早诊断、早治疗，以便争取尽快治愈。有些疾病还要做好康复期治疗和护理，从而消除病残，提高病人的生活质量。

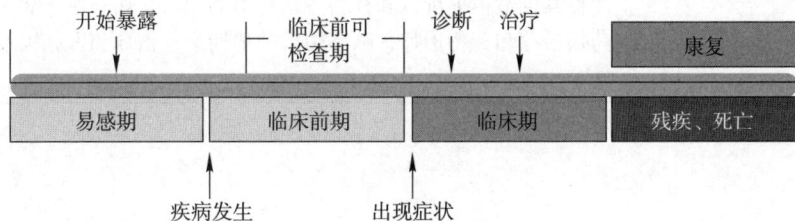

图 2-1 疾病自然史

（二）三级预防

1. 一级预防（primary prevention） 又称病因预防，是指采取各种措施消除或控制致病因素，从而防止疾病的发生，是最积极、最主动、最经济、最有效的预防措施。WHO 提出的健康四大基石"合理膳食、适量运动、戒烟限酒、心理平衡"是一级预防的基本原则。一级预防属预防医学范畴。

2. 二级预防（secondary prevention） 又称临床前期预防，是针对疾病的临床前期采取的早期发现、早期诊断、早期治疗的预防措施，也称为"三早"预防。二级预防属临床医学范畴。

3. 三级预防（tertiary prevention） 又称临床期预防，是在疾病的临床期为了减少疾病危害而采取的措施，主要是对症治疗、防止伤残和积极康复。通过三级预防，将病人健康问题的严重程度降到最低限度。三级预防属康复医学范畴。

三级预防在疾病的防治过程中是一个有机整体。不同类型的疾病三级预防的策略措施应有所区别、有所侧重，以哪一级预防为主，主要取决于病因是否明确、病变是否可逆。对病因明确的疾病，特别是病变不可逆的疾病，一般以第一级预防为主；对病因尚不够明确、第一级预防效果尚难以确定的疾病，在做好第一级预防的同时，重点做好第二级预防；对所有已患病的中晚期病人，要重点做好第三级预防，促使病人早日康复（表 2-1）。

表 2-1 三级预防的目的及措施

三级预防	目的	措施
一级预防	增进健康，特殊防护	一级预防又称病因预防，主要是针对致病因子（或危险因素）采取的措施，包括自我保健和健康教育。自我保健即在发病前期就进行干预，以增强人的健康状况，促进健康。健康教育是以教育手段促使人们主动采取有利于健康的行为，从而消除危险因素，预防疾病。在致病因子或机制尚不明确或尚未出现之前，尽可能地保持健康体魄而采取的各种措施，是对健康的人和人群而言的，这又称为"原始预防"或"原级预防"。在三级预防中，它应是第一级预防的核心。第一级预防还包括保护和改善环境，旨在保证人们生产和生活区的空气、水、土壤不受"工业三废"（即废气、废水、废渣）和"生活三废"（即粪便、污水、垃圾），以及农药、化肥等的污染
二级预防	早期发现	二级预防又称"三早"预防，它是发病期所进行的防止或减缓疾病发展的主要措施。为了保证"三早"的落实，可采用普查、筛检、定期健康检查、高危人群重点项目检查及设立专科门诊等措施
三级预防	防治病残，健康促进	三级预防主要为对症治疗，防止病情恶化，减少疾病的不良作用，防止复发转移，预防并发症和伤残；对已丧失劳动力或残废者，通过康复治疗，促进其身心方面早日康复，使其恢复劳动力，病而不残或残而不废，保存其创造精神价值和社会劳动价值的能力。如高血压病人规范化的非药物治疗和药物治疗、脑卒中后的早期康复指导和乳腺癌术后的肢体运动等

（邢凤梅）

第二节 社区健康水平的测定

在社区护理工作中，经常会接触到很多资料。为了保证数据资料的客观、准确、可靠，统计数据的收集和整理显得尤为重要。正确分析社区健康水平，可描述疾病的分布特征，有助于了解疾病的变化趋势并分析影响因素，为社区健康计划的制定提供依据，为上级部门制订健康策略提供参考，为促进和维护社区人群健康做出贡献。

一、社区健康相关资料来源

社区健康资料的收集是指社区护理人员经过周密的设计，以不同的方法从服务对象处获取资料的过程。其来源主要包括以下3方面。

（一）社区卫生相关统计报表

与社区相关的各部门均有一些常规性报表，由医疗机构定期逐级填写上报，能够系统地收集相关资料。涉及儿童疫苗接种、慢性病发病和管理、传染病发病和管理、各类保健服务、疾病监测统计、门诊就诊人次和分类等。除了基层机构的统计报表，国家层面的统计报表可反映更加宏观的状况，如国家定期进行的全国人口普查，可以提供很多人口学方面的基本资料，包括人口分布（年龄、种族、性别）、地理分布和有关经济状况等方面的信息。这些统计报表都是了解居民健康状况、疾病状况、医疗卫生质量等的重要资料，均可应用于社区的健康水平测定及相应的研究中。

（二）工作记录

从社区基层卫生机构、医院、卫生行政部门获得的一系列疾病与健康方面的信息，如门诊病历、住院病历、健康档案及工作日志等，对这些资料的分析可以为医疗卫生管理工作提供科学依据。通过社区人群健康档案的记录，分析居民的基本健康状况，描绘社区居民健康状况的动态变化，可作为很好的社区诊断资料。有些地区建立的疾病和死亡监测点也收纳了该地区某些特殊疾病的病例资料，如厂矿企业的人事部门获得的职业暴露情况，将这些资料结合环境、经济等的发展变化进行统计分析，可以更好地分析职业暴露的影响因素。

（三）专题调查

常用的专题调查包括居民健康状况调查、流行病学调查、病因学调查、临床远期疗效观察和卫生学调查等。社区护理工作者可根据调查目的选择适宜的调查方法，如需了解某传染性疾病的社区发病及治疗情况，可应用流行病学调查，通过对患病群体发病率、患病率、感染率、治愈率、死亡率等分析，找出疾病的影响因素和有效治疗手段，为社区干预提供依据。

二、社区人群健康测量指标

（一）人口统计指标

人口统计指标主要包括出生率（birth rate）、人口自然增长率（population natural increase rate）、总抚养比、少年儿童抚养比、老年人口抚养比、平均预期寿命（median life expectancy）。

1. 出生率 又称粗出生率，指在一定时期内（通常为1年）一定地区的出生人数与同期内平均人数（或期中人数）之比，用千分率表示。其计算公式为：

$$出生率 = 年出生人口 / 年平均人口 \times 1\,000‰$$

其中出生人数指活产婴儿，即胎儿脱离母体时（不论怀孕月数），有过呼吸或其他生命现象。年平均人数是指年初、年底人口数的平均数，也可使用年中人口数代替。

2. 人口自然增长率 指在一定时期内（通常为 1 年）人口自然增加数（出生人数减去死亡人数）与该时期内平均人数（或期中人数）之比，用千分率表示。其计算公式为：

人口自然增长率 =（年出生人口 – 年死亡人口）/ 年平均人口 × 1 000‰ = 人口出生率 – 人口死亡率

3. 总抚养比 也称总负担系数，指人口总体中非劳动年龄人口数与劳动年龄人口数之比。通常用百分比表示，用于从人口角度反映人口与经济发展的基本关系。

4. 少年儿童抚养比 也称少年儿童抚养系数，指人口中少年儿童人口数与劳动年龄人口数之比。通常用百分比表示，以反映每 100 名劳动年龄人口要负担多少名少年儿童。

5. 老年人口抚养比 也称老年人口抚养系数，指人口中老年人口数与劳动年龄人口数之比。通常用百分比表示，老年人口抚养比是从经济角度反映人口老化社会后果的指标之一。

6. 平均预期寿命 是指已经活到一定岁数的人平均还能再生存的年数。它是反映人类健康水平、死亡水平的综合指标，其高低主要受社会经济条件和医疗水平等因素的制约。在不特别指明岁数的情况下，平均预期寿命就是指 0 岁人口的平均预期寿命。

（二）疾病统计指标

疾病统计指标主要包括发病率（incidence rate）、罹患率（attack rate）、患病率（prevalence rate）和感染率（infection rate）。

1. 发病率 表示特定人群在一定时间内（一般为 1 年）发生某病新病例的频率。常用来描述疾病的分布、探讨发病因素、评价预防措施效果，是一个非常重要的指标。其计算公式为：

$$发病率 = \frac{某年（期）某人群中发生某病新病例数}{同年（期）暴露人口} \times K$$

$$K = 100\%，1\,000‰，10\,000/ 万或 100\,000/10\,万$$

新病例数是指在观察期间新发生的病例。暴露人口也称危险人群，必须符合两个条件：①必须是观察时间内观察地区的人群；②必须有可能患所要观察的疾病。暴露人口中不应包括正在患病、曾经患病或因免疫而不会患病的人。

2. 罹患率 与发病率同样是测量新发病例的频率指标。其计算公式为：

$$罹患率 = \frac{观察期间某病新病例数}{同期暴露人口数} \times K$$

$$K = 100\% 或 1\,000‰$$

罹患率与发病率的相同之处是分子均是新发病例数，不同之处是罹患率用于衡量小范围、短时间新发病例的频率。观察的时间可以月、周、日或一个流行期为单位，其可以根据暴露程度精确测量发病概率。

3. 患病率 又称现患率或流行率，是指某特定时间内总人口中某病新旧病例所占的比率。患病率主要用于病程长的慢性病的研究，可用来研究这些疾病的流行因素、防治效果，为医疗发展规划和质量评价提供科学依据。其计算公式为：

$$患病率 = \frac{某特定时间内新旧病例数}{同期平均人口数} \times K$$

$$K = 100\%，1\,000‰，10\,000/ 万或 100\,000/10\,万$$

由于计算患病率的特定时间长短不同，可将患病率分为时点患病率和期间患病率。时点患病率要求调查时间尽可能短，一般在 1 个月以内；调查时间超过 1 个月时，建议用期间患病率。

4. 感染率　是指在调查时受检查的人群中某病现有感染的人数所占的比率，通常用百分率表示。

$$感染率 = \frac{调查时某病感染人数}{调查时受检人数} \times 100\%$$

感染率的性质与患病率相似。患病率的分子是指病例，而感染率的分子是指疾病的感染者。某些传染病感染后不一定发病，可以通过病原学、血清学及皮肤试验等方法检测是否感染。感染率用途广泛，特别是在具有较多隐性感染的传染病调查中，常用它研究疾病的感染状况和防治工作的效果，估计某疾病的流行态势，也可为制订防治措施提供依据。

（三）死亡统计指标

死亡统计指标主要包括死亡率（mortality rate）、病死率（fatality rate）和生存率（survival rate）。

1. 死亡率　又称粗死亡率，指在一定时期内（通常为 1 年）一定地区的死亡人数与同期内平均人数（或期中人数）之比。死亡率反映某个人群总的死亡水平，是衡量人群因病、因伤死亡危险大小的指标，是一个国家或地区卫生、经济和文化水平的综合反映。其计算公式如下：

$$死亡率 = \frac{某人群某年死亡总人数}{该人群同年平均人口数} \times K$$

$$K = 1\,000‰ \text{ 或 } 100\,000/10 \text{ 万}$$

死亡率如按疾病的种类、人群的年龄、性别、职业等分类计算，则称死亡专率。死亡专率中婴儿死亡率（infant mortality rate）至关重要，它是指年内未满 1 岁婴儿的死亡数占年内活产数的比值，一般以千分率表示，是反映社会经济及卫生状况的一项敏感指标，且不受人口构成的影响，不同的国家和地区可直接进行比较。

2. 病死率　表示一定时间内，患某病的人群中因该病而死亡者的比值。病死率受到疾病的严重程度、早期诊断水平和医院治疗水平的影响，可反映疾病的严重程度和医院的医疗水平。其计算公式如下：

$$病死率 = \frac{一定时间内因某病死亡人数}{同期患该病的人数} \times 100\%$$

不同情形下病死率的分母有所不同，如计算住院病人中某病的病死率，分母为该病病人的出院人数；如计算某种急性传染病的病死率，其分母为该病流行时的发病人数；某一地区某病病死率的分母，则包括所有患该病的病人。

3. 生存率　是指患某种疾病的人（或接受某种治疗措施的病人）经 n 年随访，仍存活的病例数与观察病例总数的比例。计算公式如下：

$$n \text{ 年生存率} = \frac{生存满 n 年的病例数}{随访满 n 年的病例总数} \times 100\%$$

生存率中的 n 年一般常用 5 年，即 5 年生存率。一般常用于评价某些慢性病、肿瘤的远期疗效。

（四）疾病防治效果指标

1. 治愈率（cure rate）　指期内每百名出院病人中，经医生判定为治愈出院的人数。计算公式如下：

$$治愈率 = \frac{治愈病人数}{期内出院病人数} \times 100\%$$

2. 缓解率（remission rate） 指给予某种治疗后，进入疾病临床症状减轻或消失的病人所占的比例。计算公式如下：

$$缓解率 = \frac{缓解病人数}{接受治疗病人人数} \times 100\%$$

虽然疾病的转归与治疗措施有较大关系，但也与病人因素（如病情轻重，病程长短，病人年龄、性别及一般健康状况等）密切相关，比较时应充分考虑可比性问题。

第三节 社区护理中流行病学研究方法的应用

随着流行病学研究方法的不断完善及社区护理的日益发展，流行病学为社区护理的有效实施提供了科学方法和理论依据。流行病学是从群体的角度，研究疾病和健康状况，从疾病或健康状况频率和分布出发，探讨影响分布的因素，从而提出如何预防和控制疾病及促进健康的具体策略和措施。

一、社区护理中常用流行病学研究方法

流行病学研究方法可分为观察性研究和实验性研究两类，每类又依据其具体用途发展适合自己研究特点的研究方法。

（一）观察性研究

观察性研究主要包括描述性研究和分析性研究。

1. 描述性研究（descriptive study） 是指利用已有的资料描述疾病或健康状况分布特征，进而提出初步病因假设，或评价疾病防治措施效果。其作为观察性研究中的重要方法，是流行病学研究的基础。描述性研究又可分为下列三种：

（1）现况研究（status quo study）：是指在特定时间点或时期调查特定范围人群，应用普查或抽样调查等方法，获取某种疾病或健康状况与有关变量（因素）的关系。因其犹如时间的一个横断面，又称为横断面研究（cross-sectional study）。其所用指标主要是患病率，又称患病率调查。现况研究是描述性研究中应用最为广泛的方法。目的在于了解疾病（健康）的分布特征、人群特征与疾病（健康）的关系、疾病（健康）的动态趋势及疾病防治效果。现况研究包括普查和抽样调查。普查（census）是为了了解某人群的健康状况或某病的患病率，在特定时期、特定范围内对人群中的每一位成员进行的调查或检查。特定时期应尽可能短，甚至指某时点。特定范围可以指某地区或某种特征的人群，如某个单位、某年龄组、从事某项职业等的全体人员，一般要求普查率达到90%以上。普查的目的在于早发现病人并及时治疗，如宫颈癌普查等。其优点是能对病人做到早发现、早诊断、早治疗，且较全面地反映了某种疾病在人群中的分布特点，可为病因研究提供依据。但也存在一些局限性，如工作量大、费用高等，会影响调查的速度及准确性，不适用于患病率低且无简便诊断手段的疾病。抽样调查（sampling survey）是从总

体中随机抽取部分观察单位（样本）进行调查，以样本的结果推断总体的情况。抽样调查的目的在于了解疾病在时间、空间和人群特征上的分布特点及其影响因素。与普查相比，抽样调查具有省时、省力、更精细等优点；但调查设计、实施和资料分析比较复杂，重复和遗漏不易被发现，并且抽样误差等因素会影响调查结果的准确性和可靠性。常用的抽样方法有单纯随机抽样、系统抽样、分层抽样、整群抽样、多级抽样等。

（2）筛检（screening）：是运用快速检查或试验的方法，从表面上无病的人群中发现那些尚未被识别的某种可疑疾病病人或有缺陷人的过程。用于筛检的试验称为筛检试验。筛检不是诊断，仅是一种初步检查，对筛选试验阳性或可疑阳性者应进一步确诊检查，对确诊病人进行治疗。经过筛选，调查对象可分为两部分：筛检阴性，认定是健康人群，按照筛选计划，以后按期再参加筛查，实际调查中通常忽略不计；筛检阳性，认为是早期病例，经过各种诊断试验后，一部分为确定现时未患某病，但以后应按期参加筛查，另一部分则确诊已患某病，应早期接受治疗，达到提高人群中某疾病的治愈率和生存率的目的。如在表面健康的人群中发现可疑的肺癌病人。用于筛检疾病的检查或试验要求价廉、易于实施、能被群众接受，用可靠性和真实性来评价。可靠性是指筛检试验在相同条件下重复检测获得一致性结果的稳定程度。真实性用灵敏度和特异度来反映。灵敏度是指有病者中，筛检试验为阳性的百分比，即识别病人的能力。特异度是指无病者中，筛检试验为阴性的百分比，即排除无病者的能力。临床上常用误诊率及漏诊率来评价疾病筛检的效果。计算如下：

$$误诊率 =1-特异度$$
$$漏诊率 =1-灵敏度$$

（3）生态学研究（ecological study）：在群体水平上研究因素与疾病之间的关系，即以群体为观察和分析单位，通过描述不同人群中某因素的暴露状况与疾病的频率，分析该暴露因素与疾病之间的关系。如研究空气污染与肺癌的关系、饮用水污染与肝癌的关系等。

2. 分析性研究（analytical study）　在描述性研究的基础上，对所假设的病因或流行因素在选择人群中寻找病因或流行因素与疾病之间的关系，从而验证所提出的假设。最常用的是病例对照研究和队列研究。

（1）病例对照研究（case-control study）：又称回顾性研究，是指在某人群中选择一组患有所研究疾病的人作为病例组，选择一组未患有该病的人作为对照组，调查两组人群过去暴露于某个或某些可疑危险因素的情况及程度，加以比较，判断研究因素与该病有无联系及联系的强度大小的一种观察性研究方法。由于该研究从时间上看是回顾性的，所以又称为回顾性调查。如通过比较肺癌病人和非肺癌病人中吸烟与不吸烟的人数，研究吸烟与肺癌的关系。它是一种由果推因的研究，其优点在于可同时对多种危险因素进行研究，出结果快，节省人力、物力，特别适用于罕见病研究。缺点是获得的数据信息可能出现选择偏倚和回忆偏倚，最终影响研究结果的真实性；此外，该研究方法不能直接计算发病率或死亡率。

（2）队列研究（cohort study）：又称为群组研究、前瞻性研究、发病率研究或随访研究，是指选定暴露和未暴露于某种因素的两种人群，追踪其各自的发病结局，比较两者发病结局的差异，从而判断暴露因素与发病有无因果关联及关联大小的一种观察性研究方法。如通过对吸烟人群与不吸烟人群追踪若干年后得出各人群肺癌的发病率，研究吸烟与肺癌的关系。它是一种由因推果的研究，其优点在于暴露资料较准确，可计算不同群组发病率、死亡率，检验病因假设能力强。缺点是观察时间长，容易造成失访偏倚，耗费较多人力、物力；此外，也不适用于发病率很低的疾病的病因研究。

（二）实验性研究

实验性研究又称流行病学实验，是将符合条件的研究对象按照一定的标准分为实验组和对照组，在研究者的控制下，对实验组人群施加或消除某种因素（干预措施），对照组不施加任何干预措施或施加安慰剂，以观察对疾病或健康状况的影响。流行病学实验性研究与队列研究的相同之处是均需要对研究对象随访，以确定结局；二者的不同之处是前者需要对研究对象随机分组并采取某种措施或干预，而后者按研究对象的暴露状态或原有的条件分组且不采取任何措施。实验法的优点在于干预措施可精确测量和控制、两组间可比性较好、减少主观因素的影响、论证强度高等。缺点是研究设计和实施难度较大、存在伦理问题、费用较高等。目前实验性研究已广泛用于探讨疾病病因和评价防治措施效果，一般分为三种类型：

1. 临床试验（clinical trial） 以病人为实验对象，目的在于评价临床治疗和预防措施的效果，以及进行病因研究。严格遵循随机化分组（实验组、对照组）及盲法（单盲法、双盲法、三盲法）的实验原则，以保证实验结果的科学性及准确性。如研究社区获得性细菌性肺炎抗菌药物的药物疗效。

2. 现场试验（field trial） 以社区人群为研究对象，在现场进行的干预研究，常用来做某种预防措施或方法的效果评价，也是社区护理工作中较常用的研究方法。如通过各种途径对社区青年女性介绍乳房自我检查方法，从而提高社区青年女性乳房自我检查的正确率，及早发现乳腺疾病，及时治疗，提高其早期就诊率。

3. 社区干预试验（community intervention trials） 选择不同社区，以人群为单位分别施以不同干预措施的试验。与临床试验不同的是，社区干预不针对个人，而针对整个社区，如食盐中加碘预防碘缺乏病等。

二、社区护理中流行病学研究方法的运用

（一）社区健康普查

社区健康普查是指在特定的社区范围内，以特定人群为对象，以预防疾病、促进健康为目标，在规定的时间内利用简易设备，做到有计划、有组织、有目的地对每一个个体进行的健康检查。

1. 社区健康普查目的 ①了解社区人群健康状况，有针对性地进行健康干预；②早期发现病人，及时进行治疗；③发现现存的和潜在的健康问题或危险因素，通过健康教育，促使社区人群自觉地采取健康行为，提高自我保健能力；④为社区人群疾病的预防和健康促进提供依据。

2. 社区健康普查内容 根据不同人群、疾病类型、职业性质等特征，选择健康检查的项目，如：0~6岁儿童生长发育普查（体格和智能发育的检查、听力的测试、眼部检查）；育龄妇女健康普查（子宫颈炎、子宫肌瘤、宫颈癌、乳腺疾病的普查）；老年健康普查（白内障、骨质疏松症、高血压、糖尿病、心脑血管病、恶性肿瘤的普查）；常见传染病普查（艾滋病、梅毒的检查等）。

3. 社区健康普查组织与实施 开展人群健康普查，需要主管部门支持、相关部门配合社区参与，并遵循以下4个步骤：

（1）居民健康调查：利用居民健康档案、门诊就诊记录、社区诊断资料和原始资料的统计数据，筛选健康问题，明确普查人群，确定健康体检项目。

（2）普查前准备工作：准备相关资料：如健康体检表、问诊记录单、问卷调查表、宣传资料等。确定普查时间、场地及人群，通过村（居）委会、社区公告栏、电视广播、短信、网络等途径提前一周发布信息。普查场地布置：应考虑人性化服务，如悬挂横幅、摆放展板、张贴海报、标识体检科室等。培训工作人员：主要是统一标准、规范表格书写、提高准确率、降低漏查率。准备物品：物品数量应充足，如体检设备、仪器、试剂等。确定检查结果的反馈形式。

（3）实施健康普查：确认健康体检流程及相关科室的准备，如接待室、候检室、问诊室、检查室、诊疗室和保健指导室。检查安放的设备仪器，准备消毒用具。工作人员做好普查各环节的协调和对于普查对象的解释工作。普查人群登记、核对和健康检查结果记录单的回收。

（4）社区健康普查效果评价：主要包括以下 3 种评价。①预期效果评价：包括参加普查的实际人数，回收健康体检单的数量，参检人员是否逐项完成健康体检项目等。②实施过程评价：包括普查对象是否及时接到通知，并是否在规定的时间内参检，对未参加普查的对象是否采取其他途径再次提醒；普查的各种辅助设备是否处于工作状态，出现异常情况时是否有应急措施；工作人员是否各司其职，井然有序；普查对象对本次普查工作的配合程度和满意度。③结果评价：总结普查各环节的实施情况、存在的问题，为改进以后社区健康普查提供依据；对健康检查资料整理、分析，找出存在的相关健康问题和危险因素，进行针对性的健康咨询和健康教育，对需要支持者或有健康问题者，以家庭访视等形式提供进一步的服务。

（二）社区抽样调查

社区抽样调查是指在特定的社区范围内，从特定人群总体中随机抽取有代表性的部分作为样本进行调查，从样本获得的信息来推断总体情况。它是以部分估计总体特征的一种调查研究方法。

1. 社区抽样调查目的 描述疾病（健康）分布情况及影响因素；评价预防、医疗措施及其效果；检查与衡量资料的质量。

2. 社区抽样调查原则和方法 抽样调查设计和实施要遵循两个基本原则，即随机化和样本大小适当。常用抽样方法有以下几种：

（1）简单随机抽样（simple random sampling）：先将调查总体的全部观察单位编号，再用随机数表法随机抽取部分观察单位作为样本。如自 500 名儿童中随机抽查 100 名在口服驱虫药后排出的蛔虫数。自随机数表取出 500 个四位数记在儿童卡片上，按随机数大小将卡片排列成序，以开头 100 张或末尾 100 张卡片为样本。单纯随机抽样是最基本的抽样方法，是其他抽样方法的基础。

（2）系统抽样（systematic sampling）：按照一定比例和顺序，每间隔一定数量单位抽取一个单位进入样本；每一次抽样的起点必须是随机的，不能总是以某个数字作为起点。如某社区有5 000 户，2 万人口，今欲抽查 1/5 户人口，可用系统抽样，每 5 户抽 1 户，抽到的该户每个成员都要调查。

（3）分层抽样（stratified sampling）：先按某种特征或标志将总体分成若干组别、类型或区域等不同层，再在每一层内随机抽样，组成样本。由于各层次之间的差异已被排除，其抽样误差较其他抽样小，代表性也较好。各层若按一定比例抽样，则称为按比例分层抽样。但各层内变量的变异很大时，分层抽样的益处不大。例如，按年龄分层，没有考虑各层男女比例的差异很大，如果差异很大，就不能算好的分层。层内差异小适合分层抽样。

（4）整群抽样（cluster sampling）：抽样单位不是个体而是群体。对抽到的群体内的所有个体均进行调查，不同群体内的个体数可以相等，也可以不相等。例如，调查20所小学约10 000名小学生某疾病的现患率，现拟抽查1/5的数量，如用单纯随机抽样方法抽到对象分散在各所小学，调查很不方便；但若随机抽取4所小学，抽到的学校学生全部调查，则方便多了。本法易被群众接受。整群抽样的缺点是抽样误差较大。

（5）多级抽样（multistage sampling）：实质上是上述抽样方法的综合运用。从总体中抽取范围较大的单元，称为一级抽样单位，再从一级抽样单位中抽取范围较小的单元作为二级抽样单位，依此类推，即多级抽样。多级抽样常与整群抽样等方法联合应用，常用于大型调查。如我国进行的慢性病大规模现况调查大多采用此方法。

3. 社区抽样调查样本的选择　在抽样调查时，样本量过大可造成浪费，且由于工作量过大，不能保证调查质量而使结果出现偏倚；样本量过小则没有代表性。

（三）注意调查中的偏倚

影响现况调查资料准确性的有抽样误差和偏倚。抽样误差是不可避免的，通过统计学方法可测量误差大小，并可以通过样本大小和抽样设计来适当控制。而偏倚（bias）属非抽样误差（即系统误差），在流行病学研究设计、实施或资料分析阶段，由于设计者、实施者人为因素，在研究对象选择、资料收集、数据处理与分析，以及结果解释时可产生系统误差。在现况调查中，按偏倚产生途径有以下几方面，应引起注意：无应答引起的偏倚，被调查对象应答引起的偏倚，观察者偏倚，由于检查器械或仪器引起的偏倚，调查者偏倚。

（彭　歆）

【案例分析】

安居小区是去年刚启动入住的一个新小区，位于Z市开发区，距离市中心50公里。社区护士想通过调查本小区居民的膳食营养状况，进一步了解健康水平。

一、护理评估

1. 社区环境与社会系统　小区地点远离市中心，设施完备，环境优雅，附近有2个公园，本小区住户1 160户、居民3 876人。其中，60岁以上占19.5%，0至6岁儿童占31.5%。小区周围有一个社区卫生服务中心、两个口腔诊所，缺少综合性医院。有四条公共交通线路，其中一条为地铁线路，交通便利。

2. 社区人群健康状况　采用分层整群随机抽样的方法，随机抽取安居小区18岁以上1 000名居民为调查对象，由经过统一培训的调查员向调查对象提问、填写问卷，并进行相关体格检查。

检查结果发现：①调查人群的营养状况评价：人群正常体重率为57.7%，超重和肥胖率为37.0%，消瘦的居民占5.3%；各年龄组超重和肥胖率随年龄增长具有上升趋势，以50~59岁组超重肥胖率最高，60岁以上年龄组次之。②营养素摄入与食物的来源特点：膳食营养素调查结果与《中国居民膳食指南2016》比较，蛋白质和脂肪的摄入超过标准能量比例，而碳水化合物相对较低，且体重超重和肥胖人群总能量及蛋白质、脂肪、碳水化合物摄入均高于正常组人群。③调查人群营养知识分析：调查对象中有77.8%的居民对中国居民膳食宝塔和膳食指南的相关内容不了解，健康营养知识缺乏，膳食营养知识的知晓率低。体重超重和肥胖人群更愿意选择高热量的食品和零食，更倾向于散步、太极等轻体力运动；该人群的休闲活动是以看电视、看手机、阅读书籍等静坐类形式为主。被调查者中体重超重肥胖有不良的饮食爱好和少运动或不运动的习惯。

以上，各年龄组超重肥胖率随年龄增长具有上升趋势。该地居民膳食营养状况良好，三大营养素比例基本适宜，以鱼类和豆类为主要蛋白质来源。优质蛋白摄入较高，植物油摄入偏高，碳水化合物摄入水平相对偏低。多数居民的营养态度正确，饮食行为比较合理，饮食态度基本正确。

二、护理诊断

1. 知识缺乏 与社区居民缺乏相关营养知识有关 膳食营养知识知晓率低。

2. 营养失调：高于机体需要量 与社区居民饮食摄入不合理、生活方式不健康有关 超重和肥胖率为37.0%。

三、护理计划与实施

1. 加强社区居民健康营养知识的宣传普及。通过宣传栏、专家讲座等途径，给居民传授合理膳食、科学搭配食物、建立良好饮食习惯及中国居民膳食宝塔和膳食指南的营养知识。

2. 促进社区居民建立健康的生活方式。通过宣传栏、专家讲座、发放健康手册等途径，倡导和指导居民在日常生活中易于实施的健康生活方式，如进行适量运动、保持健康体重、戒烟限酒、调整良好心态、重组睡眠等具体的生活方式技巧。

3. 定期监测居民的健康状况。通过死亡率、慢性病患病率、健康生活方式实施率、超重及肥胖率等流行病学指标进行监测居民的健康状况，通过电子健康档案建立健康档案并动态管理居民的健康状况。

四、护理评价

1. 3个月内居民的营养知识提高到80%以上。

2. 1年内居民正常体重率达到70%以上。

思考题

1. 陈述流行病学的主要功能。

2. 简述三级预防的护理措施。

3. 陈述常见的社区健康相关资料来源。

4. 简述常用的专题调查方法。

5. 简述描述性研究的分类。

数字课程学习

📥教学 PPT   📝自测题

▶▶▶ 第三章

社区健康教育与健康促进

【学习目标】

知识：

1. 掌握社区健康教育及社区健康促进的概念；健康教育程序和方法。

2. 熟悉社区健康教育及健康促进相关的理论；社区健康教育的目的、类型和方法。

3. 了解生活方式与健康的关系，促进和危害健康行为的特点。

技能：

能够运用健康教育程序，在健康教育理论指导下，使用合适的健康教育方法开展针对性的社区健康教育。

素质：

明确健康教育和健康促进的意义，合理运用健康教育和健康促进的方法提高社区居民的健康知识水平和自我保健能力，培养理论联系实践的专业素养。

【关键词】

社区健康教育；健康促进；"知－信－行"模式；健康信念模式；行为转变阶段模式；

格林模式；健康促进生态学模型；健康教育程序

情境导人

　　某社区中老年人口数量较多。社区护士在走访调研中发现，社区内大部分老年人对健康非常关注，健康促进需求大。41%的老年人认为自己身体状况不佳，85%的社区老人希望学习有关慢性病防治、锻炼身体、饮食营养、用药等方面的知识。虽然社区内老人平时自发组织一些健康促进活动，但是这些活动不够常态化，且活动形式和内容较为单调。因此，需要社区组织一些便于老年人普遍参与，并且能够常态化开展的健康教育及健康促进活动。

　　请思考：

　　1. 针对该社区老年人的健康教育需求，可采取的社区健康教育方法有哪些？

　　2. 社区护士可用哪些理论指导健康教育的开展？

第一节　概　述

　　健康中国战略的实施离不开完善的国民健康政策，以及为人民群众提供全方位、全生命周期健康服务的举措。为了实现全民健康，加强和完善健康社区的建设十分必要。社区既是健康产业链和医疗卫生服务体系的终端，也是对健康具有重要影响的微观环境。因此，开展以社区为依托，以健康信息传播为纽带的社区健康教育，是推进健康中国战略的重要抓手。

一、社区健康教育概述

（一）社区健康教育的概念

　　健康教育（health education）是通过有计划、有组织、有系统的社会活动和教育活动，使健康信息在教育者和受教育者之间传递和交流，使受教育者树立健康意识，自觉自愿地改变不良行为，建立有益于健康的行为和生活方式，消除或减少影响健康的危险因素，从而达到维护和促进健康、预防疾病及提高生活质量的目的。健康教育不是一般的卫生宣传和卫生知识的普及，而是需要运用医学、行为科学、教育学、心理学、传播学等众多学科的知识向公众普及卫生科学知识。健康教育的核心问题是促使人们改变不良的行为和生活方式。依据我国健康教育内容、形式和侧重点的不同可以大致分为四个发展阶段（图3-1）。

　　社区健康教育（community health education）是以社区为基本单位，以社区人群为教育对象，以促进居民健康为目标，有目的、有计划、有组织、有评价的系统健康教育活动。《"健康中国2030"规划纲要》强调鼓励个人和家庭积极参与健康中国活动，落实个人健康责任，养成健康生活方式；各单位特别是各社区（村）要充分挖掘和利用自身资源，创造支持性健康环境。开展社区健康教育是必不可少的基本公共卫生服务。

（二）社区健康教育的内容

　　社区健康教育是帮助社区居民树立健康意识，及时地发现自身、家庭和社区的相关健康问题，培养有益于健康的行为和生活方式，提高个人、家庭及社区的保健能力和健康水平。其具体内容如下。

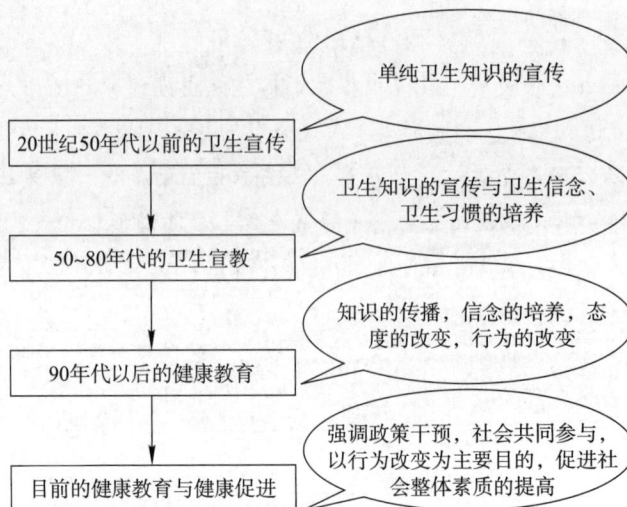

图 3-1 健康教育发展过程示意图

1. 宣传社区卫生服务，合理利用社区的保健服务资源　通过健康教育让社区居民了解社区卫生服务的有关政策、目的、方式、优越性及对居民的作用等，确保社区的保健服务资源得到合理地利用。

2. 转变社区居民的健康观念，培养社区居民的健康责任感　一些社区居民的健康意识不足、健康观念有待改变。而良好的社区健康教育就是要促进社区居民养成自我保护意识，培养其维护自身健康的责任感，进而促进居民整体健康的提升。

3. 增进社区居民自我保健的知识与技能　保健知识缺乏是社区居民患病或发生意外的重要原因。良好的社区健康教育能够起到在社区居民中普及、宣传自我保健知识，增强居民自我保健知识和技能的作用。

4. 激励社区居民对自己健康负责，改变不良行为和生活习惯　使社区居民深刻认识到不良行为和生活习惯的危害，促使居民养成有利于健康的行为和生活方式，促进社区居民的健康。如通过规范的健康教育，使糖尿病、高血压等慢性病患者掌握科学的饮食、运动方法等。

5. 降低和消除影响健康的危险因素，在社区内开展丰富多彩的健康教育和健康促进活动　丰富社区居民的生活，从而营造有利于健康的社区环境和社区意识，激发社区居民对卫生服务的需求，鼓励社区居民积极参与健康教育和健康促进活动，降低和消除影响社区健康的危险因素。

（三）社区健康教育的特点

社区健康教育不同于医院健康教育，和医院健康教育相比，其主要特点可分为以下几点。

1. 以健康为中心　社区健康教育最主要的特点是以健康为中心，以促进健康为目标，而医院健康教育主要以病人为中心，这是两者之间最根本的区别。

2. 服务层面广泛　社区的健康教育不但要针对每个个体，也要针对群体、家庭甚至整个社区。例如针对高血压病人护理这一健康问题，社区护士可以开展多层面的健康教育：个体，如向病人介绍高血压膳食营养的知识及坚持服药的重要性；家庭，如教授家属使用血压计的方法；社区，如合理利用社区广播和宣传栏、定期开展有关控制高血压的讲座等进行广泛的宣传。

3. 内容广泛　社区健康教育的对象不仅仅局限于一个人或是一个群体，而是社区的所有居民，包括健康人和病人。因此，社区的健康教育需要涵盖疾病预防、照顾和治疗等方面的内容。

4. 参与人员广泛　社区的健康教育需要社会各阶层广泛参与，实现既定的社区健康教育目标。包括对管理层、专业技术人员、家庭及个人参与的动员。在社区健康教育工作中要积极做好协调工作，充分发挥各部门人员的作用。

5. 连续性　社区健康教育应覆盖人的全生命周期，即从个体出生至临终前不同阶段。针对不同年龄阶段的特点及健康状况，健康教育的形式、内容将各不相同。

（四）社区健康教育的方法

在开展社区护理健康教育时，应根据教育对象的认知和文化水平、具体任务的内容和形式要求，选择正确且有效的信息传播方法，使健康教育的内容得到充分的表现，不断提高健康教育的实施效果。社区健康教育最常见的主要形式有口头教育法、文字教育法、形象教育法、电化教育法、实践教育法、综合教育方法等，新兴的形式有健康教育处方、信息化健康教育方法等。

1. 口头教育法　又称语言教育法，指任何以语言形式的教导行为与学习指导行为，其内容涵盖文字形态、语音、语汇、语法、听解、会话、阅读与写作等。具体形式包括口头讨论或交谈、小组座谈、健康咨询、专题讲座、谈话法等。例如，该方法可以用于高血压病人的用药治疗、糖尿病病人的饮食指导、防治溺水的知识宣传和突发公共卫生事件的预防等。此种方法的特点是简便易行，一般不受客观条件的限制，不需要特殊的设备，可以随时随地开展，灵活性较大。

2. 文字教育法　指通过一定的文字作为传播媒介，依靠学习者的阅读能力来达到健康教育目标的一种方法。具体形式包括发放卫生宣传册、健康教育手册、卫生标语、社区板报、张贴海报等。该方法适合于一些便于社区居民自行阅读学习的内容，如春季流感防治方法、新冠疫苗接种后注意事项等。此种方法的特点是不受空间和时间的限制，既可针对个人进行个性化教育，又可针对群体进行广泛性宣传。同时，既经济便捷又实用，学习者可对教育内容反复学习。

3. 形象教育法　指利用形象艺术创作健康教育宣传资料，并通过人的视觉直观作用进行健康教育的方法，具体形式包括示教、采用图片、标本、模型或仪器等进行的教育。此种方法的特点是要求制作者具有较好的形象教育技能，如摄影、绘画、模型制作等。

4. 电化教育法　指通过现代化的声、光设备，向学习者传递信息的教育方法，包括通过广播、录音、电影、录像等教育材料，结合幻灯机、投影仪、电视机、计算机多媒体等仪器进行的教育。此种方法的特点是将形象化教育、文字教育、语言教育等多种教育方法有机地结合在一起，同时将音乐及艺术融入其中，使教育的形式新颖、形象更加逼真。但是，运用电化教育方法，需要具有一定的专业技术人员及相应的物质设备条件。

5. 实践教育法　指通过指导学习者的实践操作，达到掌握一定健康护理技能，并应用于自我或家庭护理的一种教育方法。例如指导高血压病病人掌握自测血压的方法，指导糖尿病病人掌握血糖自测的方法，指导脑卒中病人掌握功能锻炼时轮椅的操作，指导呼吸系统疾病病人家庭氧疗的操作等。此种方法的特点是直观性和真实性强，使病人身临其境，印象深刻，从而增强健康教育的效果。

6. 综合教育方法　指根据具体的教育内容和教育对象将语言、文字、形象、电化、实践等多种健康教育方法联合应用的一种健康教育方法。此种方法的特点是具有广泛的宣传性，适用于大型的宣传活动，例如组织健康知识竞赛、癌症患者俱乐部、布置健康教育展览、开展卫生知识教育科普展演等。

7. 健康教育处方 是一种有效的个体化非医疗干预手段。社区卫生服务人员依据社区卫生服务对象的健康状况，设计个体化健康教育处方，提供科学、规范、有效、精准的健康教育服务。如指导社区慢性病患者遵医嘱治疗，并做好日常的健康管理，防病治病，改善生活质量。健康教育处方的应用，促进疾病防治知识的普及，显著增强社区中慢性病患者的健康管理质量。

8. 信息化健康教育方法 目前常用的信息化手段主要有微信公众号、微信群、微博等。借助信息化手段开展健康教育具有覆盖范围广、传播速度快、方便经济、实时性、内容广泛、互动性强等优势。可以满足居民随时随地获取健康知识，进行健康管理的需要，在提高全民健康素养和身体素质中发挥越来越重要的作用。然而，一些高龄老年人、肢体残疾、视力残疾的社区居民存在使用智能手机不便利的情况。因此，社区在采用此种健康教育方法时应该考虑到不同健康教育对象的特点，适当调整应用范围。

其他的社区健康教育方法还有角色扮演、民间传统教育方式（儿歌、快板、民谣、顺口溜、相声、小品）等。

（五）社区健康教育的意义

社区健康教育作为健康中国战略落地实施的重要内容，在提高全民健康意识、增进健康水平方面具有积极作用。开展社区健康教育的意义可具体分为以下几点。

1. 健康教育是实现初级卫生保健的关键 1978年国际初级卫生保健会议《阿拉木图宣言》确立初级卫生保健是实现人人享有卫生保健的根本性途径，同时将健康教育列为初级卫生保健八项工作任务之首。健康教育不仅在实现健康、社会和经济目标中具有重要价值和作用，而且也是能否实现初级卫生保健任务的关键。

2. 健康教育是卫生保健的基本手段 随着经济的发展和社会的不断进步，人们的生活水平得到显著提高，生活方式和环境发生重大转变，许多研究表明生活方式和环境对健康有重要影响。与此同时，我国疾病谱、死亡谱发生了根本变化，糖尿病、高血压、冠心病、脑卒中、恶性肿瘤等慢性非传染性疾病成为威胁我国居民健康的主要"杀手"。不良的行为和生活方式是引发这些慢性疾病的重要危险因素，而健康教育有益于降低致病的危险因素，最大限度地预防疾病发生，是帮助人们改变不良行为和生活方式的基本手段。

3. 健康教育是一项低投入、高产出、高效益的保健措施 从成本和效益的层面上看，健康教育投入的成本所产生的效益，远远地大于医疗费用高昂投入所产生的效益。健康教育可改变人们不良的行为和生活习惯，有效降低和消除疾病的发病率及死亡率，大大减少医疗费用的开支。

4. 健康教育是促使个人主动维护自身健康的重要推动因素 健康教育可以发挥自身的健康潜能和个人的主观能动作用，提高对自身健康的责任感，培养人们学习躯体的自我保护、行为生活方式的自我控制、心理的自我疏导、人际关系的自我调整能力，从而促进健康。

5. 健康教育是社会主义精神文明建设的重要内容 社区健康教育可使人们破除迷信、摒弃陋习，倡导健康、科学、文明的生活方式，鼓励社区的居民担起维护个人、家庭及社区健康的责任，共建有益于健康的社会环境和自然环境，达到预防疾病和促进社区居民健康的目的。

二、社区健康促进概述

（一）社区健康促进的概念

健康促进（health promotion）是指运用行政的或组织的手段，广泛协调社会各相关部门以及社区、家庭和个人，使其履行各自对健康的责任，共同维护和促进健康的一种社会行为和社会战略。

健康促进以健康教育为基础，强调健康教育与支持性环境的整合，重点解决社会倡导、社会动员和相关部门协调问题。健康教育与健康促进的异同见图 3-2。

社区健康促进（community health promotion）是指以社区为单位，通过健康教育和环境支持改变个体和群体行为、生活方式与社会影响，降低本地区的发病率和死亡率，为提高社区居民的生活质量和文明素质而进行的活动。

拓展阅读 3-1
六种主要慢性病健康教育处方内容

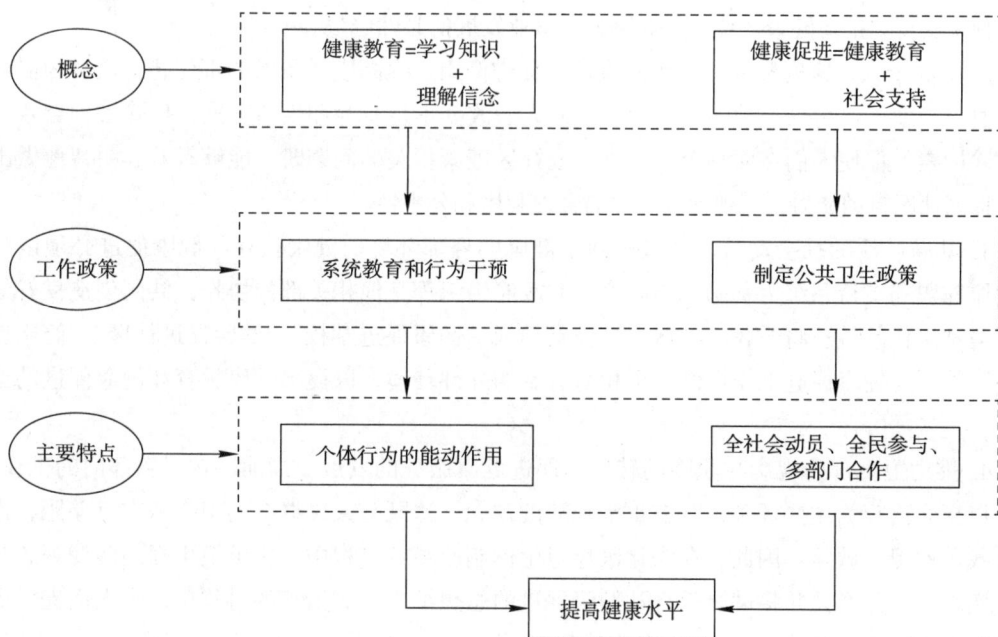

图 3-2　健康教育与健康促进的异同

（二）社区健康促进的活动领域

社区健康促进主要涉及 5 个优先活动领域。

1. 制定促进健康的公共政策　因为健康促进的内涵已经超出卫生保健的范畴，所以各级政府、各个组织和部门的决策者要把健康促进提到议事日程上。明确要求非卫生部门也要实行健康促进政策，以使人们更容易做出更有利于健康的选择。

拓展阅读 3-2
中华人民共和国基本医疗卫生与健康促进法

2. 创造支持性环境　健康促进必须创造安全的、愉快的、满意的工作和生活环境，系统地评估快速变化的环境对健康的影响，以确保自然和社会环境有利于健康的发展。

3. 加强社区的行动　充分发挥社区的力量，使社区居民积极有效地参与卫生保健计划的制定和执行。积极挖掘和利用社区资源，帮助社区居民认识到自己的健康问题，并且提出解决问题的方法。

4. 发展个人技能 提供健康信息，教育并帮助社区居民提高做出健康选择的技能来支持个人和社会的发展。使人们更好地从生活中不断学习健康知识，能有准备地应对人生各个年龄阶段所出现的健康问题，并能很好地应对外伤和慢性疾病等。家庭、工作单位、学校和社区都有责任帮助人们做到这一点。

5. 调整卫生服务方向 在健康促进中，卫生服务的责任由个人、社会团体、卫生专业人员、卫生部门和政府的一些其他职能部门共同分担。各部门必须共同协作，建立一个有益于健康的卫生保健系统。

（三）社区健康促进的任务

1. 主动争取和有效促进领导和决策层转变观念 从资源、政策上对健康需求和有助于健康的活动给予相应的支持，并制定有关健康促进的政策。制定促进健康的公共政策是开展健康促进工作的前提条件，也是健康促进工作的首要任务。健康教育作为全民素质教育的重要组成部分，受到我国政府的高度重视。主动争取和有效促进领导和决策层转变观念，以政府行为和行政干预来支持和推动健康教育，是健康教育事业发展的必然趋势。

2. 提高个人、家庭和社区对预防疾病、促进健康、提高生活质量的责任感 通过为群众提供信息，帮助人民树立正确的健康观念，使人们改变不良行为和生活方式，排除各种导致健康的危险因素，促使人们在面临个体、家庭或社区健康相关的问题时，能够有效、明智地做出选择。提高社区自助能力，实现社区资源的合理利用和公平性。

3. 开展广泛的社会动员，创造有利于健康的外部环境 健康教育与健康促进必须以广泛的健康联盟和支持系统为基础，与政府、非政府组织等其他相关部门协作，共同创造良好的生活环境和工作环境。将学校、社区、企业等建成"健康促进学校""健康促进社区""健康促进工厂"等。为健康促进工作提供一个相对有利的外部环境，以提高健康教育和健康促进的工作效率。

4. 推动卫生部门观念与职能的转变，促进健康服务的发展 当前，在卫生部门的工作中，基本以疾病治疗为主要任务，存在重治轻防的观念，这既与人民群众的卫生需求有差距，也不符合我国的卫生政策。因此，在深化医疗卫生体制改革的过程中，要求卫生部门转变观念与职能，实现防治并举，并将健康教育和健康促进的思想纳入疾病治疗的过程中，为人们提供更符合其需求的服务，实现公共卫生服务人性化。

5. 提高居民的健康素养水平 在全民中深入开展健康教育和鼓励公民进行正确、有效的健康实践，引导和教育人们破除迷信，摒弃陋习，养成良好的行为习惯，提倡科学、文明、健康的生活方式，提高全民族的健康素养水平和身体素质。

（臧 爽）

第二节　社区健康教育与健康促进相关理论

一、行为生活方式与健康

生活方式（life style）是指日常生活和职业活动中形成的行为习惯及其特征。生活方式一旦形成就有其动力定型，即不必消耗过多心智和体力，就会自然而然地去做的日常活动。行为生活方式与人的健康密切相关。大量的流行病学研究证实，改善人类的行为、生活方式可以预防大多数慢性非传染性疾病的发生，并有利于疾病的治疗；感染性疾病、意外伤害和职业危害的预防、控制也与人们的行为密切相关；卫生服务网络的完善与利用、卫生服务技术的使用、各种疫苗的接种均需要人们采取积极的行动才能促使行为生活方式向着有益于健康的方向转化。在个体的行为生活方式中，健康相关行为在促进个体健康方面发挥着重要作用。

健康相关行为（health related behavior）是指人类个体和/或群体与周围环境互动后产生的行为反应，会直接或间接与个体自身及他人的健康、疾病相关联，这些对健康有影响的行为即为健康相关行为。按照行为对个体自身及他人健康状况的影响，健康相关行为可分为促进健康行为和危害健康行为两类。

1. 促进健康行为（health-promoted behavior）是个人或群体表现出的，客观上有利于自身和他人健康的一组行为。

（1）促进健康行为的特征

1）有利性：行为有益于个体自身、他人和整个社会。如适当的体育锻炼、安全性行为，开展绿色环保活动等。

2）规律性：行为时间及强度有规律地发生，而非偶然。如起居有常、饮食有节、按时预防接种、定期体检。

3）一致性：个体外在行为与内在心理相一致，无矛盾。如主动学习、积极工作。

4）和谐性：个体根据整体环境调整自身行为，使行为表现与所处的自然和社会环境和谐。如与他人和谐相处，按照季节调整饮食。

5）适度性：行为强度适宜，能理性控制，无明显冲动表现。如适量运动，劳逸结合。

（2）促进健康行为的分类

1）日常健康行为：指日常生活中一系列有益于健康的基本行为。如合理营养、充足的睡眠、积极休息、适量运动等。

2）戒除不良嗜好行为：指改变日常生活中危害健康的行为。如戒烟、戒酒、戒毒、戒赌等。

3）预警行为：指对可能发生危害健康的事件预先采取措施预防事故发生，以及事故发生后正确处置的行为。如使用安全带，溺水、车祸、火灾等意外事故发生后的自救和救他行为。

4）合理利用卫生服务：指正确、合理地利用卫生保健服务，以维护自我身心健康的行为。如接受预防接种、定期体检、主动求医、积极配合医疗护理、遵循医嘱等。

5）避开环境危害行为：指以积极或消极的方式避开对健康有损伤的环境和事件。这里的环境危害是人们生活和工作的自然环境及心理社会环境中对健康有害的各种因素。如远离污染的环境、采取措施减轻环境污染、积极应对引起心理紧张焦虑的生活事件等。

2. 危害健康行为（health-risky behavior） 指个体或群体表现出的对自己、他人和社会健康有直接或间接危害性的行为，是人们在后天生活中形成的。

（1）危害健康行为的主要特点

1）危害性：行为对自己、他人及社会健康有直接或间接的危害作用。

2）稳定性：行为非偶然发生，对健康的损害有一定强度和持续时间。

3）习得性：是个体在后天生活经历中学会的。

（2）危害健康行为的分类

1）不良生活方式与习惯：不良生活方式是一组习以为常的、对健康有害的行为习惯，如过度饮食、偏食挑食、高盐高脂饮食、缺乏运动、吸烟、酗酒等。不良生活方式与肥胖、糖尿病、心血管疾病、早衰、癌症等疾病的发生密切相关。

中国慢性病前瞻性研究于 2004—2008 年招募了来自全国 5 个城市和 5 个农村地区的 50 多万名 30～79 岁成年人（平均年龄 51 岁），截至目前平均随访 13 年后发现，吸烟、饮酒、饮食、体力活动、健康生活方式与心脑血管疾病、糖尿病、恶性肿瘤等主要慢性病存在关联。

2）致病性行为模式：是导致特异性疾病发生的行为模式。国内外研究较多的是 A 型行为模式和 C 型行为模式。

A 型行为模式（type A behavioral pattern，TABP）：是与冠心病密切相关的一种行为模式，又称"冠心病易发性行为"。其特征表现为雄心勃勃，富有竞争性和进取心；工作十分投入，有时间紧迫感；情绪易激动，好发脾气。尸检结果证明，A 型行为者冠状动脉硬化发生率比 B 型行为者（个性随和、情绪稳定、生活悠闲）高 5 倍。改变 A 型行为能够有效预防冠心病、高血压等疾病。转变争强好胜的心理，适当减少工作量，劳逸结合都可以缓解 A 型行为者心理和生理上的过度紧张与压力，从而预防疾病的发生。

C 型行为模式（type C behavioral pattern，TCBP）：是一种与肿瘤发生有关的行为模式，又称"肿瘤易发性行为"。其特征表现为过度克制情绪，强行压抑自身的愤怒、悲伤等恶性情绪。研究发现，C 型行为者宫颈癌、胃癌、肝癌、结肠癌、恶性黑色素瘤的发生率比一般人高 3 倍以上，并促进癌的转移，使癌症病情恶化。C 型行为的提出对癌症的预防治疗及对人的行为规范均有重大意义。适当表达愤怒的情绪、寻找情绪发泄的方法、积极参与社会活动、接受他人协助等有助于改变 C 型行为。

3）不良疾病行为：指个体从感知自身患病到康复所表现出来的一系列不利于疾病向健康转变的行为。常见的行为表现形式有：疑病、讳疾忌医、不及时就诊、不遵从医嘱、迷信、自暴自弃等。

4）违规行为：指违反法律法规及道德规范并危害健康的行为。如药物滥用、乱性等。这些行为既直接危害行为者个人健康，又严重影响社会健康和社会秩序。

二、健康行为相关理论

人类的健康行为受到生理、心理、自然和社会环境等诸多因素的影响，改变健康相关行为是一个复杂的过程。在理论指导下制定的健康促进策略和措施在改善健康相关行为、维持个人健康方面起到重要作用。因此，各国学者、专家提出多种行为改变理论，涉及健康相关行为的发生、发展、转变过程及内外影响因素作用机制，从不同层次和角度解释预测行为并指导健康教育工作的实施。

健康行为相关理论帮助专业人员开展行为生活方式管理，指导理解健康行为发生的原因，帮助明确目标人群的特点、所处的场所、所拥有的资源及所受到的制约因素等，指导设计出针对目标人群的干预策略和措施，改变人们的健康相关行为，促进人类健康。

目前，国内外常用的健康行为相关理论可分为三大类：①应用于个体水平的理论，主要解释、预测个体行为改变并指导健康教育活动。如知－信－行模式、健康信念模式、行为转变阶段模式及理性行为与计划行为理论等。②应用于人际水平的理论，如社会认知理论、社会网络和支持、紧张和应对互动模型等。③应用于群体和社区水平的理论，如创新扩散理论、社区与社区建设理论、组织改变理论等。在实践中，任何一种理论都不可能适用于所有情况，每种理论框架都有其适用情况、优点与局限，因此，在应用过程中根据具体情况，针对不同对象、不同行为危险因素、不同背景条件，创造性地综合运用理论来指导实际工作。本节重点介绍常见的几种理论。

（一）"知－信－行"模式

1. "知－信－行"模式的基本内容　知－信－行（knowledge-attitude-practice，KAP）是知识、信念和行为的简称。"知"即知识与信息，是行为改变的基础；"信"即正确的信念和积极态度，是行为改变的动力；"行"即行动，指产生健康行为，是目标。该理论认为，只有当人们了解有关的健康知识和信息，建立起积极、正确的信念与态度，才有可能主动地形成有益于健康的行为，转变危害健康的行为。该模式直观地将人们行为的改变分为获取知识、产生信念及形成行为 3 个连续过程。

该模式认为行为的改变有两个关键步骤：树立信念和改变态度。例如，吸烟作为一种危害健康的行为已存在多年，并形成了一定的行为定式。要改变吸烟行为，使吸烟者戒烟，首先需要使吸烟者了解吸烟对健康的危害、戒烟的好处，以及如何戒烟的知识，这是"知"，是吸烟者戒烟的基础。具备了知识还不够，还需要吸烟者进一步形成吸烟有害健康，戒烟对健康有益的信念，并相信自己有能力应对戒烟的困难，对戒烟持积极态度，这是"信"，标志着吸烟者有动力去采取行动。在学习知识、形成信念和转变态度的情况下，吸烟者最终放弃吸烟，这是"行"，标志着危险行为的改变。

行为改变过程中，知识是行为转变的必要条件，但不是充分的条件，只有对知识进行积极的思考，对自己的健康有强烈的责任感，才会逐步形成信念。当知识上升为信念，就会对行为改变采取积极的态度，态度是改变行为的前提和关键。影响态度转变的因素有：

（1）信息的权威性：越具有权威的信息，可信性和说服力越强，态度转变可能性越大。

（2）传播的效能：传播的感染力越强，越能激发和唤起受教育者的情感，就越有利于态度的转变。

（3）"恐惧"因素：恐惧使人感到事态的严重性，但恐惧因素需要使用得当，否则会引起极端反应或逆反心理。

（4）行为效果和效益：这是很有吸引力的因素，既有利于强化健康行为，也能促使信心不足者转变态度。在促使人们健康行为的形成，改变危害健康行为的实践中，常常遇见"知而不信""信而不行"的情况，"知而不信"的原因可能在于传播信息的可信性、权威性受到质疑，感染性不强，不足以激发人们的信念；"信而不行"的原因可能在于人们在建立和改变行为中需要付出较大的代价，或者存在一些难以克服的障碍，这些代价和障碍抵消了行为的益处，因此人们不产生行动。由此可见，只有全面掌握"知－信－行"转变的复杂过程，才能消除或减弱不利影响，形成有利环境，达到转变行为的目的。

2. "知－信－行"模式的局限性　知识转化为行为，是一个漫长而复杂的过程，有很多因素可能影响知识到行为的转化，任何一个因素都有可能导致行为形成/改变的失败。知识、信念与态度、行为之间存在着因果联系，但没有必然性，常有知识与行为不一致的"认知不协调"现象。在"知－信－行"模式中缺少对研究对象需求的考虑，忽略了环境和条件对行为的影响，在实际工作中"知－信－行"模式难以对人们的行为及其影响因素进行深入的分析，对行为干预作用有限。

（二）健康信念模式

1. 健康信念模式的基本内容　健康信念模式（health belief model，HBM）于1858年由Hochbaum 提出，后经 Becher、Rosen-stock 等社会心理学家的修订逐步完善，早期用来解释人们的预防保健行为，后来逐渐被用于研究人们对症状和已诊断疾病的反应行为，尤其是对治疗方案的遵从行为。该理论强调感知在行为决策中的重要性，认为健康信念是人们接受劝导，改变不良行为，采纳健康行为的关键。

健康信念模式由个人认知、修正因素和行动的可能3部分组成。其核心是感知威胁和知觉益处；前者包括对疾病易感性和严重性的认知，后者包括对健康行为有效性及采纳行为可能遇到障碍的认知。

（1）感知疾病的威胁：即对疾病易感性和严重性的感知。

1）疾病易感性的感知（perceived susceptibility）：是指个体对自身患病可能性的判断。人们感到自己患某疾病的可能性越大，越有可能采取健康行动避免该疾病的发生。

2）疾病严重性的感知（perceived severity）：是指个体对疾病后果的感知，包括疾病对躯体健康的不良影响和疾病引起的心理、社会后果，如体力、形象、工作、生活和社交等方面的影响。个体如果认为某病后果严重，则更有可能采取行动防止疾病的发生、发展。人们对容易发生的、严重的疾病往往更加重视，更注意预防。

（2）感知到行为益处和障碍：是个体对采纳或放弃某种行为能带来的益处和障碍的主观判断，即对健康行动的利弊比较。个体感知到健康行为的益处越多，障碍越小，则采纳健康行为的可能性越大。

1）感知到健康行为的益处（perceived benefits of action）：是指感知到健康行为对健康状况的改善及由此带来的其他好处，如能否有效降低患病危险性或缓解病情、减少疾病的不良社会影响，以及行为实施过程中的积极情绪体验。人们认为采取健康行为的益处越多，越有可能采取健康行为。如通过健康教育，让个体认识到戒烟可以使口气更清新、减少咳嗽、改善呼吸系统健康状态，降低肺癌、脑卒中、冠心病等患病风险。

2）感知到实施健康行为的障碍（perceived barriers of action）：是指采纳健康行为所付出的代价，包括有形代价和无形的付出或牺牲，如劳累、开支增加、随意支配时间减少等。感知到障碍越多，个体采纳健康行为的可能性越小。如在戒烟初期个体出现坐立不安、烦躁易怒等尼古丁戒断症状。需帮助个体制定合适的戒烟计划，采取恰当的戒烟方法，帮助个体克服戒烟过程中出现的各种障碍。

（3）提示因素（cues to action）：也称行为动因，是指激发或唤起行为者采取行动的"导火索"或"扳机"，是健康行为发生的决定因素，如医生建议采纳健康行为、家人或朋友患病、大众媒体的宣传等都可能作为提示因素诱发个体采纳健康行为。提示因素越多，个体采纳健康行为的可能性越大。

（4）自我效能（self-efficacy）：指个体对自己有能力执行某一特定行为达到预期结果的自信心，是个体对自己控制内、外因素而成功采纳健康行为取得期望结果能力的评价和判断。自我效能高的人，更有可能采纳建议的健康行为。可通过以下4种途径产生和提高个体自我效能：①自己成功完成某行为的经验：一次成功能增加个体对熟练掌握某种技能的自信心，也能表明自己具有执行某行为的能力；②来自他人的间接经验：看到别人成功完成某种行为并取得良好结果，增强了自己通过坚持努力完成某行为达到预期效果的自信心；③口头劝说：通过他人介绍自己的成功经验及他人的劝说，增加个体执行某种行为的自信心；④情感激发：情绪低落、紧张、焦虑会影响个体对自己能力的判断，因此，采取一定的方法消除不良情绪，激发积极向上的情感，可提高人们的自信心。

（5）其他相关因素：健康行为是否发生还受其他因素影响：①社会人口学因素，如年龄、性别、民族、人种等；②社会心理学因素，如人格特点、社会阶层、同伴影响等；③知识结构因素，如个体所具有的疾病与健康知识、既往患病情况等。

2. 健康信念模式的基本框架　上述五类因素构成了健康信念模式的主要概念框架（图3-3）。其中，对疾病威胁的感知、对行为益处和障碍的感知、自我效能直接影响采取健康行为的可能性，社会人口学因素和提示因素则通过影响疾病威胁感知而对健康行为发生影响。

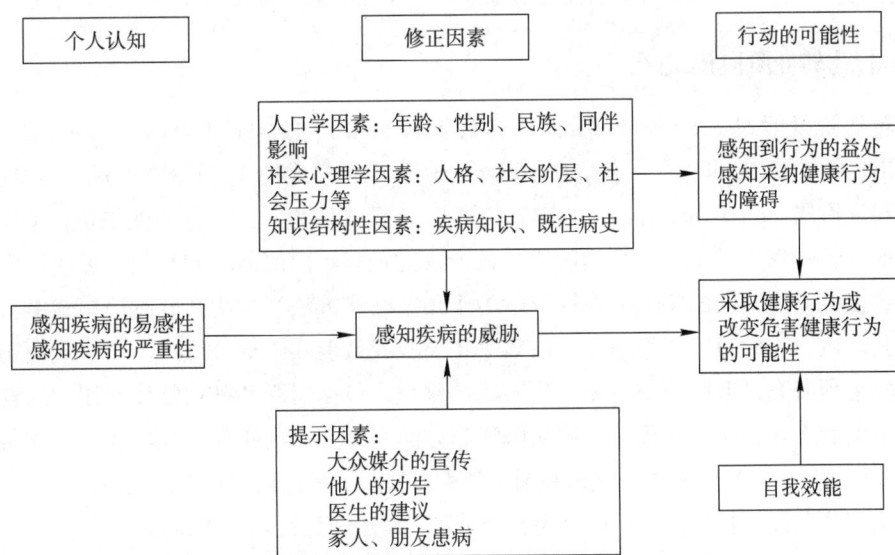

图 3-3　健康信念模式

3. 健康信念模式的应用与实践　健康信念模式强调人的健康信念对健康行为的形成和维持起着决定性的影响作用，而人的健康信念是内、外各种环境刺激综合作用的结果。因此，无论是群体还是个体，皆可通过以下过程促进健康行为的形成。

（1）提高人们对疾病威胁的认知：提高人们对疾病威胁的认知是健康干预的第一步。帮助人们认清疾病的威胁，唤起防病意识，是行为改变的关键步骤，也是人们自觉采纳和维持健康行为的前提。

（2）帮助人们树立正确的健康观和价值观：人们是否采纳一种新的行为方式，受其对该行为的益处和障碍的感知，即通过权衡实施行为的益处和障碍来决定。这个过程除了受客观存在的健康行为益处与障碍影响外，还与个体的健康观、价值观紧密相关。

（3）帮助人们树立信心：健康行为作为一种习得性行为，它的产生通常是以摒弃旧的行为习惯为代价，对个体是一种艰巨的神经心理劳动过程。自我效能较高的人通常能够依靠自己的信念坚持健康行为，而自我效能较低者，其健康行为通常难以持久，容易出现倒退、反复，这时候需要外界给予恰当支持帮助其坚持健康行为。

（4）提供符合目标人群需求的健康教育：个体的性别、年龄、文化水平、所处的社会阶层、经济状况等诸多社会人口学因素不仅影响个体的健康观、价值观，也决定了个体对疾病威胁、健康行为益处和障碍的感知程度。因此，以建立干预对象正确健康信念为目的的健康教育活动，必须针对目标人群的社会人口学特点，以适当的方式传递他们所需要的信息。

（5）充分利用各种激发因素，促成健康行为发生：只有让人们深切感受到了疾病的威胁，才能改变惯常的行为生活方式，采取健康行为。大众传播媒介的宣传、医生的建议、周围人的患病等，皆有可能成为人们摒弃不健康行为，采取健康行为的提示因素和激发因素。因此，需要动员一切社会资源共同营造有利于健康生活方式的大环境。

4. 健康信念模式的局限性　人的行为受社会心理因素影响，尽管健康信念模式一直是公共卫生领域研究健康教育和行为干预的主流理论框架，其实用性和可操作性通过大量实证研究得到肯定。但该模式也存在一定的局限性，主要体现在以下几个方面：①模式没有明确指出各变量之间的关系，变量的组合没有明确的规则，模式对行为的预测能力偏低；②模式过多强调健康信念的作用，没有考虑其他因素如社会道德准则、文化因素、既往经历等可能影响行为。

（三）行为转变阶段模式

行为转变阶段模式（stages of change model，SCM）由 Prochaska 和 DiClemente 在 20 世纪 80 年代初提出，随着 SCM 的发展，它整合了若干个行为干预模式的基本原则和方法，该模式逐渐演变为跨理论模式（trans theoretical model，TTM）。该模式认为，人的行为变化是一个连续、动态、逐步推进的过程。在不同的行为阶段，行为改变者有不同的需求和动机，促使行为改变的干预措施应根据不同阶段的特点，采取合适的干预策略和方法。行为转变阶段模式由行为变化阶段及对其产生影响的行为改变过程、决策平衡、自我效能 4 个部分组成。该模式最初应用于吸烟行为的干预研究，但很快被应用于更广泛的领域，包括酗酒和其他物质滥用、饮食失调及肥胖、久坐生活方式、艾滋病预防、遵从医嘱等方面的行为干预研究，在疾病行为的研究中获得了令人满意的效果。目前，这一理论在国际学术界得到了普遍认可和广泛的应用。

1. 行为变化阶段　行为变化一般分为 5 个阶段，对于成瘾性行为来说有 6 个阶段。

（1）无意识阶段：处在这一阶段的人们在未来 6 个月中没有改变行为的意向。他们未意识到自己存在不健康行为，或已试图多次改变行为，但最终失败而心灰意冷。无意识阶段的人们对改变行为常有抵触情绪或找一些不转变的借口，没有考虑改变自己的行为，或者有意坚持不改变。他们或者不知道目前行为的后果，或者觉得浪费时间，或者认为没有能力改变等，也不打算参加健康促进项目。针对这一阶段的干预策略为：提供信息，提高认识，唤起情感，消除负面情绪；推荐相关读物和提供建议，待他们需要时提供具体的帮助。

（2）有意识阶段：处于这一阶段的人们意识到自己不健康行为的严重性，打算在未来 6 个月内改变行为。他们已经意识到改变行为可能带来的益处，同时也意识到会有一些困难与阻碍，在权衡益处和障碍之间处于一种矛盾的心态。在此阶段的干预策略为：提高认识，激发动机，帮助他们促进行为转变。可通过提供促进行为转变的必要信息，协助拟定行为转变计划，提供转变行为的技能，指导行为转变的具体方法和步骤，激发人们改变行为的内在动机。

（3）准备阶段：处于这一阶段的人们倾向于在未来 1 个月内采取行动，并进行相应的准备，如制订行动计划、学习健康教育课程、购买有关资料、寻求咨询、探索自我改变方法等。针对此阶段的转变策略为：提供规范性的行为转变指南，确定切实可能的目标；采取逐步行为转变的步骤，提供支持性环境；寻求社会、家人、朋友、同事及社区的支持，克服行为改变过程中的困难。

（4）行动阶段：处于这一阶段的人们，通常在过去 6 个月内已经采取行动，即做出了行为改变。这里的行动改变是指需要达到专家或卫生专业人员认可的可减少疾病风险的程度。针对此阶段的转变策略为：强化鼓励行为改变，提供环境支持，指导采用替代方法；邀请行为转变成功者进行同伴教育，争取家属和同事的理解、帮助和支持，给予积极的鼓励。

（5）维持阶段：处于这一阶段的人们保持已改变的行为状态 6 个月以上，达到了预期的健康目标，人们对行为改变更有自信心。在这个阶段应预防反复，如果人们禁不住诱惑和没有足够的信心和毅力，他们就可能返回到原来的行为状态，称为复返。复返的常见原因是过分自信、经不起引诱、精神或情绪困扰、自暴自弃等。针对此阶段的转变策略为：创造支持性环境、建立互助组及展开行为转变成功的一切工作。

（6）终止：在某些行为特别是成瘾性行为中可能有这个阶段。在这个阶段，人们不再受到诱惑，对维持行为改变有高度的自信心。尽管他们可能会有沮丧、焦虑、无聊、孤独、愤怒或紧张等体验，但他们都能坚持，确保不再回到过去不健康的习惯上去。

行为转变阶段模式将行为改变分为不同阶段，但行为改变并不是单向线性的模式移动，而是螺旋式地改变。大多数人是由无意识阶段转变为意识阶段，再由意识阶段进入准备阶段，准备阶段转向行动阶段和维持阶段。但行为者也能从任何阶段退回到一个早期阶段，包括从行动阶段复原到比较早期的阶段。一种健康行为的形成并非易事，而是要经过多次尝试才能成功。

2. 行为变化过程　人们处在不同的行为阶段，以及从一个阶段过渡到下一阶段，都会有不同的心理状态。行为变化过程是人们在改变行为过程中的一系列心理活动变化过程，它帮助人们在不同的行为变化阶段过渡。行为变化过程包括 6 种认知层面的行为和 4 种行为层面的行为，它们对行为干预有着重要的指导作用。

（1）认知层面

提高认识：指发现和学习新事物、新思想、向健康行为方向努力。

情感唤起：指认识到如果采取适当的行动，可降低不良行为带来的负面影响。

自我再评价：指从认知和情感上对自己的健康风险行为进行评价，从而认识到行为改变的重要性。

环境再评价：指从认知和情感上对自己不健康行为对社会环境产生的影响进行评价，是人们感知到自己对他人所起的或好或坏的角色示范。

自我解放：指在建立行动信念的基础上做出要改变行为的承诺，是人们改变行为的信念和落实信念的许诺。

社会解放：指意识到有一个尊重个人及有利于健康的社会环境支持健康行为，社会解放使所有人行为的变化向着有利于健康的方向发展。

（2）行为层面

反思习惯：指认识到不健康行为的危害，学习一种健康行为以取代不健康的行为。

强化管理：增加对健康行为的奖励，惩罚不健康行为，强化健康行为结果。

刺激控制：消除不健康行为的因素，增加健康行为的促进因素。

求助关系：指在健康行为形成过程中，向社会支持网络寻求帮助。家庭支持、同伴帮助、电话咨询等均为获得社会支持的有效手段。

为保证行为干预的有效性，健康教育者必须先了解目标人群所处的行为阶段，然后采取针对性措施帮助他们进入下一阶段。在第1、2阶段，人们主要处在提高认知、情感唤起、环境再评价、自我再评价的行为心理活动变化过程。应重点启发他们进行思考，认识到危险行为的危害、权衡改变行为带来的利弊，从而产生改变行为的意向、动机。在第3阶段人们主要处在自我解放及社会解放的行为心理变化过程，在这个阶段应促使他们做出自我决定，找到替代危险行为的健康行为；在第4、5阶段，人们处在反思习惯、强化管理、刺激控制和求助关系的行为心理变化过程中，应改变环境来消除或减少危险行为的诱惑，通过自我强化和学会信任来支持行为改变。

3. 决策平衡　指个人权衡行为改变的利弊。个人针对行为改变做抉择时，需要对行为改变带来的收益与可能付出的代价同时考虑并比较分析。在意识阶段，人们对行为改变的收益认知较高；从意识阶段到准备阶段，收益认知增加而代价认知则无差别。准备阶段与行动阶段相比，收益认知低而代价认知高。在个体采取行动前，收益和代价认知交替：如果认为收益大于代价，显示人们将准备行动。因此，在准备前阶段，主要针对增加收益认知的干预；在准备阶段主要针对减少代价认知的干预。

4. 自我效能　指成功改变行为并达到预期目标的信念，是人们采取行动和抵御诱惑的自信心。自我效能存在行为变化各个阶段，可以通过观摩学习、他人劝说、经验积累等途径增强自我效能。

5. 行为转变阶段模式的局限　行为转变阶段模式改变传统的一次性行为干预模式，从个体层面上描述、解释和预测行为的改变，并根据行为改变者的需求提供有针对性的行为支持，已成为临床和社区行为干预广泛应用的策略和方法。但该模式对儿童和青少年的行为问题干预效果不佳，对不能明确分为不同阶段的行为干预受到限制，且在实践中各阶段间的划分和相互关系不易明确；另外，该模式没有注意行为的社会文化特征，也较少考虑社会环境对行为的影响。

三、健康促进相关理论

（一）格林模式

格林模式（Precede-Proceed model）又称健康诊断与评价模式，由美国著名的健康教育学家劳伦斯·格林（Lawrence W·Green）等人在1970年提出，是目前应用最广、最具权威性的健康促进诊断与评价模式。格林模式具有两个特点：一是从"结果入手"，用演绎的方法进行推理思考，从最终的结果追溯到最初的起因，先问"为什么"，再问"如何去做"，避免以主观猜测代替一系列的需求评估；二是考虑了影响健康因素的多重性，帮助健康教育与健康促进计划者在设计、执行、评价健康教育及健康促进活动过程中将这些因素作为重点。该模式不仅解释了个体行为改变，还纳入了周围环境，由个体健康扩展到群体健康。强调健康促进的社区参与，并将社会环境与健康紧密联系在一起，最终目标是提高整体人群的健康水平和生活质量。格林模式包括以下2个阶段9个步骤。

第一阶段：PRECEDE（predisposing, reinforcing and enabling constructs in educational diagnosis and evaluation），即评估阶段。由教育/环境诊断与评价中应用倾向因素、促成因素和强化因素的英文首字母组成，包括社会诊断、流行病学诊断、行为与环境诊断、教育与组织诊断及管理与政策诊断5个步骤。

第二阶段：PROCEED（policy，regulatory and organizational constructs in educational and ecological development），即执行与评价阶段。由教育和环境干预中应用的政策、法规和组织手段的英文首字母组成，是计划实施和评价阶段。格林模式注重第 4 步教育和组织诊断，强调倾向因素、促成因素和强化因素对健康行为的影响，并强调健康促进的最终目标是提高人群的生活质量。格林模式见图 3-4。

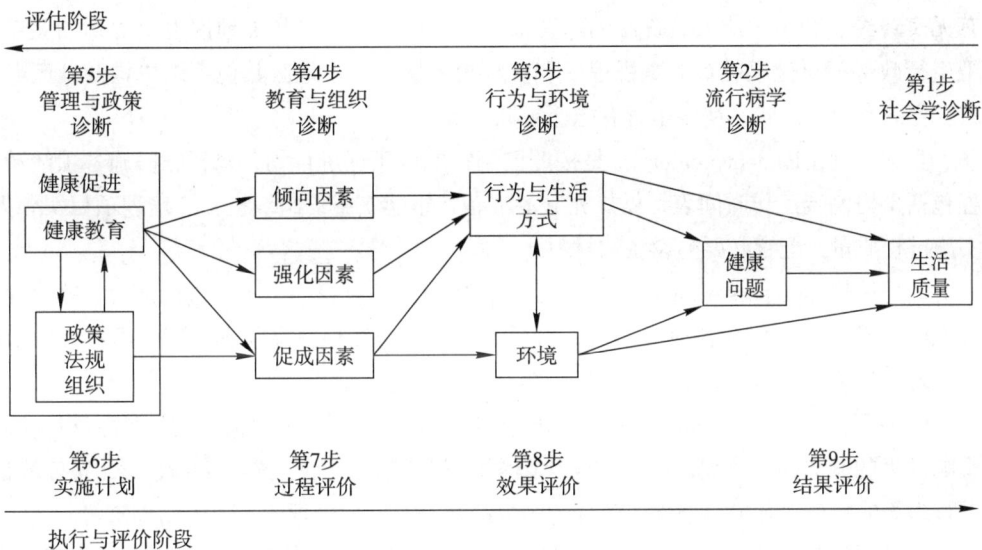

图 3-4　格林模式

格林模式 9 个步骤的具体内容包括：

（1）社会学诊断（social diagnosis）：主要包括目标人群的生活质量和社会环境。主要从分析社会现状及社会问题入手，了解社会问题与健康问题的相关性。生活质量受社会政策、社会服务、卫生政策和社会经济水平的影响；社会环境评价包括对社会政策环境、社会经济环境、卫生服务系统、健康教育工作的完善性、社会资源利用状况和对健康投入的评价。

（2）流行病学诊断（epidemiological diagnosis）：是在社会学诊断已经确定影响生活质量的主要健康问题后，进一步分析引起主要健康问题的行为因素和环境因素是什么？其中最重要的危险因素是什么？这些危险因素发生的频率、强度、分布情况怎样？健康问题涉及的目标人群是哪些？人群在性别、年龄、种族、职业、生活方式上有何特征？健康问题在地区、季节、持续时间上有何规律？对哪些（哪个）问题进行干预可能最敏感？其预期效果和效益可能最好？通过分析明确健康教育和健康促进干预的重点和目标人群。

（3）行为与环境诊断（behavioral and environmental diagnosis）：主要目的是确定导致目标人群健康问题发生的行为因素及环境因素，分析行为对健康问题的重要性及可变性；环境对健康和生活质量关系的强度，是否可通过政策、法规干预发生变化，并据此制定健康干预的行为和环境目标。

（4）教育与组织诊断（educational and organizational diagnosis）：目的在于探讨影响目标人群健康行为的因素，找出引发行为改变的动机，以及使行为得以持续的因素。在格林模式中，影响健康行为的因素总结为倾向因素、强化因素和促成因素 3 类。①倾向因素：是指个体从事某项行为之前已经存在的产生行为动机、愿望或诱发某行为的因素，包括个体的知识、信念、态度、价值观及人口学特征；②促成因素：是指促使行为动机和意愿得以实现的先行因素。即实现或形成某行为所必需的技能、资源和条件，包括保健设施、经济状况、交通工具、个人保健技术及相应的政策法规等；③强化因素：是指行为发生后，激励行为长期维持、发展或减弱的因素，包括来自社会的支持、同伴的影响和领导、亲属及专业人员的肯定与支持，也包括自身对行为结果的感受等。

（5）管理与政策诊断（administrative and policy diagnosis）：核心内容是制定和执行计划的组织评估和资源评估，包括有无实施健康教育和健康促进的机构，机构的性质及对项目的重视程度，有无实践经验和组织能力，资源的配置情况；健康教育项目与本地区卫生规划的关系，政府及卫生行政部门对健康教育的重视程度和资源投入状况，本地区其他组织机构及社区群众参与健康教育的意愿和现状，社区是否有志愿者队伍等。

（6）实施计划（implementation）：是按照已制订的健康促进计划，执行、实施各项活动。实施过程包括事先制定工作时间表，做好充分的准备，组建实施的组织机构、培训项目实施人员、控制实施过程质量，配置必要的设备和材料。

（7）过程评价（process evaluation）：在实施健康促进的过程中，不断进行评价，找出存在的问题并及时调整计划，包括各项活动执行情况，人群参与活动情况及满意度，项目资源消耗是否符合计划，相关组织的沟通情况，项目档案、资料的记录和保存情况等。

（8）效果评价（impact evaluation）：对健康促进所产生的影响及短期效应进行及时的评价，包括影响行为的倾向因素、促进因素和强化因素的改变情况，如干预对象的知识、态度、信念、技能、行为等的转变，环境、条件的改变，个人的感受、同伴的评价、家人的理解等。

（9）结果评价（product assessment）：健康促进活动结束后，按照计划检查是否达到了目标，特别是长期目标。评价健康促进是否促进了身心健康、提高了生活质量。常用的评价指标有发病率、伤残率和死亡率等。

（二）健康促进的生态学模型

1. 健康促进生态学模型的内容　健康促进的生态学模型（ecological model of health promotion）强调将社会文化、政策和物质环境结合到行为改变和健康教育项目之中，以鼓励和支持人们做出健康的选择并采取行动，具有综合性和多元性特征。该模型对了解健康的决定因素提供了多层面的思路，从而促进全社会健康水平的提高。健康促进的生态学模型将影响人们行为及健康的环境分为相互作用的四个系统。

（1）微观系统：指个人成长和生活过程中直接接触的环境，既包括自然环境、物理环境，也包括个性特征等。

（2）中观系统：指个体与微小系统间的互动关系，如个体与家庭、学校、同伴之间的互动等。

（3）外部环境：指较大的环境，如社区组织与服务、学校环境等，常有几个外部环境共同影响个人的生活，并对微观系统和中观系统产生影响。

（4）宏观系统：指社会大环境，包括社会阶层、文化价值观、行为规范、法律法规等。

来自各层面的环境因素往往同时作用于个体或群体。但这些因素的作用结果并不是单个因素或单个层面作用的简单相加。环境因素间存在着复杂、动态的相互作用。健康促进的生态学模型对环境的理解，主要体现在以下四个方面：①健康受社会环境、物质环境及个人因素等多方面的影响；②环境是复杂的，要考虑环境对行为的多重作用；③环境的参与者可分为个人、家庭、组织、社区和人群等不同的子集，当干预措施同时作用于不同的子集会更有效；④在不同的环境、子集水平中存在多个水平的反馈。

例如，电视或电影中的吸烟镜头对青少年尝试吸烟有重要的促进作用。这是一种来自环境中宏观系统的影响。然而，这种影响对青少年个体吸烟行为的影响不同。有的青少年家里没有人吸烟，全家人对吸烟都持反对态度。同时，父母还以合理的方式引导孩子不要吸烟，这种中观系统的正面影响在很大程度上可以抵御宏观系统的负面影响，这种情况下，青少年吸烟的可能性比较小。相反，若青少年的家里有许多烟民，家长还经常在孩子面前吞云吐雾，显出享受的样子，这种家庭环境就进一步强化了公共媒体中的吸烟镜头对青少年吸烟行为的影响，从而使青少年吸烟的可能性增加。在此例中，宏观系统（媒体/社会）和中观系统（家庭/人际）相互作用共同决定了青少年的吸烟行为。

2. 运用健康促进生态学模型的原则 生态学模型的广泛应用得益于人类对环境的不断探索和对行为认识的不断加深。单纯强调内在因素（心理、认知和意识），忽略复杂的物质和社会环境显然是不合适的。在生态学模型的实际运用中，可遵循以下原则。

（1）环境因素的多层性：行为受环境中多因素支配。这些因素分布在环境中的不同层次，例如人际、社区、社会等。这些因素不是独立、静止的，它们在动态中相互作用、相互依存。它们可以在同一时间影响某一行为，但影响大小和方向不同。在实际运用生态学模型时，应充分考虑所有影响健康行为的因素及其相互作用。

（2）环境因素的多维性：影响行为的环境因素不但存在于环境的不同层面，还存在于环境的不同方面，各环境因素从不同维度影响个人的行为。在实践设计过程中，应对环境中各重要变量的不同方面进行全面、准确地测量和控制。

（3）生态学模型的具体性：生态学模型强调的是一种思路及研究方法，这种方法代表的生态学模型并不是唯一的。在实践中要考虑到模型的具体性，特别注意行为和环境的具体性。即环境因素下设计的生态学模型是针对某个具体行为，对其他行为没有太大意义，同一种行为在不同环境下会受到不同影响。

（4）针对多层次进行健康干预：健康促进生态学模型强调建立在环境中多层面上的干预会比单层面上的干预更有效。然而在实践中，多层面的干预很难实现，主要障碍是改变大环境非常困难。因此，提倡多学科、多部门、多项目间的合作，可弥补生态学模型在短时间内难以被运用的不足，发挥其优势。

（5）健康促进生态学模型和其他模型的联合使用：健康促进生态学模型是一个宏观模型，强调一种整体思维方式，而不是某个具体变量。在设计健康促进项目时，可以运用健康促进生态学模型作为整体框架，同时结合使用其他微观的、具体的行为理论。

（张 黎）

第三节 社区健康教育程序

社区健康教育程序的理论源自护理程序，包括五个步骤，分别为社区健康教育评估、明确社区健康教育诊断、制订社区健康教育计划、社区健康教育实施和评价健康教育的过程与效果。

一、社区健康教育评估

社区健康教育评估是指通过各种方式收集有关健康教育对象和环境信息的过程，包括评估健康教育对象、教育环境、卫生服务资源及教育者。

（一）社区不同服务对象的健康教育特点与需求评估

社区护士只有收集教育对象的资料，才能明确健康教育需求、内容及方法。收集的资料包括一般资料：如性别、年龄、健康状况、遗传因素等；生活方式：主要有吸烟、酗酒、饮食、睡眠等；学习能力：包括文化程度、学习经历、学习兴趣、学习方式等；对健康知识的认识情况：包括常见病的相关知识、疾病的预防方法、服药知识等。社区不同人群的健康教育需求不同。

1. 社区一般人群的健康教育特点及需求评估

（1）健康人群：健康人群往往觉得疾病离自己太远而缺乏自我保健意识，对其应重点评估保健知识、接受健康教育的意识、定期体检情况，提高对健康危险因素的警惕性，帮助他们促进和维持健康。

（2）高危人群：高危人群往往具有对疾病家族史的担忧或对不良生活习惯采取不以为意的态度，对他们应重点评估疾病预防性知识和技能，帮助他们认识到疾病发生的危害，掌握自我健康管理技能，改变不良生活方式，消除健康隐患。

（3）患病人群：患病人群渴望早日康复，应评估其疾病相关知识、自我检测方法及急需解决的健康问题，采取针对性的健康教育策略，以提高遵医行为，防止并发症的发生和减少残障，提高生存质量。

（4）病人家属及照顾者：病人家属及照顾者因长期照顾病人往往产生心理及躯体上的疲惫感，应评估其疾病基本知识、自我检测方法和家庭护理技能情况，指导他们采取科学的居家护理方法，坚定其持续治疗护理的信念，提高其对居家护理重要性的认识。

2. 社区重点人群的健康教育特点及需求评估

（1）妇女健康教育特点及需求评估：妇女由于特殊的"经""带""胎""产"生理特点，应重点评估妇女不同时期的心理和生理需求，开展针对性的健康教育，如经期卫生、孕期保健、母乳喂养、围绝经期保健、宫颈癌及乳腺癌预防知识和技能。

（2）儿童、青少年健康教育特点及需求评估：儿童、青少年处在生长发育的快速发展时期，应根据此期特点，重点评估健康保健知识，如合理饮食、个人卫生、规律作息、预防接种等；还要评估近视、龋齿、坠床、外伤、烫伤、误吸等常见健康问题。

（3）老年人健康教育特点及需求评估：老年人由于各器官衰老引起抵抗力及反应力下降，应重点评估老年人的饮食习惯、生活方式、自我保健知识和技能，健康状况及预防跌倒、噎呛、便秘、尿失禁等健康问题，并根据老年人学习新知识、技能的能力采取针对性的措施。

（4）慢性病病人健康教育特点及需求评估：慢性病患者因需要长期治疗，应重点评估疾病相关健康指标知晓情况、自我检测方法、合理用药、疾病危险因素及其预防、疾病危象的辨别及应对能力、日常生活能力的锻炼等。

（二）教育环境评估

教育环境包括生活环境、学习环境、社会环境。收集教育对象的职业、经济收入、住房状况、交通工具、学习条件等。

（三）卫生服务资源评估

卫生服务资源评估包括医疗卫生机构的数量及位置，享受基本医疗卫生服务的情况，卫生政策与立法情况，社会经济状况等。

（四）教育者评估

教育者评估包括教育者的学历、能力、教育经验水平及对健康教育工作的热情等。

社区健康教育评估可采用观察法、焦点人物访谈、问卷调查、召开座谈会等直接评估方法；也可采用查阅文献资料、档案、开展流行病学调查等间接评估方法收集资料。通过对收集资料的整理与分析，明确社区人群的健康教育问题与需求，制订针对性的健康教育计划。

二、明确社区健康教育诊断

社区健康教育诊断是对社区健康教育评估收集的信息进行整理和分析，明确健康教育需求、问题和相关因素，做出健康教育诊断，并确定健康教育优先项目的过程。具体步骤为：

1. 整理分析资料，列出现存或潜在的健康问题。
2. 分析健康问题对社区教育对象的健康构成威胁的程度。
3. 分析开展健康教育可利用的资源。
4. 挑选能够通过健康教育改善或解决的健康问题。
5. 找出与健康问题相关的行为、环境因素及促进行为改变的因素。
6. 确定优先解决的健康问题。一般包括：①致残率、致死率、发病率高的健康问题；②有明确致病因素、相关危险因素影响面大、与疾病转归密切相关的健康问题；③居民能接受、操作简单、低成本的健康教育项目。

三、制订社区健康教育计划

科学合理的健康教育计划是实施健康教育工作的基础和必要前提。制订计划要以社区护理教育对象为中心，遵循一定的原则，明确教育的目标，确定教育的内容，选择适当的教育方法，确定教育的评价方式和指标。

1. 计划设计原则
（1）目标性：每一项健康教育计划都必须有明确的目标。
（2）整体性：社区健康教育是社区卫生工作的一部分，不能脱离社区卫生服务而独立存在，健康教育计划应符合社区卫生服务整体目标。
（3）前瞻性：计划是面向未来发展的，计划制定的目标具有一定的先进性，体现社区卫生工作未来发展要求。
（4）弹性：在制订计划时，要尽可能预见到实施过程中可能遇到的问题，留有余地。
（5）可行性：制订计划时要依据社区可利用的人力、物力、财力、政策等因地制宜地制定可执行的计划，避免从主观意愿出发。
（6）参与性：得到社区支持是健康教育项目成功的重要基础，应使社区群众参与到项目立项、计划设计和实施的整个过程。
2. 确立目标 明确通过健康教育最终要达到什么目标，制订远期目标和近期目标。教育的具体目标可以分为教育目标、行为目标、健康目标和政策与环境目标 4 个方面。

3. 确定教育者和教育对象 健康教育实施者应是具有专业知识水平的卫生工作者，包括社区护士、全科医生、公共卫生医师、其他社区卫生服务工作者、医学院校的健康教育者。教育者还需具有全面、科学、与时俱进的专业知识，并具备良好的职业道德与职业形象。

4. 教育内容 健康教育的内容根据教育对象的需求而确定，可以划分为 3 大类。

（1）一般性教育：如常见病、多发病的防治知识、环境保护、饮食营养、活动与安全、心理健康、优生优育、常用药品的储存、使用和管理等。

（2）特殊性教育：社区特定人群（如老年人、儿童、青少年、妇女、残疾人等）的健康问题及特定疾病的治疗、康复、护理知识等。

（3）卫生管理法规教育：包括卫生法律法规及政策教育。使教育能够促进社区居民养成良好的道德观与健康观，提高其责任心，自觉维护社区健康水平。

5. 教育方法 应根据教育对象、教育内容来选定。教育方法有语言教育、文字教育、形象化教育、信息化教育（互联网媒体、微博、微信公众号、健康 APP、数字电视媒体）、案例教育、同伴教育等，同时注意多种方法的综合应用。

6. 明确实施健康教育的时间及地点 根据健康教育具体的目的、对象、内容和方法，将健康教育地点设在社区卫生服务中心、学校、社区、企业或机构、居民家中、公共场所等。

四、社区健康教育实施

社区健康教育实施指将计划中的各项措施付诸实践。在制定完善的社区护理健康教育计划后，即可付诸实施。实施的过程包括组织、准备和质量控制 3 个环节。

1. 组织社区健康教育 活动涉及多部门、多学科、多人才队伍协作，需要权威的组织领导和协调。首要的是开发领导部门，并动员多部门、机构、团体、社区参与及协作，建立一个支持性环境。

2. 准备阶段 此阶段要完成 3 方面的工作。

（1）制订实施工作表：工作表是实现具体目标的详细操作步骤，包括每项活动的具体内容、教育对象、活动须达到的目标、具体执行人员，所需要的设备、资源、经费等。

（2）人员培训：健康教育实施人员的培训包括培训教学和后勤保障两部分。应计划好培训时间、地点、内容和各部分的时间分配、培训方法等。培训方法可采用情景模拟、案例分析、小组讨论、头脑风暴等参与式教学，以增强培训效果。

（3）配备必要物资：根据健康教育计划表，在不同教育阶段根据不同教育内容准备不同的教育设备设施。如开展社区居民控烟教育，需要准备开展控烟教育讲座的电脑、多媒体；供社区居民学习的控烟宣传手册、折页、宣传栏；奖励戒烟人员的奖品或证书等；活动质量监督与评价所需的调查问卷、录音笔等。

3. 质量控制 质量控制可确保各项活动能按照目标完成并符合质量要求。主要监测健康教育进度、内容、数量与范围是否与计划一致，是否根据实际情况进行了调整；监测各项干预活动经费使用的合理性；目标人群的参与度、满意度及对项目的建议，目标人群认知和行为的变化等。质量控制通常采用记录与报告、现场考察与观察、座谈与反馈、审计与调查方法等。

五、社区健康教育评价

1. 过程评价 指对健康教育实施过程的评价，主要评价项目活动是否按照计划实施，同时修正和优化计划，使其更符合实际。包括对执行者的评价、对健康教育组织的评价、对政策和环境的评价等，评价贯穿整个实施过程。评价指标包括：活动的执行率、活动的覆盖率、目标人群的参与度及满意度、活动经费的使用率等。评价可以通过查阅档案资料、目标人群调查、现场观察等方法来进行。

2. 效果评价

（1）近期效果评价：评价健康教育目标人群健康相关行为及其影响因素的变化。评价的内容有：①倾向因素，实施前后目标人群的卫生知识、健康观念、对健康行为的态度、对疾病易感性和严重性的认识，采纳健康行为的动机、意向及自我效能的变化等；②促成因素，目标人群行为改变所需要的环境、政策、资源、技术等方面的变化；③强化因素，与目标人群关系密切者、大众对目标人群采纳健康行为的支持度，目标人群采取健康行为后的个人感受等；④健康相关行为，实施前后目标人群行为的变化。

（2）远期效果评价：是对健康教育的总体目标进行评价，评价健康教育实施后目标人群健康状况，生活质量的改变。评价内容包括目标人群的健康状况指标如生理和心理健康指标、疾病与死亡指标的改变，目标人群生活质量如生活质量指数、生活满意度指数等的变化。

效果评价可通过家庭访视、人口学调查、问卷调查、卫生学调查等方式进行。

（张　黎）

【案例分析】

社区护士在整理辖区居民健康档案时发现居民吸烟率28.2%，比全国人群吸烟率26.7%高。走访社区时发现社区的花坛，楼道间有很多烟蒂，很多电梯里都有很大的烟味，小区的活动场所经常有带着小孩的老人在吸烟聊天，有的甚至抱着小孩在吸烟。当社区护士告诉老人在小孩面前吸烟会影响小孩健康时，老人很不以为意，表示自己孩子（小孩的父亲）也吸烟，也没有什么健康问题，自己吸烟几十年也没有患肺癌。自己的父亲吸烟60多年最后因急性心肌梗死去世，也不是死于肺癌，而且老人还说自己家做摩托车配件生意，吸烟有利于建立关系往来，有时还会送烟维持一些客户关系，给自家生意带来很多好处。

一、护理评估

社区护士为了进一步了解社区人群控烟情况，根据"知－信－行"理论模式设计调查问卷，开展了社区居民控烟知识、态度、行为和需求的调查。结果如下：

1. 基本情况　社区居民吸烟率28.2%，吸烟者年龄（37.4±12.6）岁，90.9%的吸烟者为男性，49.1%为高中以下文化程度，49.7%的吸烟者为退休或无业人员。

2. 控烟知识知晓情况　①对二手烟危害认知：认为二手烟会引起中耳炎的为35.2%、引起脑卒中的为43.6%、引起心脏病的为59.4%、会导致流产的为56.4%、会导致男性勃起功能障碍的为49.1%，女性生殖能力降低的为52.1%。②对控烟资源了解情况：吸烟人群中78.8%不了解戒烟热线、87.3%不知晓戒烟网站、89.7%不知晓戒烟APP、87.4%不知晓戒烟药物、87.8%不知晓戒烟门诊。

3. 控烟态度　85.5%的吸烟者认为在家中禁止吸烟是重要的，42.8%的吸烟者认为禁止在家吸烟是困难的。

4. 控烟行为　89.1%的吸烟者家里没有禁止吸烟的规定，妇女儿童在家暴露在二手烟中；64.3%的吸烟者没有戒烟意愿，72.6%尝试过戒烟的人主要戒烟方法为靠毅力干戒，结果多以失败告终而对戒烟丧失信心。

5. 对开展控烟健康教育的需求 在控烟学习内容方面，35.1%的人希望了解控烟政策、24.1%的人希望了解烟草危害、28.9%的人希望了解戒烟方法、4.7%希望了解戒烟资源。对于开展控烟教育形式，29.7%希望开展面对面讲座、31.3%希望用微信公众号、16.9%希望用戒烟手册、14.2%希望通过线上线下结合等其他形式、8.0%希望通过控烟网站学习。

经调查分析后发现，社区主要吸烟者为男性，职业为退休或无业人员，文化程度较低，对烟草危害知识不足，家庭成员二手烟暴露严重；虽然大部分人认为在家中禁止吸烟很重要的，但禁止在家吸烟很困难；大部分吸烟者没有戒烟意愿，对控烟资源不了解。社区居民希望学习的知识依次为控烟政策、烟草危害、戒烟方法；居民最希望的控烟教育形式是微信公众号，其次是开展面对面讲座和发放戒烟手册，还有部分居民希望通过线上线下结合等其他教育形式，也有少量居民希望通过控烟网站学习。

二、护理诊断

知识缺乏 缺乏控烟相关知识和技能。

三、护理计划

1. 目标人群 社区居民，重点为社区吸烟者及其亲友。

2. 教育目标

（1）总体目标：降低社区人群的吸烟率，减少烟草对社区人群的危害。

（2）具体目标：①3个月内提高社区居民对吸烟及二手烟危害的认知；②3月内使吸烟者的戒烟意愿有改变；③2年内使该社区吸烟率下降3%；④到2030年，15岁以上人群吸烟率控制在20%内。

3. 教育方法

（1）文字教育：发放戒烟宣传小册子，在社区健康教育宣传栏目宣传烟草的危害、戒烟的好处及戒烟的方法。

（2）形象化教育：用图画、照片、标本、模型开展烟草危害性教育。

（3）戒烟讲座：在社区开展控烟教育讲座。

（4）信息化教育

1）手机媒体：①"戒烟有道"微信公众号，推送控烟教育知识和技能；②通过建立微信群获得实时戒烟咨询和专业戒烟指导，还可与戒烟朋友一起戒烟，使戒烟不孤单；③戒烟小程序，进行戒烟打卡，戒除吸烟习惯，分享戒烟成果。

2）戒烟热线：推介热线400-888-55531或400-808-5531，卫生热线12320，提供人工电话咨询和/或电话戒烟服务。

3）互联网媒体：向社区居民推荐控烟网站，使其获得控烟知识和技能。

（5）同伴教育：组织社区戒烟人群互动交流，分享戒烟经验。

（6）教育者：综合医院控烟专家、社区护士、全科医生。通过培训和自学提高社区工作人员的控烟技能。

（7）制定健康教育计划表：制定社区控烟健康教育计划表（表3-1）。

四、护理实施

根据健康教育计划表实施健康教育活动。

五、护理评价

通过查阅健康教育档案、目标人群调查、现场观察对实施过程和效果进行评价。一年内，控烟健康教育活动执行率80.7%、活动覆盖率79.1%、活动经费使用率100%，人群对健康教育的

表3-1 社区控烟健康教育计划表

时间	工作内容	对象	目标要求	负责人	地点	材料	经费预算/元	备注
1月	社会动员	居委会负责人、业主委员会负责人、社区居民	项目知晓率95%以上	×××	居委会	多媒体、控烟宣传海报、手册	500	健康教育实施团队全体人员均参加
1月	人员培训	社区全科医生、护士、社区控烟志愿者	培训率达95%以上	×××	社区卫生服务中心	多媒体、腾讯会议	1 000	聘请健康教育专家
2、5、8月	发放控烟教育资料，制作控烟教育宣传栏	社区居民	每户1份，有吸烟者家庭入户率达到100%	×××	社区内	控烟教育手册	10 000	
2、4、6、8、10月	控烟教育系列讲座	社区居民	有吸烟者家庭参与率80%以上	×××	社区卫生服务中心健康教育室、社区服务微信群、腾讯会议	多媒体、录像设备	1 000	每2月1次，共5次
每个月	吸烟人群的戒烟意愿评估及指导	社区吸烟者及家庭成员	吸烟者访视率100%，明确吸烟者戒烟意愿及戒烟阶段，采取针对性的戒烟指导	社区全科医生、护士	社区卫生服务中心或居民家庭	电话、戒烟计划卡、戒烟指导手册、戒烟微信群、戒烟qq群	2 000	对吸烟者进行管理，针对戒烟意愿及戒烟不同阶段进行针对性戒烟指导
5月	"无烟家庭，幸福生活"主题活动	社区居民	参与控烟活动，强化健康行为	×××	社区卫生服务中心	奖励成功戒烟者样奖品	2 000	奖励成功戒烟者，鼓励吸烟者戒烟
每月	活动质量检测	社区吸烟者及家庭	活动参与率、活动满意率	×××	社区内、居民家中	调查问卷、访谈提纲录音笔	2 000	
12月	效果评价	吸烟者及家庭	控烟知识、态度、戒烟意愿改变情况、戒烟行为、无烟家庭建设情况	×××	社区内、居民家中	调查问卷、CO检测仪、访谈提纲录音笔、数据分析软件	2 000	

满意率 92.1%，社区人群对烟草危害知识的知晓率达到 89.5%，86.9% 的居民表示会积极劝阻他人吸烟，50.1% 的吸烟者有戒烟意愿，20.1% 的吸烟者开始戒烟行动，对戒烟者的访视率 70.1%，70.3% 的家庭建立了无烟家庭规则。

总结：

本次针对社区居民吸烟率高，缺乏控烟知识和技能的问题，在系统评估的基础上制定详细的健康教育计划并按照计划实施，对居民开展了针对性的控烟健康教育活动，活动后居民在控烟知识、态度和行为上都和教育前发生了显著改变，特别是控烟知识和态度的转变明显。在戒烟行为上，已经有 20.1% 的吸烟者开始了戒烟行动，另外有 50.1% 的吸烟者有戒烟意愿。下一步需要对正在戒烟者加强随访，让他们持续保持戒烟行为，避免复吸；对有戒烟意愿者加强戒烟动力教育，争取他们朝着采取戒烟行动的方向发展；同时要持续开展社区控烟教育。

拓展阅读3-3
简短戒烟干预手册

本年度因为新冠感染防控任务重，健康教育活动计划执行率和控烟教育覆盖率没有达到预期目标。在下一年的控烟健康教育中将加大对医护人员控烟技能的培训，增加控烟健康教育经费的投入，进一步加强对社区居民的控烟教育和帮助，提高对吸烟者的访视率。

思考题

1. 如何应用"健康信念模式"指导社区糖尿病病人进行饮食控制？

2. 某社区护士整理社区健康档案时，发现本辖区居民高血压患病率为 33.2%。比全市居民高血压患病率 29.8% 高，且管理的高血压病人血压控制不理想，高血压病人平均 BMI 为 26.6 kg/m^2。请根据该社区的情况采取相应的健康教育措施。

数字课程学习

教学 PPT   自测题

第四章

以社区为中心的护理

【学习目标】

知识：

1. 掌握社区护理评估的内容、方法；社区护理诊断的概念，社区护理诊断优先顺序的原则；健康档案的概念、建立社区健康档案的目的和作用。

2. 熟悉 OMAHA 的问题分类、干预分类和结果评定系统。

3. 了解健康档案的管理内容。

技能：

1. 能够运用护理程序对社区进行评估，提出护理诊断，拟定护理计划。

2. 能够应用 Muecke 法和 Stanhope & Lancaster 法进行社区护理诊断优先顺序评分。

3. 能够建立社区、家庭和个人健康档案。

素质：

能够认识到社区护理人员对社区健康的重要责任，具备运用护理专业知识开展社区护理的意识，并积极参与到健康中国行动中。

【关键词】

社区护理评估；社区护理诊断；社区护理计划；社区护理实施；社区护理评价；
社区居民健康档案

情境导入

珠园社区位于 A 市龙子湖区治淮街道，是一个职工住宅小区，社区老旧。今年政府进行了社区环境改造，珠园社区附近有湖畔公园，社区内绿树成荫，环境较好，适合老年人娱乐休闲。居住的小区楼道拥挤，堆积大量杂物，安全通道不畅，消防设备缺少；社区内存在各种小杂货店、小餐馆、小菜市场。珠园社区居民 6 300 余人，60 岁以上老年人占 30.2%，多为退休老职工，文化程度普遍不高，有固定的退休工资，享受职工医疗保险；社区居民人均年收入 2.6 万~3 万元。周围配套设施完备，但是多散乱存在且无统一管理；社区有一个社区卫生服务站，以白天门诊服务为主，无夜间就医条件，且以医疗服务为主，缺少保健服务，2 公里内有一所社区卫生服务中心，定期为居民进行健康体检；社区交通便利，老年人免费乘车。居民健康观念陈旧，认为"无病就是健康"，保健意识淡薄，不愿意花费时间接受健康指导。2015 年的调查显示，该社区居民成人高血压患病率为 30.6%，脑卒中患病率为 3.4%，排名第一的死亡原因是心脑血管疾病。高血压知晓率 34.6%、规范服药率 25.8%、控制率 15.7%。

请思考：

1. 根据上述情况可以提出哪些社区护理诊断？

2. 如何制定社区护理目标和干预措施？

以社区为中心的护理是以社区整体为护理对象，运用护理程序，为增进和恢复社区健康而进行的一系列有目的、有计划的护理活动，包括社区护理评估、社区护理诊断、社区护理计划、社区护理的实施和社区护理评价五个步骤。

以社区为中心的护理是实施社区整体的卫生保健和健康服务，关注重点人群的健康和营造健康的社区环境。通过社区开发，社区领导、机构和居民共同参与社区护理工作，提高目标人群参与社区护理工作的积极性，影响整个社区的行动，从而动员社区资源、强化政策支持、规划社区工作、改变社区环境中的危险因素、改善居民的行为和生活方式，实现社区整体健康的目标。

第一节 社区护理评估

社区护理评估（community nursing assessment）是社区护理程序的第一步，通过客观的科学方法收集与社区健康状况相关的资料，并对资料进行整理和分析，确定社区的健康问题及健康需求，同时找出导致这些问题的相关因素，以及与这些问题有关的社区内的组织机构、政策、资源现状，为社区护理诊断和计划提供参考。

一、社区护理评估内容

社区护理评估一般从社区地理环境、社区人群、社会系统和社区资源四个方面收集社区相关资料。

（一）社区地理环境

1. 社区基本情况　社区所处地理位置、区域范围、面积大小等，是社区护士要了解一个社区时需掌握的最基本资料。

2. 自然环境　社区的自然环境可影响社区的健康。评估时需注意有无特殊的自然环境，如是否有河流、山川，这些自然环境是否会引起洪水、泥石流，对健康或生命有无威胁，同时还应了解社区居民能否有效利用这些自然资源。

3. 气候　无常的气候变化会影响居民的生活和工作，进而影响居民健康。因此，既要评估社区的常年气候特征，还要特别注意温度、湿度的骤然变化，居民的健康是否受到影响，居民有无应对气候骤变的能力。

4. 动植物分布情况　了解社区内有无有毒、有害的动植物，有无外来物种，宠物有无接种疫苗的情况；社区居民对动植物存在的利与弊的理解，居民是否知道如何防范等。

5. 人为环境　评估社区的人为环境对社区自然环境的影响。如工厂排放的废气、废水对空气、水资源的污染；加油站、化工厂存在的安全隐患；生活设施的分布及其便利情况；居民居住条件，如房子面积、朝向、是否通风、供水、取暖、照明设备是否齐全及周边绿化情况等。

（二）社区人群

1. 人口数量、密度及人口动态变化　人口数量的多少和密度的高低直接影响人群所需的卫生保健资源及其分配。高密度生活区将增加人群的压力及环境污染的可能性；低密度则会增加提供社区卫生保健资源的难度。人口的动态变化资料包括人口在一定时间内增减状况及趋势、人口流动速度和状态、人口就业与失业比例等。人口数量的增减影响对卫生保健资源的需求，人口就业与失业比例，则通过反映经济水平而影响对卫生服务资源的利用。

2. 人口构成　不同年龄段有不同的健康需求，根据人群的年龄构成可以确定社区主要需求；根据婚姻构成可了解社区的主要家庭类型及判断有无潜在的影响家庭健康的因素；根据职业构成可了解职业是否会对健康产生危害；根据文化程度构成可了解社区居民接受健康信息的能力及遵循卫生人员劝导养成良好行为与生活方式的能力，可供制定健康教育方案时参考。

3. 重点人群分布　目前社区关注的重点人群包括0~6岁儿童、孕产妇、老年人、慢性病病人（高血压、2型糖尿病等）、重性精神疾病病人及结核病病人。儿童、孕产妇和老年人因处于特殊的生理阶段，导致其生理、心理、社会特点不同于一般人群，需要社区护士给予针对性的保健与护理；慢性病病人病情的发展与其行为生活方式密切相关，应开展慢性病病人的自我管理，做好随访。结核病因其具有传染性需做好疫情管理，包括疫情出现前后的预防与控制，如结核病可疑者的排查，管理结核病传染源、切断传播途径、保护易感人群等。总之，社区护士应根据重点人群的分布情况来决定工作的重点，促进不同人群的健康。

4. 健康状况与健康行为　健康状况包括常见病的发病率及患病率、社区人口的出生率和死亡率及社区疾病谱的变化及影响因素等。社区人群的不良行为与生活方式包括吸烟、酗酒、不合理饮食习惯、缺乏体育锻炼、滥用药物、不良性行为、精神紧张等。

（三）社会系统

1. 卫生保健系统　在社会系统中，对卫生保健系统的评估是最重要的。需要评估社区内提供健康服务机构的种类、功能、地理位置，所能提供的服务范围、服务时间、卫生经费来源、收费情况、技术水平、就诊人员特征，以及卫生服务资源利用率、居民接受度和满意度等。社区护士还要判断这些保健机构能否为社区中所有居民，包括病人、高危人群、健康人群和特殊人群提供全面连续的健康服务。同时，评估社区的转诊程序，以及保健机构与其他机构的配合情况。

2. 经济系统　政府的经济状况决定了可能投入到社区卫生服务福利事业中的经费和资源数量；社区居民的经济水平与他们是否会积极寻求健康服务有很大关系，经济发达地区的居民更加注重健康。因此，社区护士评估时需了解居民的经济状况，如职业、收入、社区中的贫困户分布等。

3. 交通与安全系统　评估居民生活中的交通便利情况，尤其要评估前往医疗保健机构是否方便，社区有无道路标志不清、交通混乱、人车混杂的情况，是否为残障者创建了无障碍通道等。评估社区的治安现状、居民的安全感、社区内的消防设备，如消防通道、灭火器等，附近有无消防队、公安局等。

4. 通讯系统　社区的通讯功能是否完善直接影响到能否顺利向社区大部分居民提供健康相关知识。社区的通讯功能越畅通提示该社区越成熟，社区的发展和进步越快。评估时，主要了解社区居民最易接受的获取信息的途径，如电视、报纸、杂志、网络、电话、公告栏、收音机、信件等，为将来制定计划时选择合适的沟通途径提供依据。

5. 社会服务及福利系统　社会服务机构包括商店、饭店、超市及满足特殊需要的机构，如幼儿园、家政服务公司等，这些机构的存在可以让居民生活便利。社区护士要了解这些机构的分布和利用度，还要了解政府所提供的福利政策及申请条件，福利政策的覆盖率及民众的接受度、满意度等。

6. 娱乐系统　成熟社区应该提供娱乐和休闲的活动场所，以提高居民的生活质量。评估时注意目前娱乐的类型、数量、分布及利用度、居民的满意度等情况，如评估有无居民健身场所、公园、儿童活动场所及这些场所对大众的开放程度、费用、管理机构；评估时还需注意社区中有无对健康有潜在威胁的娱乐场所，判断它们对社区居民健康的影响。

7. 教育系统　需要评估社区中居民的文化程度，包括文盲、小学、中学、大学人员占社区人口的比例；社区中正式与非正式的教育机构，这些机构的类型、数量、地理分布、师资、教育经费投入、学校健康保健系统及利用情况，居民的接受度和满意度；适龄人口入学率，如社区中的家庭是否都有能力供孩子上学，社区内学龄儿童能否都完成义务教育。

8. 政治系统　政治系统的安定及支持与否关系到社区的发展和健康计划的执行。需要评估社区人群的健康保健相关政策、政府官员对大众健康的关心程度及用于卫生服务的经费等。还需了解社区的主要管理机构（如居委会、民政局等）的分布情况、工作时间和社区管理者的联系方式，以便在计划实施时能够得到他们的帮助和支持。

9. 宗教系统　宗教信仰可影响到社区居民的生活方式、价值观和健康行为。社区护士要评估社区中有无宗教组织、宗教类型、信徒人数、有无领导人、有无活动场地，以及对居民健康的影响等情况。

（四）社区资源

1. 社区政策资源　包括卫生投入力度、卫生资源配置及分布是否合理、相关医疗保障政策。有无医疗保障（如城镇职工基本医疗保险、城乡居民基本医疗保险、商业医疗保险等）。

2. 社区人力资源　包括社区医护人员的数量、素质，建立健康档案、提供医疗、预防、保健、康复、健康教育和计划生育技术指导等服务的能力。

3. 社区经济资源 包括居民人均年收入、政府投入卫生经费数量及比例等。

4. 社区机构资源 社区居民可利用的所有与健康有关的机构，是开展社区护理的重要资源，护士应该关注社区中有哪些机构或团体，它们在社区中的作用和对社区健康的关心程度等。社区护士必须与社区内医疗机构及非医疗机构建立牢固的、有效的合作机制，以满足社区护理工作的需要。

二、社区护理评估方法

一个完整的社区护理评估资料必须包括主观资料和客观资料，既要进行定性评估，又要进行定量评估。在过去的工作中，人们多重视定量评估，如流行病学数据、人口学调查和对服务设施数量的调查等；而对于定性评估，如服务对象的主观情感、愿望和需求往往没有受到应有的重视。实际上，在社区需求评估中更多的是依据群众的主观感受和社区的需要，居民有权自己决定是否要改变生活方式和是否接受卫生服务或接受哪一种服务。因此，在评估时除客观数据外还应兼顾居民的主观意愿和情感，两者是相辅相成、不可或缺的。社区护士应根据资料的不同类型选择恰当的社区评估方法。

（一）文献研究法

文献研究法主要是收集现成的资料，包括国内外正式的人口普查、生命统计、国民经济统计、疾病统计等资料；有关团体和组织的统计年报、调查报告、记录等资料；有关期刊、报纸、杂志、专著等。

1. 文献资料的类型 分为第一手资料和第二手资料。第一手资料指由亲身经历过该事件的人所书写的资料；通过调查、访谈、查阅文献等方式获得的资料为第二手资料。社区护理评估中使用文献研究法时多采用的是第二手资料。第二手资料可以发现问题的线索，为收集第一手资料做好准备。

2. 文献研究的优缺点 优点是可以在较短的时间内获得大量信息，效率高。缺点是各地资料的精确性和完整性不一致，所得资料有限，而且各地的资料均是在自己的地域范围内进行统计，地方因素对疾病分布的影响没有消除。所以在使用文献研究法时应注意研究的范围和量，尽量避免误差。

3. 常用的方法 社区护士可以通过全国性或地方性的调查、其他机构的卫生统计报告等二手资料判断社区整体状况，还可通过了解社区组织机构种类、数量、居委会数量、负责人、社区人口特征、人员流动情况等一手资料，了解社区活动安排及居民的参与情况。

（二）观察法

观察法是社区护士运用感官（即视觉、听觉、嗅觉、味觉及触觉）对个人、家庭、社区及它们之间的互动与联系（如社区居民的行为和生活习惯、社区的环境等）进行第一手资料收集的方法。

1. 观察法的类型 按照观察者是否参与其中分为参与性观察和非参与性观察；按照观察方式的结构程度分为结构式观察和非结构式观察。

2. 观察法的优缺点 观察法是运用护士个人的观察能力来收集资料的方法。其优点是能提供其他方法不易获取的深层资料，适合对社区人群行为和生活习惯的研究，观察行为和生活习惯产生的背景及其影响因素，如文化、经济和社区环境。缺点是不同的观察者可能得出的结论不同，主观性较强；观察结果是定性的，量化较困难；而且效率较低；有时会涉及伦理问题。

3. 常用的方法

（1）参与性观察法：是社区护士以社区成员的角色直接参与社区活动，通过观察了解居民目前的健康状况资料。

（2）非参与式观察法：是社区护士暗中观察，在观察中记录情况。非参与式观察法，如社区实地考察法，又称为挡风玻璃式调查法（windshield survey），是社区护士通过观察主动收集社区的资料，如人群的一般特性、住宅的一般形态及结构、社区居民聚集场所的情况、各种服务机构的种类及位置、垃圾的处理情况等。具体做法是在社区范围内步行或坐在车上（透过挡风玻璃），观察社区人群的生活形态、互动方式，了解不同地理、人文、社会、环境、经济发展等情况。在进行挡风玻璃式调查之前要决定调查的范围，准备一份调查表和社区街道平面图协助评估和记录资料。挡风玻璃式调查需要调查员具有敏锐的观察力，并经过特别的训练。

（三）访谈法

访谈法是通过与评估对象进行面对面的、有目的的交谈来评估个人、家庭和社区存在的健康问题的方法。

1. 访谈法的类型　不同的学者对访谈法有不同的分类方法。按照是否有访谈提纲分为结构式访谈、非结构式访谈和半结构式访谈；按照访谈人数分为重点人物访谈和小组访谈；按照是否需要预约分为正式访谈和非正式访谈。

2. 访谈法的优缺点　访谈法的优点是应答率高，适用范围广，资料较深入、完整，有时可以获得额外信息。其缺点是费时间、开支大，可能产生霍桑效应，与访谈对象的互动关系可能会影响到资料的真实性。

3. 常用的方法　社区护士常采用的访谈法如重点人物访谈（key informant interview），是通过对社区中重点人物进行访谈，了解社区发展的过程、社区的特性、社区的主要健康问题及需求等。社区中的重点人物应为对本社区各阶层非常了解的人，可以是社区的居民、社区的工作人员或在社区中非常具有影响力的人。

（四）问卷调查法

当缺乏相关资料或资料缺乏代表性时，可以运用问卷调查法来了解居民的信念、态度、知识和健康相关行为及社区人群的健康状况、疾病的流行与分布等。

1. 问卷调查法的类型　分为自填式问卷调查法和代填式问卷调查法两种。

2. 问卷调查法的优缺点　优点是节省时间、经费和人力；结果容易量化；结果便于统计处理与分析；现在的电子问卷克服了纸质问卷的一些缺点，方便实施与调整；可以进行大规模的调查。缺点是问卷调查设计难，调查问卷主体内容设计的好坏将直接影响整个调查的价值；调查结果广而不深；问卷调查结果的质量常常得不到保证；问卷调查的回收率难以保证。

3. 常用的方法　社区护士可以采用电子问卷、代填式问卷调查法，提高效率的同时也保证了调查结果的质量。

（五）讨论法

讨论法指把社区居民召集起来共同讨论，给社区居民提供发表意见和建议的机会，了解居民对社区健康问题的看法和态度。共同商讨并确认社区最主要的健康需求，达成共识。

1. 讨论法的类型　有确定一般需要的社区研讨会或群众听证会，有探讨新观念、新意见的专题组讨论。

2. 讨论法的优缺点　优点是可以提高成员对任务和共同活动认识的一致性和行为的协调性，增加决策的透明度，调动成员的积极性。缺点是比较花费时间。

3. 常用的方法　社区研讨会（community forum）或群众听证会（public hearing），通常由地方政府召集以广泛听取社区居民不同意见。凡是对该问题有兴趣的居民均可参加，可以采用畅所欲言或限定时间发言，要求参加者对某问题给予评分或分小组讨论，最后再反馈。常用于确定一般的需求，然后再通过其他方法进一步评分。研讨会召开之前应通过各种渠道广为宣传，让群众有充分的思想准备。

三、社区护理评估途径

采用何种途径进行社区评估，取决于所评估社区的类型和评估目的。

1. 广泛需求评估途径　该途径是对社区整体情况的全面评估，目的是了解影响社区及人群健康的地理环境、社会环境及人群特征，以期能真正反映社区的整体需求。运用系统的方法综合评估不同方面对社区及人群健康的影响，是一种最传统、最耗费时间的评估途径。

2. 针对问题评估途径　该途径针对一个特殊的主题或健康问题进行社区评估，目的是深入了解该社区与这一特殊主题或健康问题之间的关系，从而进行预防性社区护理，如社区护士对高血压有研究，就选择高血压主题进行社区调查，以确定该社区人群患高血压的危险程度。调查结果发现该社区内居住的多为"白领阶层"，工作压力大，生活无规律，体重超重者多，有些居民已经有血糖、血脂异常等情况出现。因此，护士确定该社区人群患高血压的危险程度较高，需要进行积极的护理干预预防慢性疾病。

3. 通用的评估途径　该途径主要是从研究社区现有资料入手，寻找影响社区及人群主要健康问题的评估途径，目的是在较短时间内找到影响社区及人群健康的主要问题，针对主要问题进行护理干预。如从人口统计资料、调查报告或其他卫生部门的官方资料上显示，该社区有30%以上的人年龄大于65岁，那么社区护士就应该将老年人作为该社区的重点人群，评估老年人的健康需要。

四、社区资料整理与分析

资料收集后的整理与分析是社区护理评估的重要组成部分，资料整理与分析过程如下。

1. 资料整理　社区护士根据一定的目的将收集的资料分类，目前分类方法很多，可以按社区地理环境、社区人群、社会系统和社区资源等分类。其他常用的分类方法还有：按生理、心理和社会等方面来分类；按马斯洛（Maslow）的基本需要层次论分类；或按高登（Gardon）的功能性健康形态分类；还可以从现代医学普遍认为的影响人类健康的4大因素分类，包括人的生物遗传、环境、行为与生活方式与医疗卫生服务四大部分。

资料整理常采用文字描述法、表格法、图形法等。表4-1、表4-2是常用的资料整理方法。

2. 资料分析　是对已归纳和分类整理出来的资料和数据进行解释、确认和比较，分析社区存在的健康问题和影响因素，为确定社区护理诊断打下基础的过程。分析资料应遵循以下原则。

（1）原始数据资料要经过统计学处理，文字资料要进行含义的解释与分析：资料可分定量

表 4-1 社区人口年龄、性别构成

年龄组/岁	女性		男性		合计	
	人数/%		人数/%		人数/%	
0 ~						
6 ~						
15 ~						
25 ~						
......						
合计						

表 4-2 社区居民家庭构成

家庭类型	户数	%
核心家庭		
直系家庭		
旁系家庭		
单亲家庭		
其他		
合计		

资料和定性资料。对定性资料，按内容进行分类，按问题提出的频率确定问题的严重程度。对定量资料，如发病和死亡等，通常按年龄、性别、年代及其他有关死亡的变量分组后进行分析，计算标化率，以便与相类似社区、省市和全国资料进行比较。2015 年某社区成人高血压患病率为 31.5%（标化率 30.6%），高于全国的患病率水平 27.9%（标化率 23.2%），应该给予社区护理干预（表 4-3）。

表 4-3 某社区成人高血压患病率统计表

地区	患病率/%	标化率/%
某社区	31.5	30.6
全国	27.9	23.2

（2）去粗取精，去伪存真：在收集的资料中，可能存在影响资料准确性和完整性的混杂因素，需要通过分析消除混杂因素，找出本质问题。

（3）注意进行不同区域间的横向比较：当疾病的分布有地域性时，需要对该地区居民所具有的特征或该地区的生物、化学、物理、社会环境进行进一步的分析和解释，并与其他地区横向比较。

（4）立足于社区护理：确定的问题和诊断应是社区整体的健康问题，以社区环境（包括自然环境和社会环境）和群体健康问题为主，而不是仅仅局限于个人或家庭的健康问题。

3. 报告评估结果 将资料分析结果向社区评估小组的成员及领导、社区居民等报告，评估结果，并寻求反馈。

第二节　社区护理诊断

社区护理诊断（community nursing diagnosis）是指对个人、家庭、群体或社区现存的或潜在的健康问题，以及与其相关原因的陈述。这些问题可通过护理干预措施帮助改变或给予支持，使其保持健康。社区护理诊断一般需要通过几个阶段：整理和分析社区评估资料，形成社区健康问题和健康需求的诊断，并确定优先顺序。社区护理诊断的重点是某一个群体的健康问题和健康需求的诊断而不仅是个人的诊断。因此，社区护理诊断必须能反映这一群体目前的健康状况。

一、社区护理诊断的形成

北美护理诊断协会公布的护理诊断名称多以个人患病时的问题为主，面对社区和人群的护理诊断则较少，从社区角度来看，现有的护理诊断名称缺乏社会、经济和环境问题。对社区中的护理诊断要求社区护士比医院护士要发展出更广泛的诊断名词，根据具体情况提出有针对性的社区护理诊断。

社区护理诊断的确定，需根据以下标准来判断：此诊断反映出社区目前的健康状况；与社区健康需要有关的各种因素均应考虑在内；每个诊断合乎逻辑且确切；诊断必须以现在取得的各项资料为根据。

1. 得出结论　通过对资料的分析得出结论。例如，2015 年某社区成人高血压的调查显示，高血压患病率为 30.6%，脑卒中患病率为 3.4%，排名第一的死亡原因是心脑血管疾病。高血压知晓率 34.6%、规范服药率 25.8%、控制率 15.7%。2015 年全国调查显示成人高血压患病率为 23.2%，脑卒中患病率为 2.19%，高血压知晓率 51.6%、规范服药率 45.8%、控制率 16.8%。通过资料分析比较可以得出"社区应对无效：高血压病人并发脑卒中的可能性高"的结论。

2. 核实　进一步对相关资料分析，核实上述结论的有关因素，如上述例子，护士调查发现，该社区居民高血压保健知识缺乏、保健意识淡薄，健康观念陈旧，文化程度不高。加之社区医护人员数量不足，社区卫生服务工作以医疗为主，缺少高血压管理服务，上述结论可以确定。

3. 陈述　社区护理诊断的陈述，可采用 PSE 公式，即健康问题（problem，P）、症状和体征（sign & symptoms，S）、原因（etiology，E）。如上述例子其社区护理诊断可表示如下：

P 社区应对无效：高血压病病人并发脑卒中的可能性高。

S 高血压患病率为 30.6%，脑卒中患病率为 3.4%。高血压知晓率 34.6%、规范服药率 25.8%、控制率 15.7%。

E 与社区卫生服务缺乏高血压病管理服务有关；与社区居民高血压保健知识缺乏、保健意识淡薄、健康观念陈旧、文化程度不高有关。

二、优先顺序的确定

形成社区护理诊断后可能会发现，社区往往有很多的健康问题和健康需求，由于卫生服务资源有限，需要确定问题的优先顺序，优先解决的项目应该是真实地反映社会存在的、群众关心的健康问题，以及反映重点人群存在的特殊健康问题。

1. 确定优先顺序的原则 在评估获得社区相关信息后，对目标人群的健康问题及卫生服务需求进行梳理，再根据健康问题的重要性，干预的有效性、可行性和干预的效益，确定需要优先解决的健康问题。确定优先顺序的原则如下：

（1）重要性：指问题涉及面广、发生频率高、对目标人群健康威胁严重，致残致死率高，是社区居民最关心的健康问题。

（2）有效性：指通过干预能改善健康状况或控制危险因素。如降低发病率、死亡率；提高生活质量等。

（3）可行性：指所需采取的措施已有可供利用的人力、物力和财力资源。

（4）成本–效益：根据成本–效益评估的排序，一般选择成本较低，效益较好，能用最低成本达到最大社会效益和经济效益的健康问题作为优先需要解决的健康问题。

2. 确定优先顺序的方法 当存在多个社区护理诊断时，护士需要判断哪个问题最重要、最需要优先予以处理。遵循的原则通常采用 Muecke 与 Stanhope & Lancaster 提出的优先顺序和量化8 项准则：①社区对问题的了解；②社区对解决问题的动机；③问题的严重性；④可利用的资源；⑤预防的效果；⑥社区护士解决问题的能力；⑦健康政策与目标；⑧解决问题的迅速性与持续的效果。每个社区护理诊断按 Muecke 的 0～2 分的标准（0 表示不太重要，不需优先处理；1 表示有些重要，可以处理；2 表示非常重要，必须优先处理）或 Stanhope & Lancaster 的 1～10分的标准，评定各自的比重，得分越高，表示越是急需解决的问题。排定优先顺序的两种常用方法介绍如下。

（1）Muecke 法步骤：①列出所有社区护理诊断；②选择优先顺序的准则（8 项）；③决定诊断重要性的比重（比重由社区护士调整，比重越高，表示越优先处理）；④评估者自我评估每个诊断的重要性；⑤总和每个诊断所有评估准则的得分；⑥分数越高意味着越需优先处理。

（2）Stanhope & Lancaster 法步骤：①列出所有的社区护理诊断；②选择优先顺序的准则（7 项）；③决定诊断重要性的比重（1～10 分）；④评估者自我评估每个诊断的重要性；⑤评估者再就每个诊断的每项准则，依社区具有资源的多少给 1～10 分；⑥将每个诊断每项准则所得之重要性得分与资源得分相乘；⑦总和每个诊断所有评估准则的得分；⑧分数越高代表越需优先处理。

下面举例说明社区应用以上两种方法来确定社区健康问题的优先顺序。首先，通过社区评估确定当地健康问题，其中最为社区居民关注的包括：发生火灾的可能性、老年人保健服务缺乏、高血压病人并发脑卒中的可能性高。然后，对这些被关注的问题进行打分并计算出总分。最后，根据总分排出优先顺序。表 4-4、表 4-5 分别呈现 Muecke 法、Stanhope & Lancaster 法，说明以上健康问题、健康需求的评分和总分计算方法。

Muecke 法和 Stanhope & Lancaster 法均显示"高血压病人并发脑卒中的可能性高"得分最高，是社区护理计划中最要优先解决的问题。对于存在的健康问题和健康需求，在确定优先顺序时，护士应考虑这一问题是不是单纯通过护理措施可以解决的问题，护士解决此问题的能力，以目前可用的资源能否有效解决该问题。案例中"发生火灾的可能性"相对于"老年人保健服务缺乏""高血压病人并发脑卒中的可能性高"，问题的严重性得分最高，而可利用的资源、护士的能力得分最低，因为"发生火灾的可能性"这一健康问题不是单纯通过护理措施可以解决的问题，所以，"高血压病人并发脑卒中的可能性高"是社区护理计划中最要优先解决的问题了。

表 4-4　Muecke 法

准则　社区诊断	社区对问题的了解	社区动机	问题的严重性	可利用的资源	预防效果	护士能力	政策	快速性及持续效果	总和
发生火灾的可能性	1	1	2	0	2	1	0	2	9
老年人保健服务缺乏	2	1	1	1	1	2	0	0	8
高血压病人并发脑卒中的可能性高	0	0	1	2	2	2	2	2	11

表 4-5　Stanhope & Lancaster 法

准则　诊断	社区对问题的了解		社区动机		问题的严重性		预防效果		护士能力		政策		快速性及持续效果		总和
比重	比重	资源	比重	资源	比重	资源	比重	资源	比重	资源	比重	资源	比重	资源	
发生火灾的可能性	3	6	2	4	10	10	10	10	2	2	2	2	10	5	284
老年人保健服务缺乏	8	1	1	1	3	6	5	10	5	10	5	1	4	5	202
高血压病人并发脑卒中的可能性高	1	5	1	5	5	8	10	10	10	10	10	10	10	10	450

三、OMAHA 系统

OMAHA 系统是根据社区护士的护理实践而发展的社区护理分类系统，它始发于社区，现在已经广泛应用于各年龄、地域、医学诊断、社会经济范围、精神信仰、种族和文化价值的个人、家庭和社会的护理过程中。OMAHA 系统是以研究为基础的标准化术语分类，旨在全面地找出健康问题、评估其严重程度和提供干预方案。

OMAHA 系统促进了社区卫生护理业务的科学化，提供了社区护理服务量化空间，符合社区卫生应用的实际性，能配合护理程序的运用，可减少个案记录的重复和时间；它相对简单、分有层级、并能与计算机兼容；它为开放资源，结构、术语、定义和代码不受版权限制，可免费使用。但 OMAHA 系统在我国使用尚不多，应用过程中需注意结合我国的文化特点。

OMAHA 系统由相互联系的 3 个部分组成：护理诊断 / 问题分类系统、干预分类系统和结果评定系统。

（一）OMAHA 护理诊断 / 问题分类系统

OMAHA 系统将护理诊断 / 问题分为环境、心理社会、生理及健康相关行为 4 个领域，共有44 个诊断 / 问题，见表 4-6。

表 4-6　OMAHA 护理诊断 / 问题分类系统

领域	护理诊断 / 问题分类
环境	收入、卫生、住宅、邻居 / 工作场所的安全、其他
心理社会	与社区资源的联系、社会接触、角色改变、人际关系、精神压力、哀伤、情绪稳定性、照顾、忽略儿童 / 成人、虐待儿童 / 成人、生长与发育、其他
生理	听觉、视觉、说话与语言、咀嚼、认知、疼痛、意识、皮肤、神经运动（肌肉、骨骼）系统与功能、呼吸、循环、消化、排便功能、生殖泌尿功能、产前产后、其他
健康相关行为	营养、睡眠与休息形态、身体活动、个人卫生、物质滥用（酒精或药品）、家庭计划、健康指导、处方用药、特殊护理技术、其他

（二）OMAHA 干预分类系统

OMAHA 系统包括健康教育、指导和咨询，治疗和程序，个案管理和监测 4 个范畴的护理干预，见表 4-7。

1. 健康教育、指导和咨询　包括提供护理活动信息和资料，预测病人问题，鼓励病人自我照顾，进行行为的调整适应，协助个人、家庭或社区作出决策和解决问题。

2. 治疗和程序　是为个人、家庭和社区预防疾病或缓解症状和体征而实施的护理活动。内容有技术性的护理活动，如伤口护理、标本采集、药物治疗、症状和体征的预防、减少或缓解症状和体征等。

3. 个案管理　护理活动有协调、倡导和转诊，提供方便的服务，代表病人与健康服务提供者进行沟通，帮助病人建立自信和促进沟通及指导个人、家庭和社区合理利用资源。

4. 监测　以确定个人、家庭和社区与特定情境或现象的相关情况为目的，包括的护理活动有追踪随访、测量评价、判断分析和监测病人的状况，确认危险因素和早期的症状和体征。

表 4-7 OMAHA 干预分类系统

项目	内容
类别	健康教育、指导和咨询，治疗和程序，个案管理，监测
目标	解剖 / 生理、行为修正、膀胱功能护理、照顾 / 为人父母、长期卧床护理、沟通、应对技巧、日间护理、管教、伤口护理、医疗设备、教育、职业、环境、运动、家庭计划、喂养方法、财务、食物、行走训练与康复、生长 / 发育、家务管理 / 居住环境、人际关系、检验结果、相关法规、医疗照顾、药物作用及副作用、用药管理、协助用药安排、身体活动、辅助性护理活动、营养、营养咨询、造瘘口护理、其他社区资源、个人照护、体位、康复、放松 / 呼吸技巧、休息 / 睡眠、安全、筛选、受伤护理、精神及情绪的症状、体征、皮肤护理、社会福利与咨询、化验标本收集、精神护理、促进身心发展的活动、压力管理、物质滥用、医疗器材、支持团体、交通运输、促进健康、其他

（三）OMAHA 结果评定系统

OMAHA 系统以李克特 5 级评分法量度护理对象在护理过程中的表现，包括知识、行为和症状、体征 3 个方面。结果评定系统可帮助护士确定问题的严重程度和优先顺序，也可反映护理的进展情况，作为评定护理质量的参考，见表 4-8。

表 4-8 OMAHA 结果评定系统

概念	含义	1分	2分	3分	4分	5分
知识	个案记忆与解释信息的能力	完全没有知识	具有一点知识	具有基本知识	认知适当	认知良好
行为	个案表现出的可被观察的反应或行为	完全不适当的行为	有一些适当的行为	不是非常一致的行为	通常是合适的行为	一致且合适的行为
症状、体征	个案表现的主、客观症状、体征	非常严重	严重	普通	很少	没有

（四）OMAHA 系统使用步骤

为便于实施和管理，OMAHA 系统已发展出完整的一套电脑化记录系统。其基本步骤包括：①建立个人资料记录；②以问题分类表作为收集资料及评估指南，并输入资料库；③根据资料做出问题表；④以结果评定表排出优先顺序；⑤综合出一份以问题为导向的护理计划，采取干预措施表提供的建议，执行护理措施，并随时修正计划；⑥根据计划，为个案提供护理；⑦评定护理质量。

知识链接 4-1
定性调查和定量调查在社区评估中的运用

拓展阅读 4-1
以 OMAHA 问题分类系统为框架的 COPD 病人延续护理评估 - 评价表

第三节 社区护理计划

社区护理计划（community nursing planning）是一种由多方合作、合理利用资源、体现优先顺序的行动方案，是社区护士帮助护理对象达到预定目标所采取的具体方法。社区护士经过合理评估、资料整理和分析、确立健康问题和健康需求及解决问题的优先顺序后，需要制定社区护理计划。制定社区护理计划既要反映群体的健康问题和健康需求，又要利用可及的社区资源，还要鼓励社区居民积极参与，从而为社区居民提供连续的高质量护理服务。

一、社区护理目标的分类

护理目标是期望服务对象在接受护理干预后所能达到的结果，包括功能、认知、情感及行为等方面的改变。

护理目标可分为长期目标和短期目标，短期目标是指在相对较短的时间内要达到的目标，长期目标是指需要相对较长时间才能实现的目标，这需要根据具体社区护理计划完成时间而确定短期、长期的时间。有时长期目标中期望的结果往往需要一系列短期目标才能更好地实现，一系列的短期目标不仅可以使社区护士分清各阶段的工作任务，也可以因短期目标的逐步实现而增加病人达到长期目标的信心。长期目标和短期目标在时间上没有明显分界，有些计划可能只有短期目标或长期目标，有些则同时具有长、短期目标。

二、社区护理目标的原则

1. 可实现　制定的目标是利用可及的资源能够解决的健康问题。如开展"关爱健康，加强高血压社区规范化管理"健康工作，提高高血压病人血压控制率可以作为一个护理的目标，因为目前在疾病的二级预防中，通过规范化管理可以有效地预防高血压并发症的发生，这是可以实现的。

2. 可观察　制定的目标是可观察到的。如提高高血压病人的规范服药依从性是可以观察到的。

3. 可测量　制定的目标是可量化的。如提高高血压知晓率、规范服药率和控制率，可测量的指标就是高血压知晓率、规范服药率和控制率。

4. 有期限　制定的目标是有时间限制的。如高血压的社区规范化管理，时间限制为5年，目标设定为5年内本社区高血压病人血压控制率达到50%以上。

三、社区护理目标的陈述

1. 目标内容　包括4W1H, Who——参与者、What——参与者的任务、When——执行时间、Where——地点及How——执行的方法。

2. 目标陈述　应针对提出的护理诊断/问题，简单明了，使用可测量或可观察到的词汇，可以使用长期与短期目标相结合的方法，实施起来更有针对性；一个护理诊断可制订多个目标，但是一个目标只针对一个护理诊断。以"关爱健康，加强高血压社区规范化管理"项目在××区实施5年为例。短期目标：①3个月内90%的高血压病人知晓高血压的防治知识，认识到控制高血压的益处；②6个月内70%的高血压病人愿意积极采取综合措施控制高血压；③1年内60%的高血压病人能够规范化服药。长期目标：5年内本社区高血压病人血压控制率达到50%以上。

这一计划的具体目标中回答了"参与者：高血压病人；参与者的任务：高血压知晓率，规范服药率，控制率的改变；执行时间：3个月、6个月、1年和5年；地点：××区；执行的方法：社区健康教育与健康促进。"

四、社区护理计划的制订

1. 社区护理计划的内容　制订社区护理计划时应首先确定目标人群，社区护理计划实施领导小组和工作小组，达到目标的最佳干预策略和措施以及可利用的资源等，然后在反复评价和修改的基础上制定。

以"关爱健康，加强高血压社区规范化管理"健康活动为例：①目标人群：高血压病人、高血压高危人群、中老年人、病人家属及社区相关人员。②领导小组和工作小组：领导小组组长为区长，副组长为区卫生健康委员会主任，工作小组成员包括社区医护专业技术人员，医学院校教师、护生。项目办公室设在社区卫生服务中心，项目负责人负责项目管理工作。③干预策略：高血压防控知识的系统教育；树立高血压规范化防控的健康信念；加强社会支持，强化规范化服药行为；充分利用卫生资源，改善资源可及性。④干预措施：社区动员：与区政府、街道、居委会联系；社区宣传：一是在社区的小花园内搭建演讲台，或使用社区卫生服务中心的多媒体健康教育教室，通过专栏、展板、标语、咨询、讲座等形式宣传高血压防控知识与技能；二是通过广播、电视、散发宣传手册等进行健康传播；三是通过新媒体如互联网、手机进行健康传播，使目标人群能够接受到相关的健康知识教育；群体教育：专家讲座，采用多媒体集体授课；个体教育：本科护生进行一对一的个体化干预；技能培训：播放录像、示范和培训血压测量技能；电话随访、微信互动：提供信息、提醒改变不利于血压控制的行为及规范化服药。⑤可利用的资源：充分利用有限的卫生资源，开展"医学院校——社区"合作，医学院校的护理教师对高年级本科护生进行培训，利用护生开展个体化护理干预（表4-9）。

表4-9　社区护理计划表

社区护理诊断：社区应对无效　高血压病人并发脑卒中的可能性高：与社区卫生服务缺乏高血压管理服务有关；与社区居民高血压保健知识缺乏、保健意识淡薄，健康观念陈旧，文化程度不高有关

相关因素	具体目标	实施计划 实施内容	执行者 时间 场所
社区卫生服务缺乏高血压管理服务；社区居民高血压保健知识缺乏、保健意识淡薄，健康观念陈旧，文化程度不高有关	短期目标：① 3个月内90%的老年人知道高血压的防治知识，认识到控制高血压的益处；② 6个月内70%的老年人愿意积极采取综合措施控制高血压；③ 1年内60%的老年人改变不利于血压控制的行为及规范化服药；长期目标：5年内本社区老年人血压控制率达到50%以上	社区动员：与区政府、街道、居委会联系；社区宣传：一是通过专栏、展板、标语、咨询、讲座等形式，在社区的小花园内，宣传高血压防控知识与技能；二是通过广播、电视、宣传手册等大众传播媒体进行健康传播；三是通过新媒体如互联网、手机和数字电视进行健康传播，使目标人群能够接受到相关的健康知识教育；群体教育：专家讲座，采用多媒体集体授课；个体教育：本科护生进行一对一的个体化干预；技能培训：播放录像、示范和培训血压测量技能；电话随访、微信互动：提供信息、提醒改变不利于血压控制的行为及规范化服药	*** *** ***

2. 社区护理计划的实施措施　社区护理计划实施措施的制定需要社区护士与个人、家庭或群体协商，选择合适的、具体的实施措施。具体包括：

（1）选择合适的社区护理措施：目标确定后，社区护士要与护理对象进行充分协商，共同选取适当措施，以使护理对象能积极参与、为自己的健康负责。制定的措施可以是一级预防、二级预防和三级预防或综合性的措施，真正实现群体健康水平的提高。

（2）为社区护理措施排序：可以参照社区护理诊断的排序标准或马斯洛的需要层次论来对社区护理措施进行排序。通过排序可以及早执行有效并重要的措施，尽早控制社区健康问题。

（3）确定所需的资源及其来源：针对每项社区护理措施都要确定实施者及合作者、需要的场所、设备、经费，以及分析相关资源的可能来源与获取途径。

（4）记录社区护理计划：当社区护理措施确定后，将确定的社区护理诊断、目标、具体措施等完整记录下来。

（5）修改和评价社区护理计划：记录成书面形式后，要和护理对象共同探讨，及时发现问题并修改，使实施更顺利。评价社区护理计划时可参照目标内容 4W1H 和目标原则。

（张　利）

第四节　社区护理实施与评价

一、社区护理实施

社区护理实施（community nursing implementation）是指建立社区护理计划以后，社区护士根据计划的要求和具体措施开展护理实践活动。社区居民既是护理服务的被动接受者，又是护理计划实施过程中的主动参与者。

实施工作应具备 5 大要素，即团队组建、实施进度表制订、人员培训、质量监控、相关物品管理。

1. 团队组建　成立由多个职能部门组成的领导小组和工作小组。领导小组需根据工作所及的范围和部门来确定，应包括计划实施有关部门领导和主持实施工作的业务负责人。工作小组成员为社区卫生机构的专业技术人员。各部门成员积极协调，相互支持，以期共同完成护理计划。

2. 实施进度表制订　实施进度表是社区护理项目管理的重要工具。社区护理干预工作开始后，各项措施和任务都应以进度表为指导有条不紊地进行，逐步实现工作目标。进度表具体包括：工作内容、工作地点、负责人、经费预算、所需资料、所需设备和备注等。

3. 人员培训　针对社区卫生机构的专业技术人员及相关人员，根据特定社区护理项目的目的、实施策略、干预措施和其他要求进行培训，以确保社区护理计划顺利实施。

4. 质量监控　包括社区护理实施进度监测、实施的活动质量监测、实施工作人员能力监测和所使用经费的监测。

5. 相关物品管理　社区护理工作需要有一定的物质条件支持，如多媒体教室、相关检测设备和演示模型等。除了使用项目经费购置，还可以从有关单位租借，以满足工作的需要，且尽量节约开支。比如宣传材料除印制纸质版资料外，还可以通过网站、微信公众号等新媒体，发布电子版资料，既便捷又节省成本。

二、社区护理评价

社区护理评价（community nursing evaluation）是对整个护理过程进行评价，尤其要对实施社区护理活动后的效果做出评价，与护理目标比较，确定实现程度。进行社区护理评价时，如果目标已达到，说明通过社区护理措施解决了社区健康问题，措施有效，方法得当；如果目标未达到，则要分析原因，并重新进行护理评估，从而实施护理程序新循环。通过对社区健康的连续性评估，修订护理计划，经过不断地护理措施干预，最终实现护理目标。

（一）社区护理评价分类

社区护理评价包括过程评价和结果评价。

1. 过程评价（process evaluation） 是按护理程序中各个阶段的质量标准加以评价，贯穿于社区护理的全过程。在评估阶段，是否及时、准确、全面地收集社区健康资料；在确定健康问题阶段，是否体现居民的健康需求，是否明确提出护理问题的原因和相关因素等；在计划、实施阶段，是否充分考虑居民的主观能动性和参与意识，社区护士是否按计划进行并有效利用社区资源。

2. 结果评价（product assessment） 是针对实施社区护理活动后的近期和远期效果进行评价，即评价护理干预是否达到预期目标。

（二）社区护理评价内容

1. 对护理计划的评价 评价社区护理计划的合理性，明确社区护理计划已解决的社区健康问题，社区护理对象健康需求的满足情况，调查社区护理对象近期和远期健康改善状况及对护理服务的满意度。

2. 对护理活动进展的评价 查看本次活动的进度实施表，是否按照计划实施，找出与进度不一致的原因，分析并改进。

3. 对费用开支的评价 计算本次活动的开支，从成本效益的角度思考是否存在既能减少开支又能达到预期效果的其他方法。

（三）社区护理评价指标

1. 社区护理资源的评价指标 主要包括提供社区护理服务的人力、物力、财力3个方面。社区护理人力资源的评价指标有每千人口护士数、医护比例、职称构成、学历构成等；物力资源的评价指标包括卫生机构病床数、每千人口床位数等；财力资源的评价指标包括所在社区卫生机构的卫生经费、人均公共卫生费用投入等。

2. 社区护理服务的评价指标

（1）公共卫生服务指标

1）健康档案：包括电子健康档案建档率、健康档案合格率、健康档案动态使用率。

2）健康教育：包括健康教育印刷资料和健康教育音像资料的种类及数量、健康知识讲座和公众健康咨询的参加人次数等。

3）预防接种：包括预防接种建证建卡率、国家免疫规划疫苗接种情况。

4）0～6岁儿童健康管理：新生儿访视率，儿童健康管理率，儿童系统管理率。

5）孕产妇健康管理：早孕建册率，孕产妇健康管理率，产后访视率。

6）老年人健康管理：老年人健康管理率，老年人健康体检表完整率。

7）慢性病病人健康管理：包括高血压、糖尿病、重性精神疾病（严重精神障碍）和结核病病人的健康管理。具体指标有：高血压病人健康管理率、高血压病人规范管理率、糖尿病病人健康管理率、糖尿病病人规范管理率、严重精神障碍病人管理率、重性精神疾病（严重精神障碍）病人规范管理率、结核病可疑者推介转诊情况，结核病病人随访管理次数。

8）传染病、突发公共卫生事件报告和处理：包括传染病疫情、公共卫生事件信息报告率和报告及时率。

9）卫生监督协管：卫生监督协管信息报告率和卫生监督协管巡查次数。

10）中医药服务：老年人中医药健康管理服务率、老年人中医药健康管理服务记录表完整率、0~36个月儿童中医药健康管理服务率。

（2）医疗服务指标：包括常见病、多发病的护理服务，中医护理服务的开展情况，康复护理服务的开展情况等。

3. 社区护理服务满意度的评价指标　服务满意度评价包括社区居民对社区护理服务技术的满意度、护理服务态度的满意度及对社区护理服务价格的满意度等。

综上，社区护理评价是社区护士对整个社区护理计划实施完成情况的回顾和总结，社区护士在护理实践中要重视社区护理评价的作用。

第五节　社区居民健康档案建立与管理

一、社区居民健康档案的建立

健康档案（health record）是基层卫生机构为居民提供医疗卫生服务过程的规范记录，是以居民个人健康为核心、贯穿整个生命过程、涵盖各种健康相关因素的系统化、规范化和整体化的医疗文件记录。完整的社区居民健康档案包括个人健康档案、家庭健康档案和社区健康档案。

（一）建立社区居民健康档案的目的和作用

1. 目的　建立社区健康档案的主要目的是帮助医护人员较全面地认识社区居民健康状况、家庭健康状况以及社区卫生资源利用状况，动态掌握社区居民现存的和/或潜在的健康问题，便于有针对性地实施社区健康干预，对居民健康实施系统管理。

2. 作用

（1）为发现社区居民的健康问题提供依据：全科医师和社区护士通过建立健康档案，能够较系统地了解辖区居民的健康问题，通过合理利用社区卫生服务的人力、物力及财力资源，为居民提供持续的、科学的、便利的社区卫生服务，从而满足居民的社区健康需求。

（2）为社区护理教学和科研工作提供重要资料：健康档案提供了社区居民个人、家庭和社区的基本资料、健康状况。将社区健康档案用于全科医学和社区护理学教学中，有利于培养学生的护理思维能力；也可用于社区护理人员继续教育相关培训中，提高社区护理人员的业务能力。此外，随着电子化健康档案的建立，可以实现对健康信息数据的精确提取和科学分析，为全科医学和社区护理学的科研工作开展奠定基础。

（3）为评价社区护理服务提供依据：社区健康档案能够反映居民获取社区卫生服务数量和质量的情况，可以作为全科医师和社区护士个体、全科医护团队或者区域社区卫生机构服务评价或绩效考核的数据采集来源。

（4）为处理法律纠纷提供依据：居民健康档案的原始记录具有公正、客观、系统和完整等特点，成为基层卫生机构的重要医疗法律文书，应以严谨的态度，真实进行记录，不得伪造和随意涂改。

（二）健康档案的类型和内容

根据档案记录的主体，健康档案可分为个人健康档案、家庭健康档案和社区健康档案 3 个类型。根据档案记录的形式，健康档案可分为纸质健康档案和电子健康档案。

1. 个人健康档案　是以居民个人健康为中心，动态记录人的生命全过程各种健康相关信息的系统性文件。根据国家卫生健康委的相关规定，应为辖区内常住居民（包括居住半年以上的户籍及非户籍居民）建立健康档案。我国居民个人健康档案包括以下部分：

（1）居民健康档案封面：包括姓名、现住址、户籍地址、联系电话、乡镇（街道）名称、村（居）委会名称、建档单位、建档人、责任医生、建档日期。

（2）个人基本信息表：包括一般人口学资料、药物过敏史、既往史、家族史、遗传病史、残疾情况以及生活环境等。

（3）健康体检表：包括一般状况、生活方式（体育锻炼、饮食习惯、吸烟情况、饮酒情况和职业病危害因素接触史）、脏器功能、查体、辅助检查、中医体质辨识、现存主要健康问题、住院治疗情况、主要用药情况和非免疫规划预防接种史等。

（4）重点人群健康管理记录表（卡）：包括 0～6 岁儿童健康管理记录表、孕产妇健康管理记录表、预防接种卡、高血压病人随访服务记录表、2 型糖尿病病人随访服务记录表、重性精神疾病病人管理记录表、肺结核病人随访服务记录表等。

（5）其他医疗卫生服务记录表：包括接诊记录表和会诊记录表。

（6）居民健康档案信息卡：正面为居民简要基本信息，反面为家庭地址及电话、紧急联系人及电话、建档机构及电话、责任医生或护士及电话。

2. 家庭健康档案　是以家庭为单位，记录家庭成员及家庭整体相关健康问题而形成的系统性文件。家庭健康档案在不同国家和地区形式不同，通常包括家庭基本资料、家庭评估资料和家庭主要健康问题 3 个部分。

（1）家庭基本资料：主要包括家庭地址、家庭成员人数、家庭各成员姓名、年龄、性别、职业、教育程度、工作单位、联系电话，家庭月收入、居住环境、医疗保险情况等。

（2）家庭评估资料：包括家庭结构、家庭功能、家庭所处的生活周期、家庭压力和家庭危机等内容。

（3）家庭主要健康问题：主要记录家庭生活周期各阶段的重大生活事件及其他健康问题。

3. 社区健康档案　是记录社区健康问题、评估社区特征及健康需求的系统性文件。社区健康档案以社区为服务主体，通过记录社区卫生资源、社区主要健康问题、社区居民健康状况，使社区医务人员从整体了解社区的基本情况、以社区为导向，为社区居民提供整体性、协调性的医疗卫生服务。社区健康档案一般包括社区基本资料、社区卫生服务资源、社区卫生服务状况及社区居民健康状况 4 个部分。

（1）社区基本资料：包括社区人口学资料、社区自然环境、社区经济状况、社区动员潜力。

1）社区人口学资料：主要包括社区常住人口数、社区流动人口数、年龄构成、性别构成、平均寿命、出生率、死亡率和人口自然增长率等。

2）社区自然环境：主要包括社区的地理位置、自然气候、卫生环境等。

3）社区经济状况：主要包括社区居民人均收入、社区经济发展指标等，常结合社会总产值、人均国内生产总值等进行比较。

4）社区动员潜力：指社区内可以动员起来为居民健康服务的人力、物力和财力资源，比如居委会、志愿者协会、医院、学校、部队等潜在资源，这些社区潜力需要全科医师和社区护士主动发现或开发，并了解这些社会组织提供社区医疗协调性服务的态度和水平。

（2）社区卫生服务资源：指现有的、直接或间接服务于社区居民的专业卫生机构，如医院、社区卫生服务中心、门诊部、妇幼保健院、福利院等，这些卫生服务机构的服务范围、优势服务项目、交通情况都应记录在社区健康档案中。

（3）社区卫生服务状况：包括门诊服务情况、公共卫生服务情况、转诊情况等。

1）门诊服务情况：包括一定时期内（通常为1年）的门诊量、门诊疾病种类及构成情况。

2）公共卫生服务情况：包括城乡居民健康档案管理、健康教育、预防接种、0～6岁儿童健康管理、孕产妇健康管理、老年人健康管理、慢性病病人健康管理、严重精神障碍病人管理、结核病病人健康管理、传染病及突发公共卫生事件报告和处理服务、中医药健康管理、卫生监督协管服务等服务的提供情况。

3）转诊情况：包括转诊率、转诊病种构成、转会诊适宜程度分析及转诊单位和科室情况。

（4）社区居民健康状况：主要包括社区居民患病资料、社区居民死亡资料、社区居民健康危险因素评估等。

1）社区居民患病资料：包括一定期间内（通常为1年）的发病率、患病率、社区疾病谱及某些常见慢性疾病的分布特点等。

2）社区居民死亡资料：包括死亡率、死因顺位、死因构成、死因别死亡率等。死因顺位是按各种死因死亡数占总死亡数的比重由高到低排出的位次，反映社区居民的主要死亡原因。死因别死亡率指的是某种疾病所致的死亡率，能够反映各类病伤死亡对社区居民生命的危害程度。

3）社区居民健康危险因素评估：通过对社区居民生活压力事件、不良饮食习惯、获得医疗卫生服务的障碍因素等进行评估，从而更好地选择合适的方式针对目标人群实施健康干预，以维持和促进全民健康。

（三）建立健康档案的方式和原则

1. 建立方式

（1）个别建档：辖区居民主动到乡镇卫生院、村卫生室、社区卫生服务中心（站）接受服务时，由医务人员为其建立居民健康档案，并根据其主要健康问题和服务提供情况填写相应记录。同时为服务对象填写并发放居民健康档案信息卡。

（2）普遍建档：由乡镇卫生院、村卫生室、社区卫生服务中心（站）组织基层卫生服务人员，通过入户服务（调查）、疾病筛查、健康体检等多种方式，为居民建立健康档案，并根据其主要健康问题和服务提供情况填写相应记录。

已建立居民电子健康档案信息系统的地区应由乡镇卫生院、村卫生室、社区卫生服务中心（站）通过上述方式为个人建立居民电子健康档案。以省（区、市）为单位，统筹社区卫生服务机构信息管理系统建设，推动社区卫生信息平台与社区公共服务综合信息平台有效对接，促进社区卫生服务与其他社区公共服务有机融合。

2. 建立原则

（1）完整性：健康档案中的内容，有些问题通过短期观察和了解即可作出评判，如基本人口学情况；有些问题较为复杂，需要通过长期的观察、分析和综合才能做出正确判断，如家庭危机情况。因此，初步建立档案后，社区工作人员还应积极主动发现居民及其家庭或者社会的相关健康问题，以期获得完整的健康档案内容。

（2）前瞻性：健康档案的记录不仅关注过去和当前个体、家庭、社区存在的健康问题及影响因素，同时也要重视将来可能对个体、家庭、社区健康带来影响的潜在的健康问题。在资料收集阶段，应注意收集与健康问题有关的所有信息资料，关注可能对健康造成影响的危险因素。

（3）动态性：初次建立健康档案时，资料的收集有限，随着时间的变化，很多信息需要不断完善。如：由于家庭成员的出生或死亡造成人口数量变化和家庭生活周期的变化。建议每年定期进行档案的动态更新。

（4）准确性：健康档案资料收集时，应本着客观的原则，以科学严谨的态度，规范进行记录。杜绝弄虚作假，敷衍了事。特别在收集主观资料时，应深入观察，严谨评判，了解准确和真实的情况。

（5）保密性：健康档案中涉及很多个人、家庭的隐私，社区工作人员应充分保障居民的权利，严格管理，不得随意泄露健康档案中的信息。

二、社区居民健康档案的使用

（一）社区居民健康档案的使用方法

1. 已建档居民到乡镇卫生院、村卫生室、社区卫生服务中心（站）复诊时，在调取其健康档案后，由接诊工作人员根据就诊情况，及时更新、补充相应记录内容。

2. 开展社区卫生服务时，应事先查阅服务对象的健康档案，在服务过程中记录、补充相应内容。已建立电子健康档案信息系统的机构应同时更新电子健康档案。所有的服务记录由医护人员或档案管理人员统一汇总、及时归档。

（二）社区居民电子健康档案的使用

将纸质健康档案中各项内容输入数据库，形成电子健康档案，更有利于社区医护人员随时收集居民相关健康信息，不仅可以全面记录其病史、病程和诊疗情况，还可实现以居民健康为中心的信息共享和数据管理。居民电子健康记录便于调用处理居民相关诊疗信息，利于信息的交流与共享，为教学、临床、科研提供大量的系统化资料，也为统计分析和卫生管理提供可靠的资料，大大提高健康档案的利用率。

（三）健康档案现存使用过程中的主要问题

1. 现存健康档案质量欠佳 原因主要有以下 4 方面：

（1）部分居民由于戒备心理提供的信息不完整。

（2）社区工作人员工作分配不合理，部分档案更新不及时。

（3）由于部分健康档案通过电话或家人代填，造成提供的信息不准确。

（4）健康档案中涉及的专业术语过多，信息采集者没有做好充分的解释，导致居民的理解不正确，从而使建档获取的信息出现偏差。

2. 已建档案未及时电子化存储　纸质健康档案应尽快电子化存储才能充分做到信息共享。长时间搁置纸质版健康档案，造成时效性降低。长时间搁置的档案，在电子化存储时更容易出现输入错误，同时影响信息的共享传递，亟须有效监督机制完善对健康档案的监管。

三、社区居民健康档案的管理

社区卫生服务机构需指定专职人员负责健康档案的保管和维护，应配置档案信息室和相应的电子设备及设施，按照要求妥善保管，以国家统一的编号顺序存放，便于查找。已建立健康档案信息平台的，应进一步完善电子健康档案更新工作，最终实现本地区或跨区域网上资源共享。非社区卫生机构健康档案管理人员，未经健康档案管理人员同意，不得随意查阅档案，更不得调取和转借健康档案。

（一）完善社区居民健康档案信息化管理

互联网时代的到来使得信息化技术被广泛应用于各行各业。要充分发挥社区健康档案的信息化价值，需提升信息的完好性和精准性，加强健康档案的集中统一管理。做好信息的审核工作，对数据的真实性和完整性进行鉴别。信息管理各部门间应做到互联互通、相互合作，及时更新健康信息。需要专业的计算机软件技术人员，在相关管理技术规范和技术标准的指导下，积极实施健康档案的信息化管理。

（二）落实社区居民健康档案的动态管理

收集档案信息后分类储存，再通过数据分析进行后续评估。应定期收集、整理居民的健康数据，动态了解居民健康变化，制定个性化护理方案并评价实施结果。

（三）加强个人信息档案的隐私保护管理

居民在治疗、保健过程中记录的信息应均属于其隐私，未获得本人允许情况下，健康档案应设立专职人员，专人管理，执行严格的保密制度，不得向他人透露信息。对泄露健康档案的人员应予以严惩，并追究其法律责任。

（彭　歆）

【案例分析】

案例："关爱健康，加强高血压社区规范化管理"
应用护理程序开展社区护理

A 市龙子湖区治淮街道有常住人口 4.8 万人，冠心病、脑卒中已成为该社区老年人的多发疾病。该街道社区卫生服务中心拟针对这些心脑血管病的共同危险因素——高血压开展干预活动。社区医护人员通过收集社区内已有的相关资料、查阅居民健康档案资料，运用现况调查掌握高血压患病情况，召开座谈会，采用深入访谈、专题小组等方法，全面收集社区的基本情况，以及与高血压诊断、发病、治疗及预后等相关情况。下面就治淮街道管辖的珠园小区应用社区护理程序开展社区护理。

一、社区护理评估（表 4-10）

表 4-10 社区护理评估简表

评估项目	实际资料描述
社区地理环境	珠园小区是位于 A 市龙子湖区治淮街道的一个职工住宅小区，小区老旧，政府进行了老旧小区环境改造；珠园小区附近有一个大的湖畔公园，小区内还有个小花园，环境较好，适合老年人娱乐休闲；居住的小区楼道拥挤，堆积大量杂物，安全通道不畅，消防设备缺少；小区内存在各种小杂货店、小餐馆、小菜场
社区人群	珠园小区居民 6 300 余人，60 岁以上老年人占 30.2%，多为退休老职工，文化程度普遍不高，有固定的退休工资，享受职工医保
社会系统	周围配套设施完备，但是多散乱存在且无统一管理；小区有 1 个社区卫生服务站，以白天门诊服务为主，无夜间就医条件，且以医疗服务为主，缺少老年人医疗保健服务；小区交通便利，有多路公交车，70 岁以上老年人乘车免费
社区健康状况	居民健康观念陈旧，认为"无病就是健康"，保健意识淡薄，不愿意花费时间接受健康指导；该社区居民高血压患病率为 30.6%，脑卒中患病率为 3.4%，排名第一的死亡原因是心脑血管疾病。高血压知晓率 34.6%，规范服药率 25.8%，控制率 15.7%
社区资源	社区居民人均年收入 2.6 万～3 万元；社区每年 1 次为居民进行健康体检；小区有 1 个社区卫生服务站，医护人员 2 名，2 公里内有一所社区卫生服务中心，医护人员 6 名。医护人员数量不足，加之疫情防控常态化的需要，工作任务增加，医护人员数量尤为不足

二、社区护理诊断

1. 社区健康问题及健康需求

（1）社区应对无效 高血压并发脑卒中的可能性高：与社区居民高血压保健知识缺乏、保健意识淡薄，健康观念陈旧，文化程度不高有关。

（2）社区应对无效 发生火灾的可能性高：与社区居民缺乏消防意识、安全通道不畅和缺少消防设备有关。

（3）社区应对无效 老年人医疗保健服务缺乏：与社区卫生服务缺少老年人医疗保健服务有关。

2. 优先顺序的确定 见表 4-4、表 4-5。

三、社区护理计划

1. 社区护理目标

短期目标：①3 个月内 90% 的老年人知道高血压的防治知识，认识到控制高血压的益处；②6 个月内 70% 的老年人愿意积极采取综合措施控制高血压；③1 年内 60% 的老年人能够规范化服药；

长期目标：5 年内本社区老年人血压控制率达到 50% 以上。

2. 社区护理计划的制订 ①目标人群：高血压病人、有高血压家族史者、肥胖者、糖尿病病人、中老年人、病人家属及社区相关人员。②领导小组和工作小组：领导小组组长为区长，副组长为卫生健康委员会主任，工作小组成员包括社区医护专业技术人员，医学院校教师、护生。项目办公室设在社区卫生服务中心，项目负责人负责项目管理工作。③干预策略：高血压防控知识的系统教育；树立高血压规范化防控的健康信念；加强社会支持，强化规范化服药行为；充分利用卫生资源，改善资源可及性。④干预措施：社区动员：与区政府、街道、居委会联系；社区宣传：一是在社区的小花园内搭建演讲台，或使用社区卫生服务中心的多媒体健康教育教室，通过专栏、展板、标语、咨询、讲座等形式，宣传高血压防控知识与技能；二是通过广播、电视、散发宣传手册等进行健康传播；三是通过新媒体如互联网、手机进行健康传播，使目标人群能够接受到相关的健康知识教育；群体教育：专家讲座，采用多媒体集体授课；个体教育：本科护生进行一对一的个体化干预；技能培训：播放录像、示范和培训血压测量技能；电话随访、微信互动：提供信息、提醒改变不利于血压控制的行为及规范化服药。⑤可利用的资源：充分利用有限的卫生资源，开展"医学院校——社区"合作，医学院校的护理教师对高年级本科护生进行培训，利用护生开展个体化护理干预（表4-9）。

四、社区护理实施

1. 建立组织机构 领导小组组长为区长，副组长为区卫生健康委员会主任，工作小组为社区医护专业技术人员，医学院校教师、护生。在领导小组领导下，卫生、宣传、街道、居委会等部门，积极协调，相互支持。任何一项社区健康工作都不是哪一个部门能够单独完成的，护士与其他部门卫生人员及非卫生人员协作，共同完成护理计划。

2. 制订实施进度表 见表4-11。

表4-11 项目实施进度表

实施时间（2019.1-2019.12）												工作内容	负责人	检测指标	预算	特殊需要	备注
1	2	3	4	5	6	7	8	9	10	11	12						
▬												成立领导小组、工作小组	***	文件	**	投影仪	会议地点：区政府
▬												宣传材料制作	***	印刷材料	**		宣传手册
		▬▬										社区志愿者培训	***	通知、名单	**	教材、教师、教室	培训志愿者200名
		▬										社区卫生服务人员培训	***	通知、名单	**	教材、教师、教室	项目实施社区卫生服务人员
			▬▬▬▬									干预活动	***	活动记录	**	物件、材料	
			▬▬▬									宣传材料发放	***	活动记录	**		
	▬ ▬▬ ▬ ▬											过程评价	***	监测报告	**		
							▬					近期效果评价	***	评价报告	**		定量调查
									▬			远期效果评价	***	评价报告	**		定量调查
										▬		总结报告	***	总结报告	**	电脑	

3. 人员培训　培训社区医护人员、医学院校护理学院研究生、本科生。专职人员6人：2名全科医生和4名社区护士，在项目负责人的领导下处理日常事务；兼职人员8人，为护理研究生，分别负责相关部门或专业的事务。志愿者60人，为医学院校护理本科生，负责发放宣传手册，个体化一对一健康教育，参与电话随访和微信互动。

社区高血压干预项目实施的医务人员，共接受培训2次（6学时），主要学习两方面的内容：一是高血压的基本理论、防治知识与技能、社区规范化管理办法等；二是本项目的目的、内容、方法、措施、安排等。参加培训的人员有：社区卫生服务中心高血压干预团队成员、健康教育人员，以及与项目实施相关的社区卫生服务中心的其他人员。培训评价结果显示，培训率达到92%，业务骨干均参加了培训；对教师授课质量总满意率为95%；培训结束的闭卷考试成绩全部合格，平均93分。该结果达到了预定培训目标。

4. 质量监控　方法包括记录与报告，召开例会，现场督导，审计等。

5. 设备物件与宣传材料　使用卫生服务中心的健康教育多媒体教室，投影仪，检查设备等。根据目标人群的特点有针对性地制作、发放宣传材料，以传递健康信息。

五、社区护理评价

1. 过程评价　定期召开例会，工作小组组长向负责人汇报实施情况，讨论解决方案

2. 效果评价　采用类实验研究，选择两个人口特征、文化、经济相类似的社区，分成干预组与对照组。对实验组进行护理干预，对照组常规护理，分别在不同时期进行评价。

（1）干预前：对健康教育对象开展基线调查，包括高血压防治知识、健康信念、服药依从性进行问卷调查。

（2）干预后：①知识：干预组高血压防治知识得分有显著增加（$P < 0.01$），干预组显著高于对照组。②信念：两组健康信念差异具有显著性意义（$P < 0.01$），表现为干预组在高血压并发症严重性和易感性的感知、实施或放弃行为的益处与障碍的感知、自我效能方面的得分显著高于对照组。③高血压健康相关行为、服药依从性：干预组高血压健康相关行为改变变化差异有统计学意义（$P < 0.01$），干预组服药依从性与干预前有显著增加（$P < 0.05$），干预组显著高于对照组。

总结：

运用社区护理程序开展系统化社区干预活动——"关爱健康，加强高血压社区规范化管理"，提高了社区居民高血压防治知识的水平，其增强了健康信念，改变了不良行为，提升了服药依从性行为。

思考题

1. 社区护理评估时为什么要评估社区资源？具体应从哪几个方面评估？

2. 建立社区健康档案的作用有哪些？

数字课程学习

⬇ 教学PPT　　　✎ 自测题

▶▶▶ 第五章

以家庭为中心的护理

【学习目标】

知识：

1. 掌握家庭护理、家庭访视、居家护理的概念；家庭护理的内容。

2. 熟悉家庭与健康的关系、家庭结构、家庭生活周期。

3. 了解家庭护理的发展趋势、家庭访视流程。

技能：

运用家庭护理程序对服务对象提供家庭护理。

素质：

树立以家庭为中心，尊重家庭价值观，促进家庭健康的护理观念。

【关键词】

家庭；家庭健康；家庭护理程序

第一节 概 述

情境导入

李先生（丈夫），35岁，公司主管。许女士（妻子），30岁，家庭主妇。二人有一个3月龄的男婴。许女士性格内向，不善于与人交往，半年前随丈夫来到现在的城市，在家照顾孩子。社区护士在进行家庭访视时，发现其家庭是三口之家，丈夫每天加班很晚回家，即使在家时，也很少照顾孩子，日常照护孩子的任务都落到许女士一人身上。社区护士同时还观察到许女士除照顾儿子外，并不和孩子说话，也不抱孩子，好像很疲惫的样子。

请思考：

1. 该家庭属于什么类型家庭？目前家庭发展阶段及任务是什么？
2. 该家庭功能如何？
3. 该家庭存在的主要健康问题是什么？

家庭是组成社区的基本单位，是介于个人和社会之间的一种社会组织，家庭健康直接影响个人和社区的整体健康。以家庭为中心的护理是社区护理的重要组成部分。因此，要求社区护士必须了解家庭与健康的关系、家庭结构和功能及家庭生活周期对家庭及其成员健康的影响。社区护士通过护理评估，确定家庭现存或潜在的健康问题和需求，拟定合理的家庭护理计划，协助家庭采取合理措施，进而促进和维护个人、家庭和社会健康。

一、家庭与健康

（一）家庭概念

传统的家庭概念是指依靠婚姻、血缘或收养关系联系在一起的两个或两个以上人员组成的社会生活基本单位。然而，随着社会的发展，家庭结构和概念也发生了改变。现代的家庭是指以婚姻、血缘关系为主要纽带的具有经济供养、情感交流等稳定关系的由一个或多个人组成的小群体。家庭是家庭成员健康保健的重要场所，也是个体生活的重要环境。

健康的家庭系统能为家庭成员生理、心理、社会等方面的健康发展提供一定的环境条件和情感支持，满足个体在衣、食、住、行等方面的物质需要，积极适应并促进家庭及其成员的健康发育和成长，引导家庭及其成员学会应对和处理各种家庭突发事件，掌握社会交往的技能。

（二）家庭对家庭成员健康的影响

家庭对家庭成员健康的影响可概括为以下几个方面。

1. 对遗传的影响 某些疾病是受遗传因素和母亲孕期各种因素的影响而产生的。如今许多遗传疾病可以通过先进的医疗手段进行预防。

2. 对儿童发育及社会化的影响 家庭环境对儿童生理、心理和社会层面发展至关重要，不良的家庭环境可能会导致儿童躯体和行为方面的疾病。如长期缺乏父母照顾和关爱会导致个体产生自杀、抑郁和社会病态人格等精神障碍。

3. 对疾病传播的影响 部分感染性疾病在家庭中极易传播，如上呼吸道感染、细菌性痢疾等。

4. 对疾病恢复的影响 家庭支持对各种疾病恢复有很大影响，尤其是慢性病和残疾的治疗与康复。有研究发现，糖尿病病人的病情控制及脑卒中偏瘫病人的康复与家庭的支持密切相关。

5. 家庭对求医行为、生活习惯与方式的影响 家庭成员的健康信念相互影响，求医行为会受到其他家庭成员的影响。家庭功能的良好程度直接影响卫生资源的利用频度，家庭成员的频繁就医也是家庭功能障碍的表现。此外，家庭成员生活环境和方式类似，一些不良习惯也会成为家庭成员的共性问题，影响整个家庭的健康。

二、家庭结构与家庭功能

（一）家庭结构

家庭结构（family structure）指构成家庭单位的成员及各成员间的相互关系，分为家庭外部结构和家庭内部结构。

1. 家庭外部结构 主要指家庭人口结构，即家庭的类型。我国主要的家庭类型分为以下几种。

（1）核心家庭：又称小家庭，是指由夫妇及其生育或领养的未婚子女组成的家庭，也包括无子女夫妇两人的家庭和养父母及养子女组成的家庭。核心家庭是现代社会的基本家庭单位，其中由父母及其未婚子女组成的家庭为标准核心家庭。由夫妇两人组成且夫妻双方选择不生育的无子女家庭称丁克家庭。核心家庭的特点是家庭人员少、结构简单、规模小、便于沟通。由于核心家庭的规模小，家庭的内、外支持较少，如果出现家庭危机，有可能会导致家庭解体。

（2）主干家庭：又称直系家庭，是核心家庭的纵向扩大。主干家庭是指由两代或两代以上夫妇组成，每代有且仅有一对夫妇，且中间无断代的家庭。根据代际层面可分为：①二代直系家庭：指夫妇和一个已婚子女组成的家庭；②三代直系家庭：指夫妇和一个已婚子女及孙子女组成的家庭，或者户主夫妇与父母及其子女组成的家庭也是三代直系家庭；③四代直系家庭：指户主夫妇与父母、子女夫妇及孙子女组成的家庭。

（3）旁系家庭：又称联合家庭、复式家庭，是核心家庭的横向扩大。旁系家庭指家庭中至少有两对或两对以上同代夫妇及其未婚子女组成的家庭，包括由父母和几对已婚子女及孙子女组成的家庭、两对以上已婚兄弟姐妹组成的家庭等。旁系家庭规模大、结构复杂，当出现危机时可获取的家庭内外支持较多，有利于维持家庭的稳定性。但因其结构相对复杂，存在多种关系和利益交织，故其决策过程也更加复杂。

（4）其他家庭：又称非传统家庭，包括单亲家庭、单身家庭、隔代家庭、同居家庭等。

随着社会的发展及人们观念的改变，家庭外部结构也发生了变化。其中，老龄夫妇单独生活的空巢家庭增多，致使社会养老问题严峻。与此同时，单身家庭、单亲家庭、同居家庭也呈现增多趋势。由于这些类型的家庭结构不完善及关系不稳定，不利于家庭成员的身心健康、疾病的预防和恢复，因而家庭健康面临更大的挑战，更需要得到社区护理人员的关注与及时提供护理服务。

2. 家庭内部结构 主要指家庭成员间的互动行为，表现为家庭关系，包括家庭角色、家庭权力、家庭沟通和家庭价值观四个因素。

（1）家庭角色：指家庭成员在家庭中的特定地位，代表成员在家庭中应尽的职责，也反映家庭成员与其他成员的相互关系。一般是成员根据社会规范和工作性质、责任等自行分配，并各自履行其角色职责。每一位家庭成员都承担一个以上的角色，如一位中年女性，在家庭中承担妻子的角色，同时也承担母亲、女儿和姐妹的角色。如果家庭成员不能很好地履行角色义务，可能会引发角色冲突，导致成员情绪、心理功能紊乱，甚至出现躯体障碍、家庭功能障碍，进而会影响家庭健康。家庭角色主要分为以下三个方面。

1）角色期待：指在家庭成员遵守或默认一定标准、期望或要求下，所形成的某种特定角色定位。所有的家庭成员都存在角色期待，如在家庭中，母亲和妻子的传统角色被认为应富于感情和慈爱，其职责是教育抚养子女、操持家务；父亲和丈夫的传统角色被认为应富于力量和威严，其职责是养家糊口、负责家庭中的重要决策。随着经济和社会的发展，上述各种家庭角色也在发生变化。合理的角色期待对家庭成员是关心和激励，有利于家庭成员的成长和家庭发展。

2）角色学习：家庭成员要适应多种角色及角色改变，就要通过不断学习角色的情感、态度、权利和责任来完成相应的角色行为，这个不断学习的过程称为角色学习。家庭成员需要不断适应角色的转变，所以角色学习也是一种综合性的、无止境的学习。如原来是儿子的角色，首先要学习如何做个好儿子，长大成家后要学习扮演好丈夫、父亲及女婿等角色。

3）角色冲突：当家庭成员不能实现角色期待或不能适应角色转变时，便会产生心理冲突，称为角色冲突。角色冲突会导致个人生理和心理功能紊乱，表现出相关的症状与体征，影响家庭的正常功能，甚至导致家庭功能障碍，影响家庭健康。

（2）家庭权力：指家庭成员影响其他成员的个人影响力及对家庭的控制权和支配权。家庭权力可分为以下三种类型。

1）传统独裁型：由传统而来，是受家庭所在地域的社会文化传统的影响而形成的决策方式。如在男性主导的社会，男性长者是一家之主，而不考虑其社会地位、职业、能力、收入等。

2）情况权威型：家庭权力会因家庭情况的变化而产生权力转移，即负责供养家庭、主宰家庭经济大权的人是家庭决策主体，可以是丈夫，也可以是妻子或子女。在目前市场经济环境下这类家庭权力较为多见。

3）分享权威型：又称民主家庭，成员分享家庭决策权，由各人的知识、能力和兴趣来决定所承担的责任，经过协商做出决定。

家庭权力并不是固定不变的，有时会受社会发展、家庭变迁、社会价值观的变迁等家庭内外因素的影响而发生改变。家庭权力类型是社区护士进行家庭评估继而采取家庭干预措施的重要参考依据。

（3）家庭沟通：是家庭成员间相互交换信息、沟通感情、调控行为和维持家庭稳定的手段，常通过语言和非语言（姿势、表情、手势、眼神等）等方式进行。家庭沟通是成员间相互作用的关键，良好有效的沟通能化解家庭矛盾、解决家庭问题，促进家庭成员间的良好关系。当家庭成员间出现沟通障碍时，一般感情交往最先受影响。

（4）家庭价值观：指家庭对社会事物、现象所持的态度和信念，其形成受到家庭所处的社会文化、宗教信仰、伦理道德、法律规范与现实状况的影响。家庭价值观可指导家庭和家庭成员的思维及行为，影响家庭生活方式、教育方式、健康观念、健康行为等。

社区护士进行家庭访视时，必须要了解家庭的结构，明确家庭类型及家庭成员的角色，找到家庭的决策者，取得其积极合作，分析家庭的沟通状况，了解该家庭的价值观和健康观。判断家庭问题对整个家庭的影响，有助于与家庭成员一起制订切实可行的家庭护理计划，有效帮助其解决家庭健康问题。

（二）家庭功能

家庭功能（family function）指家庭自身所固有的性能和功用，反映家庭成员在家庭生产和社会生活中所发挥的作用，决定能否满足家庭成员在生理、心理及社会各方面、各层次的需求，主要表现在维持家庭的完整性、实现社会对家庭的期望。家庭具有以下5种功能。

1. 情感功能　情感是形成和维系家庭的重要基础和最强大的力量，家庭成员以血缘和情感为纽带，通过彼此相互关爱、理解和支持，来满足爱与被爱的需要，使每个成员都获得家庭归属感、安全感及人格的稳定发展。

2. 经济功能　指维系家庭生活需要的经济资源，包括物质、空间和金钱等，以满足家庭成员的衣、食、住、行、教育、娱乐及健康等各方面的生活需要，奠定家庭成员发展的基础。

3. 生殖功能　家庭是生育子女、繁衍后代的基本合法单位。家庭通过确立婚姻、生育子女、建立双系抚育、夫妇配合等一系列制度来保证生育功能的实现，起到延续人类种群和社会的作用。

4. 社会化功能　主要指家庭培养其年幼成员走向社会的责任与义务，如家庭指导子女了解和接触社会，并依据社会法规和民族习俗约束其行为，督促子女接受文化素质教育，帮助其学习承担社会角色，提高社会适应技能，使其具有正确的人生观和价值观。

5. 健康照顾功能　家庭具有抚养子女、赡养老人、维护家庭成员健康的责任和义务，家庭成员间通过相互照顾来保护和促进家庭成员的健康，以及为患病成员提供各种照料与康复等支持。其主要内容包括良好饮食习惯、休息与睡眠、安全卫生环境、维护健康、预防疾病及医疗照顾等，以及配合社区整体的健康工作。

三、家庭生活周期及其护理要点

（一）家庭生活周期的定义

家庭生活周期（family life cycle）指从夫妻组成家庭开始，经过怀孕生子、子女成长、工作相继结婚组成各自家庭离开，夫妻又回到二人世界，最后因相继去世而消失。它展示着家庭变迁的动态过程，帮助我们从时间角度来理解家庭。

（二）家庭生活周期的阶段划分及其护理要点

家庭生活周期的研究始于20世纪30年代，主要代表人物有杜瓦尔（E.M. Duvall）、埃多斯（J. Aldous）等人。目前，健康领域多用美国杜瓦尔的家庭生活周期理论（表5-1），认为家庭就像人的生命，家庭在家庭生活周期的不同阶段其发展任务不同，社区护士提供的护理措施亦不同。

家庭发展任务（family developmental task）指家庭在各发展阶段所面临的、由正常变化所致的与家庭健康相关的课题。在家庭的每个发展阶段，家庭成员都有不同角色与责任。健康家庭会妥善处理各阶段的发展任务，使家庭稳定发展；相反，问题家庭会在家庭某发展阶段出现矛盾，在家庭成员中产生一些健康问题。

实际上，并非上述8个阶段每个家庭都一一经历，可在任何一阶段开始或结束，如再婚或离婚，这样的家庭可能发生更多的家庭问题，需要社区护士予以关注。社区护士了解家庭生活周期理论有助于鉴别家庭正常与异常发展状态，帮助处于不同发展阶段的家庭及家庭成员更好地完成发展任务，促进家庭健康发展。

表 5-1　Duvall 家庭生活周期表

	发展阶段	平均长度	发展任务	护理要点
家庭生活扩展期	新婚期家庭（夫妇结合至第一个孩子出生）	2年（最短）	① 夫妻之间认同关系的建立 ② 家庭亲戚网络关系的建立 ③ 性生活协调及计划生育 ④ 家庭计划，确立经济基础	① 婚前健康检查 ② 性生活指导 ③ 计划生育指导 ④ 心理咨询
	生育期家庭（最大孩子介于0~30个月）	2.5年	① 调整进入父母的新角色 ② 稳定婚姻关系的维持 ③ 养育子女，促进身心发育 ④ 母亲产后恢复	① 母乳喂养 ② 孕产期护理指导 ③ 哺乳期性指导 ④ 新生儿预防接种 ⑤ 婴儿营养与发育
	有学龄前期儿童家庭（最大孩子介于30个月至6岁）	3.5年	① 养育子女，促进身心发育 ② 帮助孩子适应与父母部分分离	① 合理营养、疾病防治、防止意外的发生 ② 检测和促进儿童的生长发育 ③ 培养儿童良好习惯
	有学龄期儿童家庭（最大孩子介于6至13岁）	7年	① 了解如何为人父母，保持自己兴趣和事业的发展 ② 督导与训练孩子，使其在自由和责任之间取得平衡 ③ 教育孩子，使孩子逐步社会化 ④ 应对代沟引起的沟通问题	① 促进儿童生长发育 ② 正确应对学习压力的引导 ③ 合理"社会化" ④ 防止意外事故
	有青少年家庭（最大孩子介于13至20岁）	7年	① 青少年的教育与沟通 ② 性教育 ③ 子女适应上学，逐步社会化	① 健康生活指导 ② 青春期教育和性教育 ③ 防止早恋
家庭生活收缩期	有孩子离家创业家庭（最大孩子离家至最小孩子离家）	8年	① 建立孩子的独立认同 ② 重新调试和适应夫妻生活 ③ 父母与子女改为成人关系 ④ 父母开始计划退休生活，会面临身体疾病	① 心理咨询 ② 消除孤独感 ③ 定期体检 ④ 更年期保健
	空巢期家庭（所有孩子离家至家长退休）	15年	① 重新适应两人生活 ② 计划退休后生活 ③ 疾病问题	① 防止依赖药物 ② 防范意外事故 ③ 定期体检 ④ 改善生活习惯
	退休期家庭（退休至死亡）	10~15年	① 适应退休，退休后角色与生活各方面的调试 ② 维护配偶及个人功能，调试衰退的健康状况 ③ 应对疾病和死亡的打击 ④ 经济及生活的依赖性高	① 慢性病防治 ② 照顾与缓解孤独心理 ③ 提高生活自理能力和社会生活能力 ④ 丧偶期照顾 ⑤ 临终关怀

第二节 常用家庭护理方法

家庭护理是指促进家庭及其成员达到最高水平的健康，以家庭为单位进行的护理实践活动，侧重点是家庭整体的健康。家庭护理的基本手段包括家庭访视与居家护理。社区护士通过家庭访视和居家护理，完成对家庭护理服务对象的疾病预防、保健、健康促进、护理照顾及康复等护理工作。

一、家庭访视

（一）家庭访视定义

家庭访视（home visit）指社区护士在服务对象家庭里，为了维持和促进家庭成员健康所提供的有目的的护理服务活动。家庭访视是家庭护理的重要工作方法。社区护士通过家庭访视可以掌握服务对象的家庭环境、家庭结构、家庭功能和家庭成员的健康状况，为服务对象及其家庭提供全面的医疗服务，帮助服务对象早日康复，维护和促进服务对象的家庭健康。

（二）家庭访视目的及类型

1. 家庭访视的目的 家庭访视是社区护士用科学方法了解服务对象家庭情况，明确服务对象的健康需求，协助家庭发现健康问题，并运用家庭的内在、外在资源，合理制订和实施家庭护理计划，解决健康问题，达到促进健康的目的。

（1）协助家庭及早发现健康问题：社区护士通过家庭访视可以了解家庭及家庭成员的健康状况，及时协助家庭发现家庭成员某些与健康相关的问题。

（2）确认并消除影响家庭健康的相关因素：确认影响家庭健康的相关因素，并提供可行的家庭护理措施或计划，确保服务对象的家庭健康。

（3）寻求在家庭内解决问题的方法：收集家庭一手资料，直接与服务对象合作，根据现有家庭资源采取适当措施，进行有针对性的家庭护理。

（4）提供护理服务：为缺乏自我护理能力的服务对象提供适当、有效的护理服务。

（5）促进家庭功能：为家庭提供有关促进健康和预防疾病的健康教育，调动护理对象及其家庭成员积极参与，提高家庭及成员的自我健康管理能力，促进家庭及成员掌握与疾病相关的保健与护理知识，有效促进家庭功能，维护家庭健康。

（6）提高支持系统利用率：建立有效的社会支持系统，鼓励家庭成员充分利用现有的健康资源，为家庭护理服务对象提供心理支持，增强战胜疾病的信心，提高家庭成员的自我管理能力。

（7）帮助社区护士与访视对象建立良好的信任关系：深入的家庭访视能够加深社区护士对服务对象的了解，也能消除访视对象的疑虑和紧张情绪，便于社区护士与服务对象建立融洽的关系，有利于家庭护理服务的顺利开展。

2. 家庭访视的类型 根据家庭访视目的可分为四种类型，即评估性家庭访视、预防保健性家庭访视、连续照顾性家庭访视、急诊性家庭访视。

（1）评估性家庭访视：以评估家庭及家庭成员的健康需求和健康状况为目的，常用于有家庭危机或家庭内有病人、年老体弱者或残疾人等家庭的评估。

（2）预防保健性家庭访视：以预防疾病和健康促进为目的，主要用于产后访视、新生儿访视与计划免疫等情况。

（3）连续照顾性家庭访视：为病人提供连续性的照顾服务，主要用于患有慢性疾病或需要康复护理的病人、某些急性病病人、行动不便的病人、临终病人及其家属的护理服务。

（4）急诊性家庭访视：解决临时性的、紧急的情况，具有随机性，如家庭成员突发疾病、外伤或家庭暴力等情况。

（三）家庭访视流程

1. 访视前准备　全面充分的准备是家庭访视成功的基本条件。家庭访视前的准备共包括以下 5 个方面。

（1）选择访视对象：在时间、人力有限的情况下，社区护士应有计划、有重点、有目的地安排家访的优先顺序，以便充分利用时间和人力。遵循的原则是：

1）健康问题影响的严重性：家庭成员健康问题影响人数多、致死率高、经济损失严重等情况需要安排优先访视。如社区中的外伤、出血应优先访视，并积极配合急救或协助送就近医院治疗；有患先天性心脏病的小儿或患肺心病病人的家庭，也应列为优先访视；如传染病，若不优先加以控制，将会影响更多人的健康。如霍乱、痢疾、甲型肝炎等，也应列为优先访视。但是，有多个访视对象时，应该最后访视传染病病人的家庭，以降低传染病传播的风险。

2）易产生后遗症的家庭：疾病的后遗症会造成家庭和社会的负担，如患有心肌梗死、脑卒中等疾病的病人，出院后仍需加强护理，对于此类病人应优先访视和安排具体的家庭护理。

3）利用卫生资源能控制疾病的家庭：对于预约健康筛查未能如期进行的病人，如糖尿病、高血压病人，其疾病的控制情况很大程度上影响其今后的生活质量并造成经济损失，控制不佳会加重病人的痛苦，导致卫生资源的浪费，应列为优先访视对象。

4）其他：在优先访视病人中，各有不同的情况，要具体情况具体分析，灵活安排访视程序和路线。如果同时需要访视两个病人，一个居住较远且病情严重，另一个居住较近且病情较轻，则应当优先访视前者；如果同时有两个病人，一个是病情已基本得到控制的传染病病人且居住较近，另一个是一般性访视且居住较远，则优先访视后者；如果一处有两个病人，一个病人留置引流管需换管，另一个病人患有褥疮已破溃感染需换药，则应安排优先处置前者，洗手后再对后者进行换药。

（2）确定访视目的：社区护士在家庭访视前必须先确定访视目的，再制定访视的具体程序。第一次访视前，要对访视家庭的环境有一定了解，熟悉访视家庭的情况；对家庭做连续性的管理时，其管理目标也要列出具体的要求；当经过一段时间的管理后，便可根据目标评价管理效果，考察目标设定是否正确、是否需要制定新的措施、是否需要继续管理或是否现阶段可以结束。

（3）准备访视用物：根据访视目的和访视对象确定访视用物，访视用物分为两类：一类是访视前应准备的基本物品，包括：①查体基本工具，如体温计、血压计、听诊器、手电筒、量尺；②常用消毒物品和外科器械，如酒精、棉球、纱布、剪刀、止血钳；③隔离用物，如消毒手套、围裙、口罩、帽子、隔离衣；④常用药物及注射工具；⑤其他，如记录单、健康教育材料等。另一类是根据访视目的增设的访视物品：如针对新生儿家庭，访视时可携带婴儿体重秤、母乳喂养和预防接种宣传材料等；针对慢性病病人家庭，可提供控盐勺、控油瓶、药盒等。

（4）联络被访家庭：事先与访视家庭预约访视时间，一般是通过电话预约。预约时，先介绍自己并告知家庭访视的目的，初步了解访视家庭是否清楚和愿意接受家访，并与家庭护理对象协商具体家庭访视时间，也可简单了解家庭目前的情况，但通话时间不宜超过 15 min。如果家庭拒绝访视，应进一步委婉询问原因，并向访视对象详细解释访视的重要性及内容，消除被访家庭的紧张感，进而取得配合。如果因为预约使家庭有所准备而掩盖了想要了解的真实情况时，可安排即时家庭访视。

（5）安排访视路线：社区护士根据具体情况安排一天的家庭访视路线，可由远而近，或由近而远，并在访视机构留下访视目的、出发时间及预定回归时间和被访家庭的住址、路线和联络方式，以备有特殊情况时，访视机构能尽早与访视护士取得联络。

2. 访视中的工作　访视分为初次访视和连续性访视。初次访视的主要目的是建立关系，获取基本资料，确定主要健康问题。初次访视时，由于社区护士接触的是一个陌生环境，访视工作相对较为困难。连续性访视是社区护士对上次访视计划进行评价和修订后，制订下次的访视计划并按新计划进行护理。同时不断收集资料，为进一步访视提供依据。

（1）确定关系：与服务对象及家庭建立信任、友好、合作的关系。访视目标的实现需要服务对象及家庭成员的配合，否则会影响资料的真实性。

1）做好自我介绍：初次访视时，社区护士要向访视对象介绍所属单位的名称和本人的姓名，向访视对象确认住址和姓名。通过简短的社交过程使访视对象放松并取得信任。

2）尊重家庭成员，提供有关信息：社区护士应向访视对象解释访视目的、必要性、所提供的服务、所需时间等。在访视对象愿意接受的情况下提供服务和收集资料，还可以向访视对象明确其权利，必要时可签订家庭访视协议。

（2）评估、计划与实施

1）评估：包括初步的个体评估，家庭评估，环境评估，对资源设备、知识水平、社区资源的评估等。掌握现存的健康问题或自上次访问后的变化情况。初次访视不一定要求获取所有资料，具体内容见本章家庭护理评估的内容。

2）计划：根据评估结果，与护理对象共同制订或调整护理计划。

3）实施护理干预，进行健康教育或护理操作：护理操作过程中，注意防止交叉感染，严格执行无菌技术操作原则，消毒隔离制度，排除其他干扰（如电视等），及时回答护理对象的提问，必要时向其介绍转诊机构。操作后还要妥当处理污染物，避免污染，整理用物并洗手。

（3）简要记录访视情况：在访视时，对收集到的主、客观资料及进行的护理措施和指导的主要内容进行记录。记录时注意只记录重点内容，不要为了记录而忽略了与访视对象的交流。

（4）结束访视：当访视目的完成后，根据访视对象问题的缓急，征求访视对象意见后，与访视对象预约下次访视时间和内容。要告知访视对象有问题时的联系方式，给家庭留下访视者的有关信息，如联系电话、工作单位地址等。

3. 访视后的工作

（1）消毒及物品的补充：访视结束后回到社区卫生服务中心，把所有使用的物品进行必要的处理、整理并补充访视包内的物品。

（2）记录和总结：整理和补充家访记录，包括护理对象的反映、检查结果、现存的健康问题、协商内容和注意事项等，分析和评价护理效果和护理目标达成的情况，最好建立资料库或记录系统，建立家庭健康档案和病历。

（3）修改护理计划：根据收集的家庭健康资料和新出现的问题，修改并完善护理计划。如果访视对象的健康问题已解决，即可停止访视。

（4）协调合作：与其他社区工作人员交流访视对象的情况，商讨解决办法，如个案讨论、汇报等。如果现有资源不能满足访视对象的需求，而且该问题在社区护士职权范围内不能得到解决时，应与其他服务机构、医生、设备供应商等联系。

（四）家庭访视中的注意事项

1. 着装　得体、整洁、协调、便于工作，适合社区护士身份。穿舒适的鞋，以便必要时能够跑动。不佩戴贵重首饰，随身携带身份证、工作证等。

2. 态度　要求合乎礼节，稳重大方、尊重被访视对象及其家庭的交流方式、文化背景、社会经历等，保守被访问家庭的秘密。

3. 访视时间　访视时间一般以 30 min 到 1 h 为宜，要避开家庭的吃饭和会客时间。访视时间单次低于 20 min，最好将两次访视合并，但家庭要求提供重要物品或信息时例外。若单次访视时间超过 1 h，最好分成两次进行，以免时间过长影响访视对象的个人安排，或者影响下次访视。

4. 服务项目与收费　社区护士与被访家庭及对象要明确收费项目与免费项目，一般社区护士不直接参与收费，应由派遣机构根据社区护士所提供服务的情况进行费用核算。

5. 应对特殊情况

（1）家访时如果遇到有敌意、发怒、情绪反复无常的服务对象，或对周围的环境陌生，可在提供急需护理后立刻离开现场。

（2）尽量要求护理对象的家属在场，访视家庭是单独的异性时，应考虑是否需要一个陪同者同行。

（3）家访的路程经过一些偏僻的场所时，社区护士有权要求有陪同人员同行。

（4）在访视对象家中看到一些如打架、酗酒、吸毒、有武器等不安全因素时，可立即离开，并与有关部门联系。

（5）妥善放置家庭访视包，避免访视对象家庭的小孩触碰，以防意外发生。

二、居家护理

（一）居家护理的定义

居家护理（home care）指社区护士直接到病人家中，对有健康需求的个人及家庭提供的专业性健康照顾和护理服务。病人在家中不仅能享受专业人员的照顾，还能享有正常的家庭生活，能减少家属照顾的往返奔波，节省医疗和护理费用。

（二）居家护理的目的

1. 病人方面

（1）提供个性化、人性化、连续性治疗与护理，增进病人及家属的安全感。

（2）有利于提高病人的生活质量，增强自我照顾的意识与能力。

（3）缩短住院时间。

（4）控制并发症，降低疾病复发率及再次住院率。

（5）减少院内感染的机会。

2. 家庭方面

（1）减轻家庭其他成员往返奔波医院的劳累，有利于家庭关系的稳定。

（2）增强家庭成员对病人的照顾意识和护理技能。

（3）减少家庭经济负担。

3. 护理专业方面

（1）促进护患关系，提升护士形象，提高护士的职业成就感。

（2）拓展护理专业的工作领域，促进护理专业的发展。

4. 医疗机构方面

（1）缩短住院时间，增加床位的利用率和周转率，降低医疗费用。

（2）提高个体及家庭对医疗服务的满意度。

（三）居家护理的服务对象

1. 在家疗养的慢性病病人 高血压、冠心病、糖尿病、阿尔茨海默病等病人是居家护理的主要服务对象。

2. 出院后病情稳定但仍需继续治疗或康复的病人 如术后、产后、骨折术后需要康复训练或者脑血管意外恢复期的病人。

3. 重症晚期在家中的病人 如恶性肿瘤病人。

4. 残疾人 如高位截瘫病人或先天畸形病人。

（四）居家护理的提供形式

居家护理主要有家庭病床和社区卫生服务中心两种形式。

1. 家庭病床 是以家庭作为治疗和护理场所，设立病床，使病人在熟悉的环境中接受医疗和护理，最大限度地满足社会医疗护理要求。

我国的家庭病床符合社会健康产业的发展目标和方向，各地卫生行政部门非常重视家庭病床服务，很多地区规范了社区卫生服务中心病人申请建立家庭病床的标准和收费标准。

2. 社区卫生服务中心 由社区卫生服务中心派遣社区护士为管辖社区的病人家庭提供居家护理，是目前我国主要的居家护理服务形式。

目前我国一些看护服务公司借鉴发达国家的经验与做法，推出了专业的居家护理试点机构，聘请具有丰富临床护理经验的护理人员，为居家病人或老年人提供病情观察、生活照料、合理用药和居家安全指导、老年常见病护理、康复护理等专业居家护理服务。

（1）机构设置：机构是由社会财团、医院或者民间组织等设置。其经费独立核算，经费来源主要是护理保险机构，少部分由服务对象承担。

（2）工作人员：一般有主任1名、副主任1名、医师1~2名、社区护士数十名、家政服务员数十名、康复医师数名、心理咨询师1名、营养师1名组成。护士是护理服务中心的主体。中心主任和副主任多数是由社区护士担任，也有的地方由医师担任。

（3）服务方式：有需求的服务对象或家庭提出申请，服务中心接到申请后，由社区护士到申请者家中访视，进行评估。评估内容包括：需要护理情况、需要医师诊查情况、家庭环境、需要心理咨询师的介入情况、需要护理员进行生活护理情况、需要家庭服务员家务服务情况等。

无论是哪种形式的居家护理，需要满足以下条件，才能得到良好发展：①护理对象的家庭中必须有能担负照顾的责任人。因为护士只能定期到家中进行护理和指导，24 h的照护主要依靠病人自己和家属。②居家护理的费用纳入相关保险，是提供居家护理服务的基本保证。③有明确的经营方向和资源管理方法。④建立健全相关制度。提供居家护理要有明确的制度规定，如接受居家护理服务的病人在病情变化时提供住院诊疗服务，或者需要继续治疗和护理的病人出院后获得居家护理的方法等。

拓展阅读 5-1
"互联网 +"护理服务

（五）居家护理的内容

1. **心理护理** 居家病人由于病程较长而易出现紧张、焦虑、抑郁甚至绝望心理，社区护士应鼓励病人表达内心的真实想法，并耐心倾听，帮助病人以积极乐观的态度面对生活。在病情许可的情况下，可带病人外出，加强与外界接触。

2. **运动指导** 合理运动能改善身体状况，促进机体功能恢复。社区护士应根据病人病情及耐受情况进行综合评估，对病人进行合理的运动指导。向居家病人及照顾者详细讲解运动方式、时间、量及强度等。对于卧床病人，应根据病情，指导其在床上进行主动或被动运动，防止肌肉萎缩，促进康复。

3. **环境指导** 整洁、干净的家庭环境能保护和促进健康。社区护士应针对居家病人的家庭环境进行相应的指导。注意开窗通风，同时避免穿堂风直接吹在病人身上。对伴残疾且需依赖轮椅的居家病人家庭，应指导其进行无障碍家庭环境改造。

4. **营养指导** 合理膳食能增进居家病人改善营养状况，促进机体康复。社区护士应指导家庭根据病人病情制订适宜饮食计划。注意平衡膳食，并尽量满足病人的口味，促进病人食欲。

5. **康复训练指导** 居家病人常常伴有身体缺陷或功能障碍，社区护士应协调团队为病人制订个性化的康复训练计划，指导督促病人进行康复训练，防止功能障碍进一步加重。

6. **个别需求的护理技术服务** 居家病人由于疾病的原因和康复的需要，可能会需要社区护士提供具体的专业护理技术服务及相关护理指导。

（1）给药、生命体征监测、生化指标测定、病情评估、采集标本等护理服务。

（2）留置导尿管、T 管、鼻饲管、气管套管等导管的更换与护理。

（3）压疮、外伤及肠造口等护理与指导。

（4）灌肠、雾化吸入、体位引流、膀胱训练、排便训练等护理与指导。

（5）母婴护理、产后护理及儿科护理等。

第三节 家庭护理程序

一、家庭健康需求与护理评估

（一）家庭健康需求

家庭是社会的基本单位，能持续为家庭成员保持最佳的健康状态和发挥最大的健康潜能提供资源、指导和支持。家庭健康的可持续发展已经成为社会、国家稳定发展的基石。家庭健康包括家庭成员在生理、心理、社会适应方面的完好、动态平衡的稳定状态。目前，我国对家庭整体健康重视仍然不足，管理上注重身体健康而忽略了心理健康和家居环境及其与家庭成员健康的相互作用。因此，社区护士在提供家庭健康服务时，不仅要关注生理、心理健康，还要注重家庭成员及其环境因素的相互作用，对家庭成员健康进行全面监测、分析、评估，提供健康咨询、指导。根据中国家庭健康大数据报告（2018）显示，互联网在家庭健康中扮演着重要角色（图5-1）。

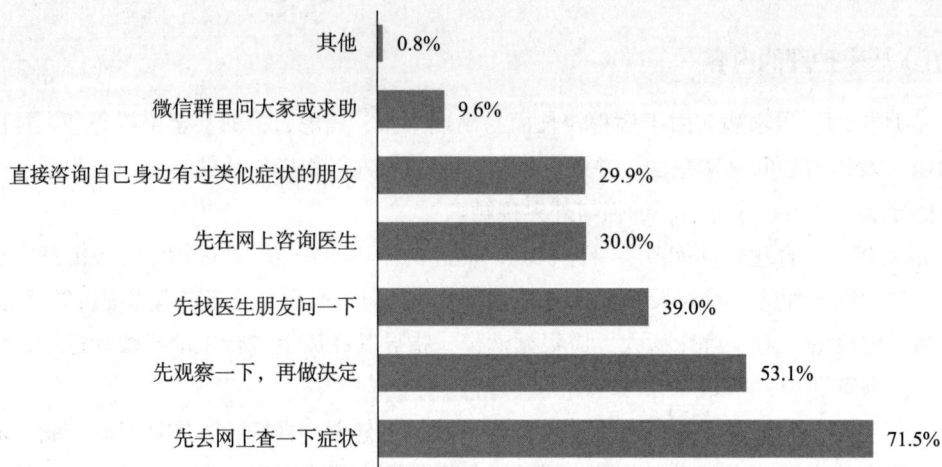

图5-1 在发现自己或家人身体不适时（非急重症）的处理方式

（二）家庭护理评估

家庭护理评估（family health nursing assessment）是为确定家庭健康问题而收集主客观资料的过程。包括家庭成员的个人评估和健康状态、生活方式、家庭的结构与功能、家庭发展阶段及其发展任务等评估。

1. 评估常用工具 家庭健康评估常用家系图、家庭功能和社会支持度评估工具。

（1）家系图：是以家谱的形式展示家庭结构、关系、人口学信息、生活事件、健康问题等信息。根据家系图社区护士和其他医务人员能够迅速评估家庭基本情况、判断危及家庭健康的问题和家庭高危人员等。

家系图中，用不同符号表示不同性别、角色、关系（图5-2、图5-3）。家系图自上而下依次为第一代、第二代或其他后代；同代人从左开始，依出生顺序从左到右排列。每个成员符号旁，可标注年龄、婚姻状况、出生或死亡日期、患病情况，也可根据需要标注职业、文化程度、家庭决策者及主要健康问题。

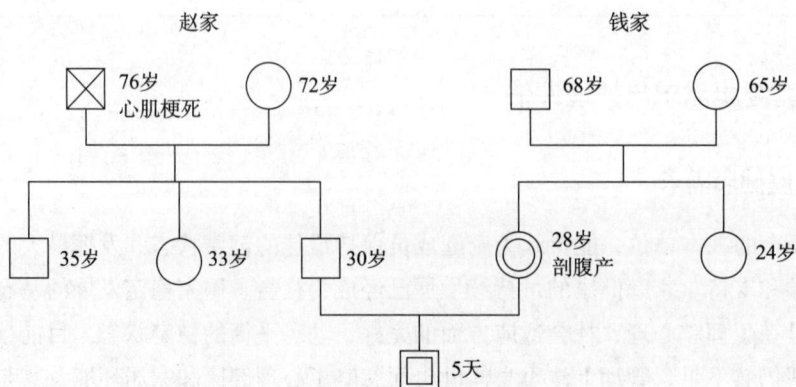

图5-2 家系图范例

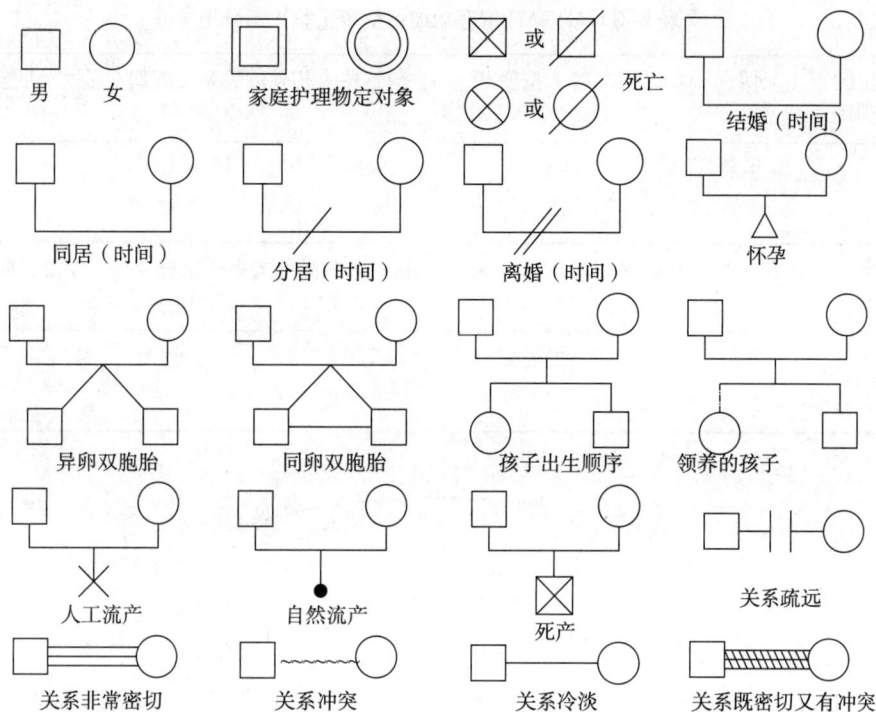

图 5-3　家系图常用符号

（2）APGAR 家庭功能评估表：即适应度（adaptation）、合作度（partnership）、成熟度（growth）、情感度（affection）和亲密度（resolve）的简称，用于检测家庭功能的自评问卷。1978年斯密克汀（Smilkstein）设计了该问卷，适用于社区护士初次家访时对家庭功能的简单了解。问卷包括两部分，第一部分测量个人对家庭功能整体的满意度（表 5-2），第二部分用于了解个人和家庭其他成员间的关系（表 5-3）。由于回答问题少，评分容易，可粗略、快速评价家庭功能，适合在社区工作中使用。

（3）社会支持度：体现以服务对象为中心的家庭内外的相互作用。社区护士通过社会支持度图可以较完整地认识家庭目前的社会关系及可利用的资源（图 5-4），图中连线表示两者间有联系，双线则表示两者关系密切。

表 5-2　APGAR 家庭功能评估表（第一部分）

项目	经常 （2分）	有时 （1分）	几乎从不 （0分）
1. 当我遇到问题时，可以从家人处得到满意的帮助（适应度）	□	□	□
2. 我很满意家人与我讨论各种事情以及分担问题的方式（合作度）	□	□	□
3. 当我希望从事新的活动或发展时，家人都能接受且给予支持（成熟度）	□	□	□
4. 我很满意家人对我表达感情的方式及对我情绪（如愤怒、悲伤、爱）的反应（情感度）	□	□	□
5. 我很满意家人与我共度时光的方式（亲密度）	□	□	□

注：0~3 分家庭功能严重障碍；4~6 分家庭功能中度障碍；7~10 分家庭功能良好。

表 5-3 APGAR 家庭功能评估表（第二部分）

将与您同住的人（配偶、子女、朋友等）按密切程度排序			与这些人相处的关系（配偶、子女、朋友等）		
关系	年龄	性别	好	一般	不好
如果您和家人不住在一起，您经常求助的人（家庭成员、朋友、同事、邻居）			与这些人相处的关系（家庭成员、朋友、同事、邻居）		
关系	年龄	性别	好	一般	不好

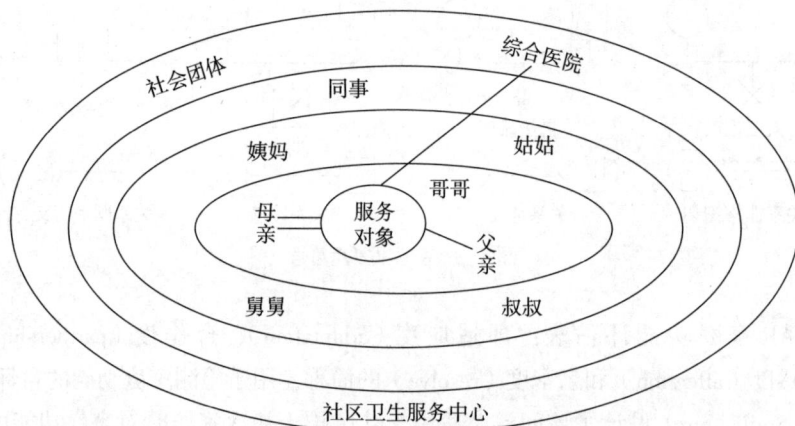

图 5-4　社会支持度图

2. 评估注意事项

（1）收集资料要全面、客观：收集资料方法较多，主要有观察法和交谈法。观察法主要收集家庭环境及家庭成员间的沟通状况。交谈法是通过与家庭成员交流，了解服务对象或存在健康问题的家庭成员的健康状况、家庭状况和家庭成员间的关系等。此外，还应充分利用其他人员收集的资料，以便全面、客观掌握家庭成员的健康现状，如医院的病历记录、社区居民的健康档案等。

收集资料时，除病人及其他家庭成员相关资料外，更要注意收集与家庭功能、家庭发展阶段、家庭环境、家庭与社会的关系及家庭利用资源状况等相关的资料，同时考虑家庭发展的动态变化、服务对象与家庭成员间的关系、家庭功能等。在取得家庭信任的基础上，充分挖掘和发现家庭深层次的健康问题。

（2）认识家庭的多样性：不同的家庭背景下处理同一个健康问题的方法可能有所不同。因此，社区护士在进行家庭护理评估时，要充分重视家庭背景的独特性。

二、家庭护理诊断与护理计划

（一）家庭护理诊断

家庭护理诊断（family nursing diagnosis）又称家庭护理问题，是根据收集的资料，判断家庭存在的健康问题，为制订家庭护理计划提供依据。

1. 基本步骤

（1）整理资料、分类：通过资料整理，对资料进行分析，以选择有意义的资料，按家庭问题类别分类。

（2）确定家庭护理问题并列出原因：综合分析资料时，重点分析家庭在各发展阶段尚未完成的发展任务、服务对象的健康问题给家庭带来的变化、家庭突发紧急事件等健康问题。从整体上分析家庭健康问题，厘清健康问题间的相互关系，判断家庭护理需求。

（3）明确优先解决的护理问题：社区护士应在尊重服务对象意愿的基础上，结合其健康需求的紧迫性及现在可利用的资源，根据其重要性、可行性、有效性排列，确定健康问题的优先次序。把亟待解决、对家庭威胁最大、后果严重的健康问题排在第一。

2. 护理诊断的形成　家庭护理诊断如同社区护理诊断，采用 PES 的形式表述。

如某家中独子张某，父母是上班族，收入尚可。但父母较忙，与儿子面对面交流的机会少。针对于孩子的教育，张某父亲相对较严格，而母亲则比较温和。张某性格较内向，不善交往，与同学相处不易。张某在小学及初中时，学习成绩都很优秀。初中毕业之际，父母离异，张某跟随父亲生活。升入高中后，由于不适应宿舍生活，学习无动力，沉迷于网络游戏，无心学习。上课时，经常想起游戏内容。甚至逃课上网玩游戏，且总是控制不住自己，以致学习成绩不理想。张某父亲因儿子沉迷于游戏而着急、气愤，时常对张某发脾气，家庭氛围常常弄得很紧张。张某对于自己沉迷于网络游戏、无心学习的状态也感到懊恼，也想养成良好的生活习惯和生活规律，把以前的课程补上，提高学习成绩。但父亲对自己要求很严格，责令张某马上戒掉游戏、专心学习，学期期末必须把成绩提上来。张某自觉无法达到父亲的要求，内心迷茫无助……

案例中家庭问题（P）是家庭应对能力缺陷。其原因（E）是"家庭缺乏有效沟通""父母离异""父亲对自己要求很严格，责令张某马上戒掉网络游戏、专心学习，学期末必须把成绩提上来"等。其主客观资料（S）是"张某父亲因儿子沉迷于网络游戏而着急、气愤，时常对张某发脾气，家庭氛围常常弄得很紧张""张某对于自己沉迷于网络游戏，无心学习的状态感到懊恼，也想养成良好的生活习惯和生活规律，把以前的课程补上，提高学习成绩"等。

> 拓展阅读 5-2
> 家庭护理诊断可参照北美护理诊断协会（NANDA）诊断系统

（二）家庭护理计划

家庭护理计划（family nursing planning）是以家庭护理诊断为依据，确定家庭护理目标和选择家庭护理措施的过程。

1. 原则

（1）互动性：社区护士主要负责为家庭提供信息，并指导家庭制订护理计划，应让家庭及成员均参与家庭护理计划的制订。

（2）可行性：在协助制定家庭护理计划时，社区护士应充分考虑时间、家庭资源及家庭执行能力等因素。

（3）合作性：应与其他健康服务人员和服务机构合作，充分利用其资源。

（4）差异性：相同家庭健康问题，因家庭背景资料各异，其护理目标及方法也可能不同，因此家庭护理计划要与家庭背景资料相适应。

（5）意愿性：制订相应的家庭护理计划时应考虑家庭成员的想法、家庭健康观念、价值观念和生活习惯等。

2. 步骤

（1）确定家庭护理目标：长期目标是社区护士和家庭希望达到的最终目标。如长期目标为"提高学习成绩，不再沉迷网络游戏"，而短期目标是指为实现长期目标而需要在几天、几周或几个月达到的许多分目标，例如"更新父亲的教育观念、适当控制情绪""同学朋友给予张某支持与帮助"等。

（2）制订家庭护理计划：家庭护理计划包括护理实施计划和评价计划。护理实施计划包括护理措施和实施时间。制订具体的护理措施时应注明护理措施的实施者及实施途径（如利用何种资源）。评价计划包括评价的时间及评价标准等。

上述案例中根据家庭情况，护士与家庭制订以下护理实施计划和评价计划。

护理实施计划：①护士在家庭访视时，向家庭介绍沟通交流方法，促使家庭内有效沟通，促使父亲更新观念；②护士与家庭协商，决定是否需要张某教师的帮助；③护士提醒张某养成良好的生活习惯和生活规律，循序渐进地戒掉网瘾，提高学习成绩；④护士告知张某与其同学、朋友联系，取得他们的帮助。

护理措施的实施途径包括口头教育、给予通俗易懂的宣传手册等，实施时间视具体措施的内容及复杂程度决定，健康教育视家庭成员的接受程度循序渐进地实施。如上述护理措施①和②的实施时间可定为 1~2 次/周（根据工作安排具体的时间），每次 15~20 min。而护理措施③④的实施时间可以与①②同时，也可以分开。

评价计划：评价标准可以是护理目标，也可以是护理目标的细化。如本案例中评价标准可以细化为：①张某生活习惯和生活规律良好；②父亲能够控制好情绪，不再急切要求张某立马戒掉网瘾，提高学习成绩；③同学、好友与张某通过多种方式沟通交流。评价的时间可以视家庭成员的接受程度决定。

三、家庭护理实施与评价

（一）家庭护理实施

家庭护理实施（family nursing implementation）是将家庭护理计划付诸行动的过程。社区护士主要的职责包括：提供直接护理、解除家庭在获取某些服务中的障碍和提高家庭护理的能力，使其更好地按照自身利益而采取措施并承担相应责任。社区护士可扮演倡导者、顾问、教练、合作者、导演、教师和评估者等角色。因此，在社区护士对家庭实施帮助的过程中，二者的合作关系非常重要。社区护士对家庭实施的帮助取决于每个家庭的个体化情境，因此，要具体情况具体对待。

（二）家庭护理评价

家庭护理评价（family nursing evaluation）是对家庭护理活动进行的全面检查与控制，是保证家庭护理计划实施成功的关键措施，贯穿家庭护理活动全过程。

1. 类型　包括过程评价（阶段评价）和结果评价（总结性评价）。过程评价是对家庭护理的评估、诊断、目标、实施等阶段分别进行评价，根据评价结果随时修改各阶段的计划和内容。结果评价是评价家庭在接受护理干预后的效果，即是否达到了预期目标。

2. 内容

（1）过程评价

1）评估阶段：评价收集的资料是否完整，是否有利于确定家庭健康问题。

2）诊断阶段：评价护理诊断是否反映家庭主要健康问题。

3）计划阶段：评价护理计划的制订是否考虑到家庭资源，全体家庭成员对计划的态度。

4）实施阶段：计划是否顺利执行，有无障碍，导致障碍的主要原因等。

（2）结果评价

1）对家庭成员援助的评价：①服务对象和家属日常生活质量提高的程度：服务对象及家庭能够逐渐过上充实而幸福的生活，家庭成员在照顾服务对象时，并不失去自己的生活乐趣，也不会因照顾服务对象而造成自身健康不良；②家庭对家庭健康问题的理解程度：服务对象和家庭获得了应对发展任务和健康问题的基本知识，增强了关心自己身体健康的意识；③家庭情绪稳定的程度：服务对象和家属是否存在不安和恐慌，以至于妨碍对问题的应对和处理，是否有不亲近感和孤独感；家庭成员能否使自己的情绪趋于稳定并参与解决家庭的健康问题。

2）促进家庭成员相互作用的评价：①家庭成员的相互理解：所有家庭成员能相互考虑并理解对方的需求；②家庭成员间的交流：家庭成员开始思考最佳的交流方法；③家庭成员的亲密度和爱心：家庭成员是否有决心和信心合作应对已经出现的问题；④家庭成员判断和决策问题的能力：家庭是否能以家庭成员为主体判断和应对问题，家庭成员是否为此收集了相关资料并在家庭内部商讨解决方法；⑤家庭的角色分工：家庭原有的角色由于发展任务或家庭健康问题而发生改变时，家庭成员是否都参与了自己相应角色工作的分担。

3）促进家庭与社会关系的评价：①社会资源的有效利用：家庭是否积极利用相应的社会资源解决其健康问题，提供的服务是否与家庭的需求相一致；②环境条件的改善：家庭成员是否积极把家庭环境向利于健康的方向改善，是否能够得到近邻的帮助和鼓励。

社区护士根据评价结果决定是修改计划还是重新诊断、计划后给予护理。如果没有达到预期目标，社区护士需要思考可能的原因，包括护士与家庭的价值观，家庭的某些观点可能会被护士忽略而导致失望等。护士可全面分析产生障碍的原因，运用多种方法克服障碍，使护理措施顺利进行，解决家庭健康问题。

阻碍家庭护理结果产生的常见情况包括家庭漠然、家庭不能预见家庭护理的结果或对护理措施犹豫不决、护士强加给家庭的观点、羞耻感、家庭的优点被忽略、忽略文化或性别方面的影响、家庭的无望感、害怕失败、得到资源或支持的途径有限、对社区卫生系统的害怕和不信任。

（李彩福　何　琼）

【案例分析】

大山社区某家庭，父亲79岁，瘫痪卧床2年多，生活部分自理，其老伴过世多年，女儿55岁，是退休工人，且与丈夫离异，儿子在外地工作。家中只有女儿照顾老父亲，还常常受腰痛、肩痛和头痛的困扰。社区护士家庭访视发现：父亲瘫痪卧床但下肢仍有部分活动能力，可为了不让父亲用力，在移动时其女儿总把父亲的全部重量压在自己的身上。同时也发现其父亲依赖性很强，不主动做力所能及的事。另外护士还发现，因女儿担心父亲发生坠床，将床的高度调得较低，导致女儿在照顾父亲时需要过度弯腰。社区护士与女儿交流过程中发现，由于女儿担心父亲的疾病恶化，加之照顾工作非常辛苦，自己感到焦虑和苦恼，有些力不从心且经常失眠，可是为了父亲的身体和对父亲的责任，依然坚持照顾父亲。

一、护理评估

通过运用家庭健康评估常用工具（如家系图、家庭功能和社会支持度）收集该家庭的主观资料和客观资料，确定家庭健康问题，包括家庭成员的个人评估和健康状态、生活方式、家庭的结构与功能、家庭发展阶段及其发展任务等评估。

二、护理诊断（以主要护理诊断为例）

照顾者角色紧张 与父亲依赖性强、照顾瘫痪病人知识缺乏、长期独自照顾无人帮助有关 女儿出现腰痛、肩痛。

三、护理计划

（一）确定家庭护理目标

1. 短期目标 女儿应认识床位太低是产生腰痛的原因，及时抬高床的高度。1周内父亲能认识到应做些力所能及的事，不仅促进自己身体的康复，还能减轻女儿的负担。在2周内，腰、肩痛和疲劳减轻。

2. 长期目标 家庭能够针对父亲正确实施康复护理的方法，提高患者（父亲）下肢肢体功能，逐步承担力所能及的事情，增强父亲和女儿恢复健康的信心。

（二）制订家庭护理计划

1. 护士在家庭访视时，进行瘫痪护理知识的健康教育，促进父亲和女儿更新观念，实施时间每月1~2次，每次15~20 min。

2. 护士向女儿介绍搬运和下床活动的方法及注意事项，帮助女儿正确护理父亲，实施时间每月1~2次，每次15~20 min。

3. 护士与家庭协商，决定是否需要专业家政人员的帮助。

4. 护士提醒女儿与其同事或朋友交流，取得她们的帮助和心理支持。

四、护理实施

女儿、父亲、社区护士、其他健康护理小组成员（如康复师、营养师等）、家庭社区关系网其他成员合理分工，将护理计划付诸行动。

五、护理评价

（一）过程评价

对收集资料的完整性和有利性进行评价；对护理诊断的客观性和正确性进行评价；对护理计划的可行性和父亲与女儿的接受态度进行评价；对护理实施的执行情况和困难进行评价。

（二）结果评价

对家庭成员援助的评价：包括父亲和女儿对康复护理知识掌握的情况，父亲对自我护理能力的提升程度，女儿对父亲搬运和康复活动技能的掌握程度，女儿对自身健康问题的理解程度等。对促进家庭成员相互作用方面的评价：包括父亲与女儿间的相互理解，父亲与女儿间的有效交流，父亲和女儿间的亲密度和解决困难的信心等。对促进家庭与社会关系方面的评价：包括环境条件的改善（父亲床铺的改善情况），社会资源的有效利用，女儿同事或朋友的帮助和心理支持的效果等。

总结：

通过以上护理程序，社区护士需要决定是否达到预期目标，若未达成预期目标，需要进一步全面分析相关因素，并协助家庭采取各种可行的措施解决家庭的健康问题。

思考题

1. 简述家庭生活周期各阶段的发展任务。
2. 简述常用的家庭护理方法。
3. 陈述家庭护理的工作内容。

数字课程学习

📥 教学 PPT　　　📝 自测题

▶▶▶ 第六章

社区儿童青少年保健与护理

【学习目标】

知识：

1. 掌握社区儿童青少年保健概念；预防接种基本概念、免疫程序；0~6岁儿童保健指导。

2. 熟悉预防接种管理；各年龄期儿童青少年健康管理；学龄期青少年保健指导。

3. 了解社区儿童青少年保健意义及社区儿童保健的评价指标；托幼机构卫生保健管理内容；社区儿童中医药健康管理与护理。

技能：

1. 具备对适龄儿童进行规范预防接种的能力。

2. 具有对社区儿童青少年及家长进行保健指导的能力。

素质：

1. 具有社区儿童青少年保健的责任感。

2. 具有工作中关心关爱儿童、同理儿童家长的职业态度。

【关键词】

社区儿童青少年；保健；预防接种；免疫规划；健康管理；意外伤害

情境导入

聪聪，男，7月龄，来社区卫生服务中心体检，其家长要求为其做全面检查。该儿童的家长说：孩子一直挺好，满月后除了来社区卫生服务中心预防接种外，没做过健康检查。孩子出生后由于母乳不足即开始混合喂养至今，5月龄时开始添加辅助食品，但孩子吃得很少，尤其不喜欢吃肉类和蔬菜，曾感冒过一次。经体格检查，该儿童体格生长发育落后，轻度营养不良，智力发育属于正常水平。

请思考：

1. 该儿童到3岁前应来社区卫生服务中心接受哪些健康管理服务？

2. 社区护士应为该儿童家长进行哪些针对性的保健指导？

第一节　概　述

　　儿童青少年是世界的未来、民族的希望，儿童青少年的健康直接关系到一个国家未来的人口素质。儿童生命健康指标是国际上用来衡量人民健康水平和经济社会发展的重要指标之一。我国《国家基本公共卫生服务规范（第三版）》中明确规定，0~6岁学龄前儿童为社区卫生服务的重点人群。

拓展阅读 6-1
《中国儿童发展纲要（2021—2030 年）》

一、社区儿童青少年保健的概念

　　社区儿童青少年保健是指社区卫生服务人员根据儿童青少年不同时期的生长发育特点，以满足健康需求为目的，以解决健康问题为核心，为其提供的系统化服务。世界卫生组织指出促进儿童青少年健康与发育战略方向的总目标是使儿童和青少年享有能达到的、最高的健康和发育标准，符合他们的需求，尊重、保护和行使他们的权利，并使其能够充分发挥潜力。

二、社区儿童青少年保健的意义

　　1. 掌握各年龄期儿童青少年的生长发育规律及影响因素，通过家庭访视、定期健康检查、生长发育监测及预防接种等系统化服务，积极引导儿童及其家长增强保健意识和能力。

　　2. 及时发现儿童青少年生长发育方面的问题，积极预防疾病与意外伤害的发生。

　　3. 增强儿童体质，降低儿童患病率和死亡率。

　　4. 依法保护儿童青少年合法权益，培养其良好品德及社会适应能力，促进全面健康发展。

三、社区儿童青少年保健的评价指标

　　社区儿童青少年保健的评价指标包括社区儿童青少年保健工作统计指标、社区儿童青少年保健质量指标及社区儿童青少年保健效果指标。其中社区儿童青少年保健工作统计指标用于衡量社区儿童青少年保健工作的数量和质量，主要包括新生儿访视率、儿童青少年健康管理率及儿童青少年健康体检率。儿童营养不良患病率是反映儿童保健质量的主要指标。围生儿死亡率、新生儿死亡率、婴儿死亡率及5岁以下儿童死亡率是评价社区儿童保健效果的主要指标，其中围生儿死亡率也是衡量各国卫生系统绩效的主要指标之一。另外，社区卫生服务中心会依托幼儿园、学校等机构，针对儿童青少年进行身体形态、生理功能、身体素质、心理发展、身体健康等发育水平的综合评价。

1. 新生儿访视率 $= \dfrac{\text{年度辖区内接受 1 次及以上访视的新生儿人数}}{\text{年度辖区内活产数}} \times 100\%$

2. 儿童健康管理率 $= \dfrac{\text{年度辖区内接受 1 次及以上随访的 0~6 岁儿童数}}{\text{年度辖区内应管理的 0~6 岁儿童数}} \times 100\%$

3. 儿童健康体检率 $= \dfrac{\text{年度辖区内接受健康体检儿童数}}{\text{年度辖区内应接受体检的儿童数}} \times 100\%$

4. 5 岁以下儿童中、重度营养不良患病率 $= \dfrac{\text{某时期中、重度低体重儿童数}}{\text{同期 5 岁以下儿童数}} \times 100\%$

5. 围生儿死亡率 $= \dfrac{\text{孕 28 足周以上死胎、死产数 + 生后 7 日内新生儿死亡数}}{\text{孕 28 足周以上死胎、死产数 + 生后 7 日内新生儿死亡数 + 活产数}} \times 1\,000‰$

6. 新生儿死亡率 $= \dfrac{\text{期内生后 28 日内新生儿死亡数}}{\text{同期活产数}} \times 1\,000‰$

7. 婴儿死亡率 $= \dfrac{\text{某时期内婴儿死亡人数}}{\text{同期活产婴儿数}} \times 1\,000‰$

8. 5 岁以下儿童死亡率 $= \dfrac{\text{某时期 5 岁以下儿童死亡数}}{\text{同期活产数}} \times 1\,000‰$

第二节 社区儿童青少年健康管理

我国《国家基本公共卫生服务规范（第三版）》中明确规定了社区卫生服务机构对 0~6 岁儿童提供的系统健康管理内容。新生儿期的健康管理主要通过社区护士进入新生儿家中进行的家庭访视来完成，满月后至 3 岁婴幼儿的健康管理主要在乡镇卫生院、社区卫生服务中心进行定期健康检查、预防接种及保健指导来完成。入托、入学后集体儿童的健康管理主要是由社区卫生服务机构与托幼机构、学校配合为其提供的定期健康检查及保健指导来完成。

一、新生儿家庭访视

（一）访视目的

定期对新生儿进行健康检查，宣传科学育儿知识，指导家长做好新生儿喂养、日常保健及疾病与意外伤害的预防等，以利于及时发现问题，及时处理，降低新生儿患病率和死亡率，促进新生儿健康成长。

（二）访视时间与次数

正常足月新生儿的家庭访视次数一般不少于 2 次。首次访视在新生儿出院后 7 日之内，一般与产后访视同时进行。如发现问题应酌情增加访视次数，必要时给予转诊建议。对于低出生体重、早产、双多胎或有出生缺陷等具有高危因素的新生儿，应根据具体情况酌情增加访视次数，首次访视应在得到高危新生儿出院报告后3日内进行。新生儿出生后28~30天，结合接种乙肝疫苗第二针，在乡镇卫生院、社区卫生服务中心进行随访。

（三）访视内容

通过问诊、观察及体格检查对新生儿、产妇及其家庭进行全面评估，并针对性地给予指导、处置及转诊建议。

1. 问诊与观察　①了解出生时情况、预防接种情况，在开展新生儿疾病筛查地区应了解新生儿疾病筛查情况。如母亲妊娠期患病及药物使用情况，孕周、分娩方式，有无窒息、产伤等，新生儿出生时体重、身长，是否已做新生儿听力、遗传代谢性疾病筛查等。②重点询问和观察喂养方式、吃奶次数与量等喂养情况，以及睡眠、大小便、黄疸、脐部及口腔发育等情况。③观察居室内环境、温湿度及家庭成员间互动关系等。

2. 测量与体格检查　①测量：体重、身长、体温。②检查：精神状态、面色、吸吮及哭声等一般状况，头颈部、皮肤黏膜、眼耳口鼻、胸部、腹部、外生殖器、肛门、脊柱四肢及四肢的活动度、对称性、肌张力和原始反射等神经系统发育情况。

3. 处置与指导　根据新生儿的具体情况，对家长进行喂养、发育、防病、预防伤害和口腔保健指导。如果发现新生儿未接种卡介苗和第1剂乙肝疫苗，应提醒家长尽快补种。如果发现新生儿未接受新生儿疾病筛查，应告知家长到具备筛查条件的医疗保健机构补筛。

（四）访视要求

1. 访视前需与被访家庭进行预约，并根据访视需求备齐新生儿访视包。

2. 访视时需告知访视目的和服务内容，及时反馈评估结果，并根据评估结果给予针对性指导。

3. 访视过程中注意医疗安全，预防交叉感染。体格检查前清洁双手，检查时注意保暖，动作轻柔。使用杠杆秤测量体重时，需注意不要离床面过高。

4. 如发现新生儿危重征象，应向家长说明情况，并及时给出转诊建议。

5. 完整、如实记录访视情况，填写新生儿家庭访视记录表，并纳入儿童健康档案。

6. 满月后做新生儿访视小结，转入婴儿期系统保健管理，并指导家长继续参与定期健康检查等随访服务。

二、婴幼儿健康管理

满月后的随访服务均应在乡镇卫生院、社区卫生服务中心进行，偏远地区可在村卫生室、社区卫生服务站进行，时间分别在3、6、8、12、18、24、30、36月龄时，共8次。有条件的地区，建议结合儿童预防接种时间增加随访次数。服务内容包括询问上次随访到本次随访之间的婴幼儿喂养、患病等情况，进行体格检查，做生长发育和心理行为发育评估，进行科学喂养、生长发育、疾病预防、预防伤害、口腔保健等健康指导。在婴幼儿6~8、18、30月龄时分别进行1次血常规（或血红蛋白）检测。在6、12、24、36月龄时使用行为测听法分别进行1次听力筛查。按计划免疫程序进行预防接种。

三、学龄前儿童健康管理

社区卫生服务机构为 4~6 岁儿童每年提供一次健康管理服务。已入托的集居儿童可在托幼机构进行，未入托的散居儿童应在乡镇卫生院、社区卫生服务中心进行。每次服务内容包括询问上次随访到本次随访之间的膳食、患病等情况，进行体格检查和心理行为发育评估，血常规（或血红蛋白）检测和视力筛查，进行合理膳食、生长发育、疾病预防、预防伤害、口腔保健等健康指导，按计划免疫程序进行预防接种。

四、学龄期儿童和青少年健康管理

社区卫生服务机构与中小学校配合每年为学生提供一次健康管理服务。每次服务内容包括定期体格检查、生长发育和心理行为发育状况的评估，如测量身高和体重、血常规检测、口腔检查及视力筛查等；通过宣传板报、健康教育讲座等，普及健康保健知识、常见疾病与意外伤害的预防与急救知识等；按计划免疫程序进行预防接种。

对健康管理中发现的营养不良、贫血、单纯性肥胖等儿童，应分析原因并给予针对性的健康教育，必要时指导其及时就医。对于心理行为发育偏异、口腔发育异常（唇腭裂、诞生牙）、龋齿、视力异常、听力异常等儿童，应及时给予转诊建议并追踪随访转诊后结果。

五、中医药在社区儿童健康管理中的应用

为发挥中医药在儿童医疗保健服务中的作用，发挥中医治未病的优势，推动中医药文化进社区、进家庭，我国《国家基本公共卫生服务规范（第三版）》明确规定了 0~3 岁儿童中医药健康管理服务的内容及要求。社区卫生服务机构应依据该规范为适龄儿童及家长提供中医保健服务，促进儿童身心健康发展。

（一）服务内容

在儿童 6、12、18、24、30、36 月龄时，根据儿童具体情况为其提供针对性的儿童中医饮食调养、起居活动指导。根据儿童不同月龄对家长进行儿童中医药健康指导：① 6、12 月龄：中医饮食起居指导，传授摩腹和捏脊方法。② 18、24 月龄：中医饮食起居指导，传授按揉迎香穴、足三里穴的方法。③ 30、36 月龄：中医饮食起居指导，传授按揉四神聪穴的方法。

（二）服务要求

1. 应结合儿童健康体检和预防接种的时间，开展儿童中医药健康管理服务。

2. 开展儿童中医药健康管理服务的乡镇卫生院、村卫生室和社区卫生服务中心，应具备相应的设备和条件。

3. 开展儿童中医药健康管理服务的人员应为中医类别执业医师，或接受过儿童中医药保健知识和技能培训、能够提供上述服务的其他类别医师。

4. 服务机构要加强宣传，告知服务内容，提高服务质量，使更多的儿童家长愿意接受服务。

5. 每次服务后要及时记录相关信息，纳入儿童健康档案。

六、托幼机构卫生保健管理

托幼机构卫生保健工作的主要任务是贯彻预防为主、保教结合的工作方针，为集体儿童创

造良好的生活环境，预防控制传染病，降低常见病的发病率，培养健康的生活习惯，保障儿童的身心健康。

（一）托幼机构卫生保健相关制度

托幼机构应根据国家相关规定制订适合本机构的卫生保健工作制度，主要包括儿童生活制度、工作人员和儿童入园定期健康检查制度、传染病管理制度、食品安全管理制度、室内外环境卫生清扫和检查制度、安全排查制度等，并严格执行。

（二）儿童健康检查

1. 入园健康检查　儿童入园前应经医疗卫生机构进行健康检查，合格后方可入园。体检中发现疑似传染病者应暂缓入园。入园时，托幼机构应查验儿童入园健康检查表、0~6岁儿童保健手册、预防接种证；儿童离园3个月以上者，需重新按照入园检查项目进行健康检查；转园儿童持原托幼机构提供的儿童转园健康证明、0~6岁儿童保健手册直接转园。儿童转园健康证明的有效期为3个月。

2. 定期健康检查　1~3岁儿童每年健康检查2次，每次间隔6个月；3岁以上儿童每年健康检查1次。检查项目包括：测量身长（身高）、体重，检查口腔、皮肤、心肺、肝脾、脊柱、四肢等，检查视力、听力，检测血红蛋白或血常规。所有儿童每年进行1次血红蛋白或血常规检测。1~3岁儿童每年进行1次听力筛查；4岁以上儿童每年检查1次视力；每日晨间或午间进行入园检查及全日健康观察。

（三）儿童膳食管理

托幼机构应为儿童提供符合国家《生活饮用水卫生标准》的生活饮用水。儿童膳食应有专人负责，建立有家长代表参加的膳食委员会并定期召开会议，进行民主管理。儿童食品必须在具有食品生产许可证的单位采购。儿童食堂应每日清扫、消毒，保持内外环境整洁。禁止加工变质、有毒、不洁、超过保质期的食物，不得制作和提供冷荤凉菜。托幼机构应根据儿童生理需求，以《中国居民膳食指南》为指导制订儿童膳食计划并实施。托幼机构至少每季度进行1次膳食调查和营养评估。有条件的托幼机构可为贫血、营养不良、食物过敏等儿童提供特殊膳食。

（四）健康教育实施

托幼机构应根据不同季节、疾病流行等情况制订全年健康教育工作计划，并组织实施。健康教育内容包括膳食营养、心理卫生、疾病预防、儿童安全及良好行为习惯培养等。健康教育形式包括举办健康教育课堂、发放健康教育资料、家长开放日等。每季度对保教人员开展1次健康讲座，每学期至少举办1次家长讲座。每班配有健康教育图书，并组织儿童开展健康教育活动。定期评估相关知识知晓率、良好生活卫生习惯养成情况及儿童健康状况等健康教育效果。

第三节 预防接种与计划免疫

一、基本概念及免疫程序

（一）基本概念

1. 疫苗 指为了预防、控制传染病的发生、流行，用于人体预防接种的疫苗类预防性生物制品。其是利用病原微生物及其代谢产物，经过人工减毒、灭活或基因工程等方法制成，用于预防传染病的自动免疫制剂。

2. 预防接种（vaccination） 指有针对性地将生物制品接种到人体内，使人对某种传染病产生免疫能力，从而预防该传染病。

3. 冷链 指为保障疫苗质量，疫苗从生产企业到接种单位，均在规定的温度条件下储存、运输和使用的全过程。

4. 常规接种 指接种单位按照国家免疫规划疫苗儿童免疫程序、疫苗使用指导原则、疫苗使用说明书，在相对固定的接种服务周期时间内，为接种对象提供的预防接种服务。

5. 群体性预防接种 指在特定范围和时间内，针对可能受某种传染病威胁的特定人群，有组织地集中实施的预防接种活动。补充免疫又强化免疫，是较为常见的一种群体性预防接种形式。

6. 应急接种 在传染病流行开始或有流行趋势时，为控制疫情蔓延，对易感人群开展的预防接种活动。

7. 国家免疫规划（immunization programmer） 是按照国家或者省市确定的疫苗品种、免疫程序或接种方案，在人群中有计划地进行预防接种，有针对性地预防和控制传染病的发生和流行。

（二）免疫程序

根据国务院颁布的《疫苗流通和预防接种管理条例》，将疫苗分为第一类疫苗和第二类疫苗。第一类疫苗是指政府免费向公民提供，公民应当依照政府的规定受种的疫苗，包括国家免疫规划疫苗，省级人民政府在执行国家免疫规划时增加的疫苗，县级及以上人民政府或者其卫生计生行政部门组织开展的群体性预防接种所使用的疫苗。第二类疫苗是指由公民自费并且自愿受种的其他疫苗。第一类疫苗中的国家免疫规划疫苗包括儿童常规接种疫苗和重点人群接种疫苗。国家免疫规划疫苗儿童免疫程序见表6-1。

二、预防接种的管理

（一）国家免疫规划的疫苗接种原则

1. 不同疫苗同时接种 按照免疫程序或补种原则进行同时接种时，两种及以上注射类疫苗应在不同部位接种。除非特别说明，严禁将两种或多种疫苗混合吸入同一支注射器内接种。

2. 不同疫苗接种间隔 两种及以上注射类减毒活疫苗，如果未同时接种，应间隔≥28天进行接种。灭活疫苗和脊灰减毒活疫苗，如果与其他种类国家免疫规划疫苗未同时接种，对接种时间间隔不做限制。

表 6-1 国家免疫规划疫苗儿童免疫程序表

疫苗		接种对象 月（年）龄	接种部位 接种途径	接种剂量 / 剂 次	备注
乙肝疫苗		出生时，1、6 月龄	上臂三角肌 肌内注射	5 μg/0.5 mL	第 1 剂于出生后 24 h 内完成，第 1、 2 剂间隔≥28 天；第 3 剂 < 12 月龄 完成
卡介苗		出生时	上臂三角肌中部 略下处皮内注射	0.1 mL	< 3 月龄完成
脊髓灰质炎 疫苗		2、3、4 月 龄， 4 周岁	口服	丸剂：1 粒 滴剂：2 滴	第 1、2 剂为脊髓灰质炎灭活疫苗，第 3、4 剂为脊髓灰质炎减毒活疫苗；第 1、2 剂，第 2、3 剂 间 隔 均≥28 天； 第 3 剂 < 12 月龄完成；第 4 剂 < 5 周 岁完成；滴剂疫苗直接滴入口中，丸 剂用凉开水送服，服苗后半小时避免 热饮和哺乳
百白破疫苗		3、4、5 月 龄， 18 月龄	上臂外侧三角肌 肌内注射	0.5 mL	第 1、2 剂，第 2、3 剂间隔均≥28 天；第 3 剂 < 12 月龄完成；第 4 剂 < 24 月龄完成
白破疫苗		6 周岁	上臂三角肌 肌内注射	0.5 mL	< 7 周岁完成
麻腮风疫苗		8、18 月龄	上臂外侧三角肌 下缘附着处皮下 注射	0.5 mL	第 1 剂 < 12 月龄完成；第 2 剂 < 24 月龄完成
流行性乙型脑炎疫苗	减毒 活疫苗	8 月龄，2 周岁	上臂外侧三角肌 下缘附着处皮下 注射	0.5 mL	第 1 剂 < 12 月龄完成；第 2 剂 < 3 周岁完成
	灭活 疫苗	8 月龄（2 剂次）， 2 周岁，6 周岁	上臂外侧三角肌 下缘附着处皮下 注射	0.5 mL	第 1、2 剂 间 隔 7 ~ 10 天；第 2 剂 < 12 月龄完成；第 3 剂 < 3 周岁完 成；第 4 剂 < 7 周岁完成
流脑 A 疫苗		6、9 月龄	上臂外侧三角肌 附着处皮下注射	30 μg/0.5 mL	第 1、2 剂间隔 3 个月；第 2 剂 < 18 月龄完成
流脑 A+C 疫苗		3 周岁，6 周岁	上臂外侧三角肌 附着处皮下注射	100 μg/0.5 mL	第 1 剂 < 4 周岁完成；两剂次间 隔≥3 年；第 1 剂与 A 群流脑疫苗第 2 剂间隔≥12 个月；第 2 剂 < 7 周岁 完成
甲肝疫苗	减毒 活疫苗	18 月龄	上臂外侧三角肌 附着处皮下注射	1 mL	< 24 月龄完成
	灭活 疫苗	18 月龄，2 周岁	上臂三角肌 附着处肌内注射	0.5 mL	两剂次间隔≥6 个月；第 1 剂 < 24 月 龄完成；第 2 剂 < 3 周岁完成

注：接种流行性乙型脑炎疫苗和甲肝疫苗时，选择减毒活疫苗或灭活疫苗任意一种即可。

3. 两类疫苗优先顺序　如果第一类疫苗和第二类疫苗接种时间发生冲突时，应优先保证第一类疫苗的接种。

4. 疫苗补种　对未曾接种某种国家免疫规划疫苗的儿童，根据儿童当时的年龄，按照该疫苗的免疫程序进行补种。未完成国家免疫规划规定剂次的儿童，只需补种未完成的剂次，无需重新开始全程接种。

5. 同品种疫苗不同厂家　应优先保证儿童及时完成国家免疫规划疫苗的全程接种，当遇到无法使用同一厂家疫苗完成全程接种情况时，可使用不同厂家的同品种疫苗完成后续接种。疫苗使用说明书中有特别说明的情况除外。

（二）预防接种实施

1. 预防接种前准备工作　根据国家免疫规划疫苗的免疫程序确定受种对象。受种对象包括本次受种对象、上次漏种者和流动人口等特殊人群中的未受种者。通知儿童监护人，告知接种疫苗的种类、时间、地点和相关要求。按受种对象人次数的 1.1 倍准备相应规格的注射器材、药品、器械等。

2. 预防接种时的工作

（1）预防接种场所要求：室外设有醒目标志，室内空气清新、光线明亮、通风保暖，备好预防接种工作台、座椅及提供儿童和家长留观、等候的条件。预防接种门诊应按照咨询、登记、预防接种、留观等内容进行分区，确保预防接种有序进行。预防接种室、接种工作台应设置醒目标记。

（2）核实受种对象：查验儿童预防接种证，核对受种者姓名、出生日期及预防接种记录，确定本次受种对象、接种疫苗的品种。对不符合本次预防接种的受种者，向儿童及监护人做好解释工作。对因有预防接种禁忌而不能预防接种的受种者，应对其提出医学建议，并在预防接种证上进行记录。

（3）预防接种前告知和健康状况询问：告知儿童及监护人所接种疫苗的品种、作用、禁忌、可能出现的不良反应及注意事项等。实施预防接种前，询问受种者的健康状况及是否有预防接种禁忌等情况；当对受种者的健康状况有怀疑时，应建议其到医院进行检查后再决定是否进行接种。

（4）预防接种现场疫苗管理：预防接种前将疫苗从冷藏设备内取出，尽量减少开启冷藏设备的次数。核对接种疫苗的品种，检查疫苗外观质量。凡过期、变色、污染、发霉、有摇不散凝块或异物、无标签或标签不清、疫苗瓶有裂纹的疫苗一律不得使用。疫苗使用说明规定严禁冻结的疫苗，如百白破疫苗、乙肝疫苗、白破疫苗等，冻结后一律不得使用。

检查含吸附剂疫苗是否冻结的方法：将被检疫苗瓶和正常对照疫苗瓶同时摇匀后静置竖立，如被检疫苗在 5～10 min 与对照疫苗相比出现分层现象且上层液体较清，即可判断被检疫苗曾被冻结。

（5）预防接种操作：预防接种操作前再次进行"三查七对"，无误后予以预防接种。三查包括：①检查受种者健康状况和接种禁忌证；②查对预防接种卡与儿童预防接种证；③检查疫苗、注射器外观与批号、效期。七对包括：核对受种者姓名、年龄、疫苗品名、规格、剂量、接种部位、接种途径。

（6）预防接种记录、观察与预约：预防接种后应及时在预防接种证、卡上记录所接种疫苗的品种、规格、疫苗最小包装单位的识别信息（或批号）、时间等。预防接种记录书写工整，不得用其他符号代替。使用儿童预防接种信息化管理地区，需将儿童预防接种相关资料录入信息系统。告知儿童监护人，受种者在预防接种后留在预防接种现场观察 30 min。与儿童监护人预约下次接种疫苗的种类、时间和地点。

3. 预防接种后的工作　使用后的自毁型注射器、一次性注射器及其他医疗废物严格按照《医疗废物管理条例》的规定处理，实行入户接种或临时接种时应将所有医疗废物带回集中处理。镊子、治疗盘等器械按要求灭菌或消毒后备用。记录疫苗的使用及废弃数量。废弃已开启疫苗瓶的疫苗。冷藏设备内未开启的疫苗做好标记，放冰箱保存，并于有效期内在下次预防接种时首先使用。清理核对预防接种通知单，预防接种卡或儿童预防接种个案信息，确定需补种的人数和名单，下次预防接种前补发通知。统计本次预防接种情况和下次预防接种的疫苗使用计划，并按规定上报。

（三）疑似预防接种异常反应的监测及处理

疑似预防接种异常反应（adverse event following immunization，AEFI）指在预防接种后发生的怀疑与预防接种有关的反应或事件。发现疑似预防接种异常反应后，应根据具体情况及时上报。

1. 报告程序

（1）在发现 AEFI（包括接到受种者或其监护人的报告）后应及时向受种者所在地的县级卫生健康行政部门（原卫生计生行政部门）、药品监督管理部门报告。发现怀疑与预防接种有关的死亡、严重残疾、群体性 AEFI、对社会有重大影响的 AEFI 时，应在发现后 2 h 内向所在地县级卫生健康行政部门、药品监督管理部门报告；县级卫生健康行政部门在 2 h 内逐级向上一级卫生健康行政部门报告。

（2）在发现 AEFI 后 48 h 内填写 AEFI 个案报告卡，向受种者所在地的县级疾控机构报告。发现怀疑与预防接种有关的死亡、严重残疾、群体性 AEFI、对社会有重大影响的 AEFI 时，在 2 h 内填写 AEFI 个案报告卡或群体性 AEFI 登记表，向受种者所在地的县级疾控机构报告。

（3）有网络直报条件的乡级接种单位，应直接通过中国免疫规划信息管理系统进行网络报告；不具备网络直报条件的，应当由县级疾控机构代报。

2. 常见反应的处置　AEFI 按发生原因可分为不良反应、疫苗质量事故、预防接种事故、偶合症及心因性反应五种类型。其中不良反应是指合格的疫苗在实施规范预防接种后发生的与预防接种目的无关或意外的有害反应，包括一般反应和异常反应。一般反应是指在预防接种后发生的，由疫苗本身所固有的特性引起的，对机体只会造成一过性生理功能障碍的反应，主要有发热和局部红肿，同时可能伴有全身不适、倦怠、食欲不振、乏力等综合症状。异常反应是指合格的疫苗在实施规范预防接种过程中或者实施规范预防接种后造成受种者机体组织器官、功能损害，相关各方均无过错的药品不良反应。对接种后现场留观期间出现的急性严重过敏反应等，应立即组织紧急抢救。对较为轻微的全身性一般反应和接种局部的一般反应，可给予如下指导：

（1）全身性一般反应：少数受种者接种灭活疫苗后 24 h 内可能出现发热，一般持续 1 ~ 2 天，很少超过 3 天；个别受种者在接种疫苗后 2 ~ 4 h 即有发热，6 ~ 12 h 达高峰；接种减毒活疫苗后，出现发热的时间比接种灭活疫苗稍晚，如接种麻疹疫苗后 6 ~ 10 天可能会出现发热，个别受种者可伴有轻型麻疹样症状；少数受种者接种疫苗后，除出现发热症状外，还可能出现头痛、头晕、乏力、全身不适等情况，一般持续 1 ~ 2 天；个别受种者可出现恶心、呕吐、腹泻等胃肠道症状，一般以接种当天多见，很少超过 2 ~ 3 天。

处置原则：受种者发热在≤37.5℃及以下时，应加强观察，适当休息，多饮水，防止继发其他疾病；受种者发热大于37.5℃或37.5℃及以下并伴有其他全身症状、异常哭闹等情况，应及时到医院诊治。

（2）局部一般反应：少数受种者在接种疫苗后数小时至24 h或稍后，局部出现红肿，伴疼痛。红肿范围一般不大，仅有少数人红肿直径大于30 mm，一般在24～48 h逐步消退；接种卡介苗2周左右，局部可出现红肿浸润，随后化脓，形成小溃疡，大多在8～12周后结痂（卡疤），一般不需处理，但要注意局部清洁，防止继发感染；部分受种者接种含吸附剂的疫苗，会出现因注射部位吸附剂未完全吸收，刺激结缔组织增生，而形成硬结。

处置原则：红肿直径和硬结＜15 mm的局部反应一般不需任何处理；红肿直径和硬结在15～30 mm的局部反应，可用干净的毛巾先冷敷，出现硬结者可热敷，每日数次，每次10～15 min；红肿和硬结直径≥30 mm的局部反应，应及时到医院就诊；接种卡介苗出现的局部红肿，不能热敷。

第四节　社区儿童青少年保健指导

一、0～6岁儿童保健指导

（一）生理特点与生长发育特征

1. 新生儿期

（1）呼吸与体温中枢功能尚不完善：新生儿的呼吸中枢调节功能不全，呼吸肌发育不完善，呼吸主要依靠膈肌运动，以腹式呼吸为主。新生儿安静时呼吸频率约为40次/min，如持续超过60～70次/min，常由呼吸或其他系统疾病所致。由于新生儿体温调节中枢功能尚不完善，加之皮下组织较少，体表面积相对较大，血管分布于近皮肤的表面，因此新生儿的体温容易受外界环境影响，初期体温波动较大。因此，在护理新生儿时应关注体温变化，并给予适当保暖。

（2）生理性体重下降：出生后一周内因奶量摄入不足、水分丢失、胎粪排出，可出现暂时性体重下降，生后第3～4日达最低点，下降范围为3%～9%，生后第7～10日应恢复到出生时的体重。

（3）新生儿黄疸：一般于出生后48～72 h出现生理性黄疸，5日后快速下降，最迟不超过2周。

（4）溢奶：新生儿的食管下部括约肌松弛，胃呈水平位，幽门括约肌较发达，易出现溢奶甚至呕吐。母亲乳头过大、吞入气体过多等情况更易引起溢奶。

（5）暂时性原始反射：新生儿神经系统发育不完全，出生时已具备觅食、吸吮、握持、拥抱等条件反射，正常情况下，数月后自然消失。若上述反射在新生儿期减弱或消失，或数月后仍不消失，常提示有神经系统疾病。

（6）其他常见特殊生理状态："马牙""螳螂嘴"、乳房肿胀、假月经等均属新生儿期特殊生理现象，无需特殊处理。

2. 婴幼儿期

（1）生长发育迅速，但各器官发育不完善：婴幼儿新陈代谢旺盛，对热能和营养素的需求较成人多，但由于消化器官功能发育不完善，若喂养不当易引起消化系统紊乱和营养缺乏。另外，由于婴幼儿呼吸功能不成熟，易患呼吸道感染。

（2）智力发育迅速，但识别危险能力不足：婴幼儿的智力、语言、运动能力不断加强，但自我保护意识差，极易发生意外事故。

（3）免疫功能低下，防御能力不足：抵抗力低下使得婴幼儿易感染急性传染病，易引起食物过敏、中毒等。

3. 学龄前期

（1）体格发育减慢：与婴幼儿期相比，学龄前期儿童体格发育稳步增长，但较前期减慢。此期儿童语言发育已经基本形成，能讲述简单的故事。4 岁时听觉发育完善。

（2）智能发育增快：开始有初步抽象思维，想象力萌芽，记忆力好，好发问，对周围人和环境的反应能力更趋于完善。具有好奇、喜欢模仿等特点，因此有较强的可塑性，是性格形成和培养良好习惯的关键时期。

（二）营养与喂养

新生儿期的食物以乳类为主，主要有三种喂养方式：母乳喂养、人工喂养和混合喂养。需根据产妇和新生儿的实际情况选择合理的喂养方式。婴儿期的食物仍然以奶及奶制品为主，可继续给予母乳喂养，并指导其科学添加辅食和断奶。根据婴幼儿消化、吸收的特点，合理安排断奶后饮食，并从幼儿饮食逐渐过渡到普通饮食。

1. 婴儿期营养与喂养

（1）母乳喂养：母乳是新生儿期最理想的食品。纯母乳喂养能满足婴儿 6 月龄以内所需要的全部液体、能量和营养素，若母亲和婴儿无禁忌证，应鼓励母乳喂养。

1）母乳喂养时间：WHO 和中国营养学会制定的《6 月龄内婴儿母乳喂养指南》提倡坚持 6 月龄内纯母乳喂养，并指出婴儿生后生理性体重下降只要不超过出生体重的 7% 就应坚持纯母乳喂养。母乳喂养时应从最初的按需喂哺逐渐向规律喂哺模式转变。

2）间接哺喂方法：当母亲因工作等原因无法在婴儿需要时直接进行喂哺时，可采用母乳的间接哺喂方式。在间接哺喂时，需用吸奶泵将乳汁吸出或手工挤出，并储存于冰箱内，在需要喂哺时用奶瓶喂给婴儿。吸出或手工挤出乳汁的保存条件和允许保存时间见表 6-2。保存乳汁时需详细记录取奶时间，室温、冷藏及冷冻保存均需使用经严格消毒的储奶瓶；对于冷冻保存的乳汁，在使用前需放置冰箱的冷藏室解冻，注意在冷藏室不要超过 24 h；喂哺前，先将储奶瓶置温水中加热，再倒入奶瓶中哺喂。

表 6-2 乳汁的保存条件与时间

保存类型	保存温度	保存条件	允许保存时间
室温	20℃～30℃	室内室温下	4 h
冷藏	15℃以上	便携式保温冰盒内	24 h
	4℃左右	冰箱保鲜区	48 h
	4℃以上	冰箱保鲜区，但经常开关冰箱门	24 h
冷冻	−15℃～−5℃	冷冻室	3～6 个月
	低于 −20℃	低温冷冻室	6～12 个月

（2）人工喂养：以配方乳或其他兽乳完全代替母乳喂养的方法，称为人工喂养。配方乳是指以牛乳为基础的改造奶粉制品，是目前人工喂养和婴儿断离母乳时的首选乳类。人工喂养虽不如母乳喂养优质、经济、方便，但如果能选择优质乳品，科学哺喂，也可以满足新生儿的营养需求。人工喂养的注意事项如下：

1）配方乳选择：根据不同年龄阶段小儿的生理特点和营养需求选择适宜的配方乳。如早产儿配方乳、新生儿配方乳、较大婴儿配方乳及各种特殊配方乳。

2）配方乳调配：选择容易清洗和消毒的奶瓶调配奶粉，在配制时，需按照配方奶粉使用说明调配奶液的量和浓度，避免过稀或过浓，不要额外加糖。奶液宜即冲即食，不宜使用微波炉加热，以免奶液受热不均或过烫。

3）哺喂方法：根据小儿吸吮能力选择适宜奶嘴进行哺喂。哺喂前先将调配好的奶液滴在成人手腕掌侧测试温度，无过热感则表明温度适宜。应在婴儿清醒状态下哺喂，喂奶时将奶瓶倾斜保持奶汁充满奶嘴，以防吸入空气。哺喂过程中应进行亲子互动。

4）奶具清洁消毒：每次哺喂后，需及时清洗奶瓶和奶嘴，每天将奶具煮沸 5～10 min 进行消毒。

5）哺喂次数：因婴儿胃容量较小，生后 3 个月内应按需喂养。3 个月后婴儿可建立自己的进食规律，每 3～4 h 定时喂养一次。

6）奶量估计：当配方乳作为 6 月龄内婴儿的主要营养来源时，需经常估计摄入量。3 月龄内婴儿奶量为 500～750 mL/d，4～6 月龄婴儿为 800～1 000 mL/d，逐渐减少夜间哺喂。

7）补水与观察：两次哺喂之间需适当给婴儿饮水。使用配方乳初期，需根据婴儿食欲、体重及粪便性状等随时调整奶量，若婴儿发育良好，二便正常，哺喂后安静，则标志婴儿获得了合理喂养。

拓展阅读 6-2
母乳是否充足的判断方法

（3）混合喂养：在母乳不足或各种原因不能全部以母乳喂养时，需母乳与配方乳、兽乳或其他代乳品同时喂养婴儿称为混合喂养，也称部分母乳喂养。有两种方法。

1）补授法：当母乳喂养儿的体重增长不满意时，提示母乳不足，需要添加一定量的牛乳或代乳品以满足小儿需要。该方法适合于 6 月龄内婴儿。采用补授法时，为了避免母乳吸吮刺激减少而引起的乳汁分泌减少，应母乳后再添加乳品或代乳品。即每次哺喂时，先哺母乳，待两侧乳房吸空后，再用配方乳或兽乳补足母乳不足的部分。补授的乳量根据婴儿食欲及母乳分泌量而定，缺多少补多少。

2）代授法：母亲因工作等原因不能按时哺乳时，由配方乳或兽乳替代一次或数次母乳喂养的方法，称为代授法。该方法一般适用于大于 6 月龄的婴儿。哺喂时需逐渐减少母乳次数，用配方乳或兽乳替代母乳。为防止乳汁分泌减少，采用代授法时，每天母乳喂养次数不应少于 3 次，在无法哺乳时需将乳汁挤出。

（4）婴儿食物转换：随着婴儿对营养素需求的增多，6 月龄后仅乳类食物已不能满足其生长发育需要。此时随着婴儿消化功能逐渐成熟，食物类型应由纯乳类液体食物向固体食物逐渐转换，即进入转乳期。转乳期食物也称辅助食品（简称辅食），不仅提供营养素，还对儿童生长发育具有重要的促进作用。

1）转乳期食物的种类：转乳期食物应首先选择易于消化吸收、能满足生长需要、不易引起过敏的谷类食物，如强化铁米粉，米粉可用奶液调配。转乳期食物应尽量选择当地食物，并注意食物的质地、营养密度及烹饪方法的多样性。转乳期食物的引入方法详见表 6-3。

2）转乳期食物的引入时间：食物的引入时间和过程应适合婴儿的接受能力。开始引入泥糊状食物的月龄不应早于 4 月龄，一般为 6 月龄。若此时婴儿每次摄入奶量稳定，约 180 mL/ 次，生长发育良好，则提示婴儿已具备接受其他食物的消化能力。

表 6-3　转乳期食物的引入方法

月龄 进食技能	食物 性状	食物种类	餐数	
			主要营养源	辅助食品
4~6 月 用勺喂	泥状食物	菜泥、水果泥、含铁配方米粉、配方奶	6 次奶 断夜间奶	逐渐加 至 1 次
7~9 月 学用杯	沫状食物	稀（软）饭、配方奶、肉沫、菜沫、蛋、鱼泥、豆腐、水果	4 次奶	1 餐饭 1 次水果
10~12 月 抓食、断奶瓶 自用勺	碎食物	软饭、配方奶、碎肉、碎菜、蛋、鱼肉、豆制品、水果	3 次奶	2 餐饭 1 次水果

3）辅食添加的注意事项：添加辅食时应遵循由少到多、由稀到稠、由细到粗、由一种到多种的原则，同时注意进食技能的训练。辅食内不加盐、味精等食物添加剂。由于婴儿对食物的接受存在个体差异，所以添加一种新食物可能需要 1~2 天至 1 周的时间。在添加辅食的过程中，需通过观察婴儿的大便来判断添加的辅食是否合适。婴儿患病期间不宜添加新的辅食。

（5）断奶：指终止母乳喂养。由于乳类是优质蛋白和钙的重要来源，因此乳类仍是断奶后婴儿的主要食物。断奶时间应选择秋、冬季较为适宜；断奶开始时，应逐步减少每天母乳次数，先停止夜间母乳，逐步停止白天母乳，整个过程不少于 1 个月；为避免对婴儿的心理造成不良影响，不可采用骤然停止母乳或在乳头上涂辣椒、药水或与母亲隔离等方式进行断奶；如果婴儿体弱多病或母亲乳汁充足，可适当延缓断奶时间；断奶后要安排好婴儿的辅助食品，一日三餐外加上、下午点心，注意干稀搭配，食物的烹调宜碎、细、软、烂。

2. 幼儿期与学龄前期儿童营养与膳食

（1）每日 3 餐主食、2~3 次乳类与营养点心，对于不能继续母乳喂养的 2 岁以内儿童建议选择配方奶或兽乳。

（2）幼儿期每日应摄入 1 个鸡蛋、50 g 动物性食物、100~150 g 谷物、150~200 g 蔬菜、150~200 g 水果、20~25 g 植物油。

（3）从幼儿期到学龄前期，儿童膳食结构逐渐过渡，液体奶类的量逐渐减少，幼儿期每日 350~500 mL 乳类，学龄前儿童每日应摄入 300~400 mL 牛奶及奶制品，其他食物量及种类随之逐步适度增加。

（4）提倡自然食品、均衡膳食，注意膳食品种多样化。应提供质地稍软、少盐、易消化的食物，尽量避免油炸食品及快餐，少喝饮料，餐间控制零食。

（三）日常保健

1. 保暖与衣着　新生儿体温调节能力差，易受环境的影响，因此保暖很重要。新生儿居室应阳光充足，空气清新，温度宜保持在 22~24℃，湿度保持在 50%~60%，且应根据气温的变化随时调节环境温度和衣被包裹，以保持体温正常恒定。寒冷季节要注意保暖，使新生儿体温维持在 36~37℃。新生儿衣服和尿布宜选用柔软、吸水性好的棉布制作。新生儿衣服应尽量宽松，使新生儿有自由活动的空间并易于穿脱，不宜使用纽扣。另外，注意存放新生儿衣物的衣柜内不宜放置樟脑丸，以免发生新生儿溶血。

2. 沐浴　新生儿皮肤娇嫩，且排便次数较多，为保持皮肤清洁健康，应每日进行沐浴。

（1）沐浴前准备：沐浴前将室温控制在 26～28℃，关好门窗，避免空气对流。沐浴用物包括：浴盆、大小毛巾、小儿衣服、尿布、小儿沐浴用品、75% 酒精及棉签等。

（2）沐浴操作及注意事项

1）沐浴顺序依次为面、头、颈、上肢、躯干、下肢、腹股沟、臀和外生殖器。

2）在准备沐浴用水时，为防止烫伤，操作者应先向浴盆内加入冷水再加热水，以手腕内侧测试温度，水温宜在 38～40℃。

3）洗头时切勿按压前囟处，防止耳朵进水。擦洗眼睛时应由内眦擦向外眦。

4）注意耳后、腋窝、腹股沟等皮肤皱褶处的清洁。

5）清洗腹部时尽量不要沾湿脐部，每次沐浴后应对脐部进行消毒和包扎。

6）沐浴时间勿选择在喂奶后 1 h 内。

3. 抚触　即为婴儿进行全身按摩。一般在沐浴后进行。抚触不仅可以促进婴儿的生长发育，还可以促进母子情感交流，促进乳汁分泌。抚触可以刺激婴儿的淋巴系统，增强抵抗力；增加婴儿睡眠，改善睡眠质量；帮助平复婴儿情绪，减少哭闹；可以促进婴儿消化吸收和激素的分泌，达到增加体重、缓解婴儿肠胀气等目的。

（1）抚触前准备：备齐婴儿润肤油、毛巾、尿布、替换的衣物等物品。室温控制在 25℃左右，房间安静，可播放柔和的背景音乐。抚触前操作者洗净双手，将婴儿润肤油倒一些于掌心，并相互揉搓使双手温暖，此时注意避免润肤油滴到新生儿面部。

（2）抚触的步骤

1）脸部：舒缓脸部紧绷。从前额中心处用双手拇指往外推压，眉头、眼窝、人中及下巴同样用双手拇指往外推压，均划出微笑状。

2）头部：舒缓头部肌肤。一手托头，用另一只手的指腹从前额发际向上、向后滑动，至后下发际，并停止于两耳后乳突处，轻轻按压。

3）胸部：顺畅呼吸，促进循环。双手放在两侧肋缘，右手向上滑向婴儿右肩，复原，左手以同样方法进行。

4）手部：增加上肢灵活性。将婴儿双手下垂，用一只手攥住其胳膊，从上臂到手腕轻轻挤攥，然后用手指按摩手腕。用同样的方法按摩另一只手。双手夹住小手臂，上下搓滚，并按摩婴儿的手腕和小手。在确保手部不受伤的前提下，用拇指从手掌心按摩至手指。

5）腹部：促进肠胃蠕动。按顺时针方向按摩腹部，但在脐痂未脱落前不要按摩该区域。用指腹在婴儿腹部从操作者的左方向右按摩。

6）腿部：增加运动协调性。按摩婴儿的大腿、膝部、小腿，从大腿至踝部轻轻挤攥，然后按摩脚踝及足部。双手夹住婴儿的小腿，上下搓滚，并按摩婴儿的脚踝和脚掌。在确保脚踝不受伤害的前提下，用拇指从脚后跟按摩至脚趾。

7）背部：舒缓背部肌肉。双手平放于婴儿背部，从颈部向下按摩，然后用指腹轻轻按摩脊柱两边的肌肉，然后再次从颈部向脊柱下端按摩。

（3）抚触的注意事项：抚触以每日 3 次，每次 15～20 min 为宜，最好在沐浴后进行；避免在婴儿过饱、饥饿、疲倦或烦躁时抚触；抚触时注意保暖与安全。

4. 体格锻炼　应从婴儿期即开始。条件允许情况下，应每日带婴儿到人少、空气新鲜的地方进行户外活动，以提高其对外界环境的适应能力，增强机体免疫力，促进儿童智力发育。可以从每日 1~2 次，每次 10~15 min，逐渐延长至 1~2 h。到了学龄前期，全天内各种类型的身体活动时间应累计 180 min 以上。其中，中等及以上强度的身体活动累计不少于 60 min；同时每天应进行至少 120 min 的户外活动，若遇雾霾、高温、高寒等天气可酌情减少，但不应减少运动总量。运动形式应符合儿童身心发育特点，以愉快的游戏为主；同时鼓励增加日常生活中的身体活动，在培养生活能力的同时提高体质健康水平。

5. 良好社会适应能力和行为习惯的培养　儿童社会适应能力是神经心理发展的综合表现，与家庭环境、育儿方式及儿童的性别、性格及年龄等密切相关。选择与孩子的年龄相适应的教育方式，使儿童养成良好的睡眠习惯、饮食习惯、卫生习惯及排便习惯，逐步培养儿童的社会适应能力；在日常生活、游戏、学习中有意识培养儿童克服困难的意志与能力；通过喂奶时抚摸孩子，与其对视微笑，经常与婴幼儿交谈、讲故事等，锻炼儿童丰富的语言表达能力；儿童入托后，在集体生活中培养儿童遵守规则、互相谦让，学习与他人相处的品德；在生活中启发性地向儿童提出问题，促进其思维能力、想象力的发展。

（四）常见疾病预防

1. 新生儿脐炎（neonatal omphalitis）　是因断脐时或出生后处理不当，脐残端被细菌侵入、繁殖所引起的急性炎症。一般情况下，在新生儿出生后 7~10 天脐带脱落，如果在此期间护理不当，易导致细菌入侵脐残端使脐部发生感染引起脐炎，甚至导致败血症。

预防措施：指导家长正确使用尿布，注意尿布勿覆盖住脐部，以防粪便污染脐部；每次沐浴后，用 75% 酒精由内向外旋转式消毒脐带残端及周围 1~2 次，并保持脐部清洁、干燥。如脐轮与脐周皮肤轻度红肿，或伴有少量浆液脓性分泌物时，应每日脐部消毒 2~3 次，如仍未见好转，应及时就医。

2. 尿布皮炎（diaper dermatitis）　又称尿布疹或新生儿红臀，是指新生儿的肛门附近、臀部、会阴部等处皮肤发红，并有散在斑丘疹或疱疹。新生儿大小便次数较多，若不及时更换尿布，尤其是一次性尿布的使用，如果臀部护理不当，易发生尿布皮炎。

预防措施：尽量使用棉质尿布，并注意及时更换，便后应及时用温水清洗并涂抹护臀膏；也可通过每日给新生儿晒臀部 1~2 次，每次 10 min 左右可预防尿布皮炎的发生。

3. 肺炎　是婴幼儿常见疾病，也是婴幼儿期的主要死亡原因。好发于冬春季及气候骤变时。人工喂养儿及营养不良、贫血、佝偻病等体质较差儿更易发生肺炎。肺炎的主要表现为咳嗽、发热、呼吸增快、嘴唇指甲青紫色等。但新生儿患肺炎时，咳嗽可能并不明显，且有的孩子体温不升，仅表现为吐沫、呛奶、吐奶、反应差、不吃不动等症状。因此，应指导家长注意观察和识别新生儿肺炎，以便尽早发现异常，及时就诊。

预防措施：为预防肺炎，家庭成员感冒时，应戴上口罩后再接触新生儿，尽量减少亲友探视；尽量避免带儿童到人多的公共场所，注意手卫生，减少感染的机会；注意保暖，季节变换时注意增减衣服，防止感冒；指导家长识别上呼吸道感染的早期症状，使疾病在早期得到有效控制；积极防治营养不良、贫血、佝偻病等疾病；增加户外活动，增强机体抵抗力。

4. 腹泻（diarrhea）　是一组由多病原、多因素引起的以大便次数增多和大便性状改变为特点的消化道综合征。6 个月至 2 岁婴幼儿发病率较高，是造成儿童营养不良、生长发育障碍及死亡的重要原因之一，也是我国婴幼儿最常见的疾病之一。小儿腹泻的主要特点为大便次数增多和性状改变，可伴有发热、呕吐、腹痛等症状及不同程度的水、电解质、酸碱平衡紊乱。除病原体感染外，奶具不清洁、牛乳温度过低及辅食添加不合理等喂养不当均可导致腹泻。

预防措施：合理喂养，注意卫生管理。哺乳前洗手，注意清洁乳头；配方奶要现用现配、温度适宜；奶具要及时进行清洁、定期消毒。尤其是流行季节，更应注意清洁消毒；防止滥用抗生素。

5. 营养不良（malnutrition） 是由于热量和蛋白质摄入不足引起的一种慢性营养缺乏症，多发生于 3 岁以下的婴幼儿。该病主要表现为体重不增或减轻，皮下脂肪逐渐消失，一般顺序为腹、胸背、腰部，双上肢、双下肢，面颊部。

长期摄食不足是营养不良的主要原因。如母乳不足、未能科学合理添加辅食；人工喂养时，食物的质和量未能满足需要，如乳类稀释过度，或单纯用淀粉类食品喂哺；突然断奶，婴儿不能适应新的食品；偏食、饮食不定时等不良饮食习惯均可引起营养不良。

预防措施：①提倡母乳喂养，科学添加辅食。②对存在喂养或进食行为问题的儿童，指导家长合理喂养和行为矫治。指导早产 / 低出生体重儿采用特殊喂养方法，定期评估，积极治疗可矫治的严重先天畸形。③及时治疗影响儿童生长发育的慢性疾病及反复感染。④加强户外锻炼，多晒太阳，增强体质。⑤及时到医院检查，必要时进行中药和药膳或食疗调理。

6. 营养性维生素 D 缺乏性佝偻病（rickets of vitamin D deficiency） 是由于体内维生素 D 不足引起钙磷代谢失调的一种以骨骼病变为特征的全身慢性营养性疾病。典型表现为生长着的骨干骺端和骨组织矿化不全，维生素 D 不足使成熟骨矿化不全，则表现为骨质软化症。由于婴幼儿生长快、户外活动少，是该病的高危人群。佝偻病不仅影响小儿的神经、肌肉、造血及免疫等系统器官的功能，而且使机体抵抗力下降，容易诱发多种感染性疾病。

预防措施：营养性维生素 D 缺乏性佝偻病是一种自限性疾病，日光照射和补充维生素 D，是该病预防和治疗的关键。①婴幼儿适当进行户外活动，每日 1 ~ 2 h。②维生素 D 补充：婴儿（尤其是纯母乳喂养儿）生后数天开始补充维生素 D 400 IU/d（10 μg/d）；早产儿、双胎儿生后即应补充维生素 D 800 IU/d（20 μg/d），3 个月后改为 400 IU/d（10 μg/d）。有条件可监测血生化指标，根据结果适当调整剂量。

7. 缺铁性贫血（iron deficiency anemia，IDA） 是因体内铁缺乏致使血红蛋白合成减少而发生的一种小细胞低色素性贫血。该病在婴幼儿中发病率最高，是我国重点防治的小儿常见病之一。在临床表现上，除可出现贫血外，还可因缺铁而降低许多含铁酶的生物活性，进而影响细胞代谢功能，使机体出现消化道功能紊乱、循环功能障碍、免疫功能低下、精神神经症状以及皮肤黏膜病变等一系列非血液系统的表现。贫血可影响小儿的生长发育，使机体抵抗力下降。

预防措施：①做好喂养指导。因母乳中的铁最易吸收，故提倡母乳喂养。不能母乳喂养时，建议采用强化铁配方奶喂养。②早产 / 低出生体重儿应从 4 周龄开始补铁，剂量为每日 2 mg/kg 元素铁，直至 1 周岁。纯母乳喂养或以母乳喂养为主的足月儿从 4 月龄开始补铁，剂量为每日 1 mg/kg 元素铁。③注意饮食的均衡性，多为幼儿提供富含铁的食物，鼓励进食蔬菜和水果，促进肠道铁吸收，纠正儿童厌食和偏食等不良习惯。④在寄生虫感染的高发地区，应在防治贫血的同时进行驱虫治疗。

8. 儿童孤独症（childhood autism） 也称儿童自闭症，一般于 3 岁前起病，是神经系统发育障碍引起的精神障碍性疾病。遗传因素是儿童孤独症的主要病因。环境因素，特别是胎儿大脑发育关键期接触的环境因素也会导致发病的可能性增加。主要表现为：①社会交往障碍：对亲人不依赖、缺乏目光对视和交流、缺少社交性微笑、呼唤无反应、不喜欢拥抱、独自玩耍等。②交流障碍：在言语交流和非言语交流方面均存在障碍，以言语交流障碍最为突出。语言发育明显落后或语言内容奇怪难以理解、模仿语言或"鹦鹉语言"等。③兴趣狭窄和刻板重复的行为方式：表现为转圈、嗅味、玩弄开关、来回奔走或特别依恋某种无生命的物品等。目前该病的治疗以综合性教育和行为训练为主，药物治疗为辅，主要包括交流训练、语言训练、行为治疗、感觉统合训练、听觉统合训练和结构化教育等。

预防措施：早发现、早诊断、早期系统长期治疗等对该病的预后尤为重要。社区应对适龄儿童家长进行自闭症相关知识宣教，利于尽早识别患病儿童。另外，应指导患儿家长在生活中多与儿童沟通，多为其创造与他人交流的机会，强化语言和良好行为训练；帮助患儿家庭评估教育干预的可行性，指导家庭选择科学的训练方法，提高家长的参与度；尽量使患儿在集体生活中成长，在与正常儿童交往中接受帮助，使其精神活动得到发展，获得基本的社会交往能力。

（五）常见意外伤害急救与预防

意外伤害（unintentional injury）也称非故意伤害，是指个体无意识的意外事故，可导致损伤、伤害或死亡。主要包括窒息、灼烫伤、跌落与坠楼、溺水、意外中毒等，而大多数意外伤害是可以预防的。

1. 窒息 是3个月内婴儿，尤其是新生儿最常见的意外伤害，常因母婴同床、包裹过严等照护不当所致。气管异物引起的窒息，主要是由于婴幼儿喉保护机制及吞咽功能尚不健全，在进食时嬉笑、哭闹、玩耍，将食物、小玩具等异物吸入气管造成呼吸道梗阻所致。

（1）紧急处理：当发现儿童发生窒息时，应立即去除引起窒息的原因，必要时进行现场急救，并尽快就医。当儿童发生气管异物时，家长应保持镇静，首先观察儿童，如果可以呼吸，鼓励其用力咳嗽，以争取将异物咳出。除非能看见异物，否则不要盲目用手指取异物。但是，气管、支气管异物自然咳出的机会很低，因此对未咳出异物者，应立即送往医院急救处理。在呼救当地紧急医疗服务帮助的同时或在送往医院的途中，对呼吸困难患儿应立即进行紧急救护，通常采用"海姆立克"急救法，具体操作如下：

1）1岁以下婴儿的救护：用前臂和手托住婴儿胸部让婴儿面朝下，用膝支撑，使婴儿头部低于躯干，用另一只手的几个手指稳准且有节律地在肩胛骨之间的背部给予有力而不过分的冲击。

2）1~9岁儿童的救护：救护者坐下，将儿童面朝下横过救护者的双膝间，俯伏在双腿上，将孩子让其胸廓横过膝而下垂。一只手把住孩子肩膀外侧，用另一只手掌根部有节律地拍击其两肩胛间的背部，注意用力不可过大，使气道内阻塞物脱离原位。

3）大于9岁儿童的救护：从后面抱住儿童，让其处于直立位，一手握拳，拇指侧顶住其脐上2 cm，远离剑突，另一手抱拳，连续用力向后向上冲击肋缘6~10次。

如果异物未去除，可重复上述的手拳冲击法三次以上。如果阻塞物排出，但呼吸未恢复，应进行口对口人工呼吸。

（2）预防措施：母乳喂养时应采取正确的哺喂姿势，避免乳房堵住婴儿口鼻，禁忌边睡边哺乳，提倡母婴分床睡，防止母亲的身体、被褥等堵住婴儿口鼻而造成窒息；要让小动物远离婴儿，避免因小动物身体堵住婴儿口鼻而引起窒息；不给孩子进食较小、较硬而光滑的食物，如花生、瓜子、果冻等；不要强迫喂药；不要让儿童玩耍和打闹时进食，教导其咽下食物后再说话或玩耍；儿童床边不要挂玩具，在选择玩具时应注意玩具零部件的大小；将硬币、纽扣、安全别针、糖果、饮料罐拉环和气球等物品放在婴幼儿接触不到的地方，防止误食、误吸的发生。

2. 灼烫伤 指因接触热油、热水、热蒸气、火焰及强酸碱溶液等高温物质或腐蚀性化学物质而引起的皮肤及皮下组织损伤。

（1）紧急处理：应迅速将受伤部位放到凉水中，至少冷却 10 min，直到没有痛感为止。将伤口附近衣服脱掉或剪开，如果衣服和伤口粘在一起，不要撕扯衣物，尽快就医。如果伤口面积大于孩子手掌，要用干净的保鲜膜或没有绒毛的布将伤口覆盖后马上就医，切勿挑破伤处水泡。

（2）预防措施：热水瓶、烧水壶等放在孩子接触不到的地方；不使用桌布，以防孩子拉扯桌布时导致盛放热液的容器翻倒；吃饭时，让孩子远离汤锅、火锅；洗澡时，洗澡盆内应先放冷水，再兑热水，水温调好后再让孩子靠近；将家用强力清洁剂、浓硫酸等放到孩子拿不到的地方，以免孩子误食或泼洒到皮肤上，导致化学性烧伤；使儿童远离点火器具和电取暖器，避免触碰电器插座。

3. 跌落与坠楼 婴幼儿活泼好动、好奇心强，但缺乏危险意识，若照护不当易发生此类意外事故。

（1）紧急处理：孩子跌落受伤后，可先用小毛巾包冰块冷敷伤处 10 min，然后绑上绷带，并将伤处抬高，让血流减缓，以减轻青肿和淤血的程度。坠楼及严重外伤者应立即拨打急救电话，尽量不移动孩子身体，避免造成二次伤害，必要时给予急救处理；当其出现呕吐症状时，要及时将呕吐物清除干净。

（2）预防措施：为婴儿换衣服、尿布时，应一只手始终保护着婴儿；注意幼儿在有轮滑的学步车中的安全，防止其滑到危险地方；乘坐扶梯时，成人应一手扶着扶梯，另一只手牵着孩子，同时避免扶梯的缝隙夹到孩子的脚趾、鞋及衣服等，切勿让孩子在扶梯上来回走动、玩耍及攀爬扶梯的扶手；指导家长任何情况下也不要将孩子单独留在家中；窗边不堆放杂物或摆放椅子，以免孩子攀爬；告诉孩子不能在阳台、窗台附近或顶楼嬉戏；家中所有窗子安装防护网；窗户、阳台等处栏杆的间距要小于 9 cm，且有一定高度。

二、学龄期青少年保健指导

（一）生理特点与生长发育特征

1. 学龄期 6 岁儿童除生殖器官外，各器官外形已接近成人。视觉发育完善，智能发育更加成熟，能较好控制自己的注意力，并逐渐学会综合分析、分类比较等抽象思维，具有一定的独立思考能力，是学习的重要时期。此期发病率相对减低，但免疫性疾病、近视、龋齿等开始增多；心理、行为问题也开始增多。

2. 青春期 该年龄期是体格生长发育的第二个高峰，身高增长显著。第二性征及生殖系统迅速发育并逐渐成熟，性别差异明显。一般情况下，女孩青春期开始的年龄和结束年龄均比男孩早 2 年左右。此年龄期虽然发病率较低，但自我意识发展突出，性意识发展迅速，故此年龄期除了应为其供给足够的营养，加强体育锻炼和道德品质教育外，还应重视和加强青春期保健，进行青春期生理卫生和心理卫生知识的宣传教育，促进其身心健康成长。

（二）营养与膳食

学龄期儿童青少年正处于生长发育过程中，尤其是青春期体格发育迅速，对能量和营养素的需要量相对高于成年人，充足的营养摄入是智力和体格正常发育乃至一生健康的物质保障。

因此，更需要强调合理膳食、均衡营养。另外，学龄期也是饮食行为和生活方式形成的关键时期，家庭、学校和社会要积极开展饮食教育，培养儿童健康的饮食行为和生活方式。提倡食物的多样化，注意主副食、荤素及粗细的搭配，使营养成分作用互补。应养成定时定餐的良好饮食卫生习惯，纠正偏食、吃零食、暴食暴饮等不良习惯。同时，也应注意节制饮食，避免营养过剩，预防肥胖症。

（三）日常保健

1. 良好学习生活习惯培养　学龄期儿童青少年是良好生活习惯和学习习惯养成的关键时期，也是骨骼成长发育的重要阶段。应教会他们合理安排学习、睡眠、游戏及运动的时间，避免沉溺于网络游戏中。另外，长时间弯腰、歪头、歪肩等将影响脊柱、骨骼正常发育，甚至造成畸形，所以培养良好的坐、立、走姿势和习惯尤为重要。读书写字时避免不良用眼习惯，指导儿童简单有效的视力保健方法，定期进行视力检查，以利于尽早发现弱视、斜视、近视等问题，及时就医。

2. 心理卫生与性教育　家长和教师应树立正确的教育观念，给儿童青少年以足够的信任、鼓励和尊重，并建立良好的亲子关系和师生关系，引导他们形成的正确世界观、人生观和价值观，激发他们学习兴趣，培养良好的学习态度、心理品质及广泛的兴趣爱好。另外，还应对他们进行道德、法制和死亡教育，以及有关性生理、性心理、性道德等方面的性教育，还要使儿童青少年懂得法律及珍惜自己的生命，正确对待生活中的压力与挫折。

（四）常见疾病预防

1. 单纯性肥胖　肥胖是由于长期能量摄入超过人体消耗，使体内脂肪过度积聚、体重超过参考值范围的一种营养障碍性疾病。根据病因可分为原发性肥胖和继发性肥胖，其中原发性肥胖又称单纯性肥胖（simple obesity）。肥胖儿童中绝大多数属于单纯性肥胖，其发生与遗传、饮食和身体活动水平等有关，不合理的喂养方式、运动过少、遗传因素、社会经济因素等增加了肥胖发生的危险。肥胖儿童容易发生心肺功能障碍，运动能力降低及心理问题。儿童青少年期肥胖将增加成年期肥胖、心脑血管疾病及糖尿病等慢性病过早发生的风险，对健康造成威胁的同时，给个人、家庭和社会带来沉重负担。

体重指数（body mass index，BMI）又称体质指数，是目前普遍应用的估计体脂含量的指标，其与人体的体脂含量呈正相关。计算方法为 BMI = 体重（kg）/ 身高 ^{2}（m^2）。中国学龄儿童青少年超重、肥胖筛查体重指数分类标准见表6-4。

预防措施：应从孕期即开始儿童肥胖的预防，此外，至少母乳喂养3个月，并推迟引入甜食时间；通过健康教育使儿童及家长认识到肥胖的危害，养成良好饮食习惯，不要忽略进餐，尤其是早餐。避免不必要的甜或油腻食物；营造良好家庭体育运动氛围，增加室外活动时间；定期对儿童进行生长发育监测，及早发现超重，及时采取干预措施。

2. 龋齿（dental caries）　是小儿常见的疾病之一，是以细菌为主的多因素作用下引起牙齿脱矿的一种疾病。龋患率随年龄的增加而上升，6~7岁时达高峰。龋齿发生与口腔内的产酸细菌和菌斑、食物中的糖类、牙齿发育不良、食物嵌塞等有关。

预防措施：尽早帮助儿童养成定时刷牙、饭后漱口的卫生习惯，并教会儿童正确的刷牙方法。孩子长出牙齿后即开始刷牙，可选择含氟牙膏进行早晚刷牙，并养成吃完东西即漱口的习惯；每3~6个月到医院检查牙齿，发现问题及时治疗；限制零食、糖、饮料等食物的摄入；及

表 6-4　中国学龄儿童青少年超重、肥胖筛查体重指数分类标准（kg/m^2）

年龄/岁	超重		肥胖	
	男性	女性	男性	女性
7 ~	17.4	17.2	19.2	18.9
8 ~	18.1	18.1	20.3	19.9
9 ~	18.9	19.0	21.4	21.0
10 ~	19.6	20.0	22.5	22.1
11 ~	20.3	21.1	23.6	23.3
12 ~	21.0	21.9	24.7	24.5
13 ~	21.9	22.6	25.7	25.6
14 ~	22.6	23.0	26.4	26.3
15 ~	23.1	23.4	26.9	26.9
16 ~	23.5	23.7	27.4	27.4
17 ~	23.8	23.8	27.8	27.7
18 ~	24.0	24.0	28.0	28.0

时进行六龄齿的窝沟封闭。

3. 视力低常（low vision）　又称为视力不良或视力低下，是指裸眼远视力达不到该年龄期儿童正常远视力标准。儿童视力低常是遗传和环境因素共同作用的结果，近视、远视、散光、弱视、斜视、炎症及外伤等都会导致视力低常。

预防措施：应尽量保证儿童每天至少 2 h 的户外活动时间；注意用眼卫生，不要长时间看电子产品，适时做眼保健操；当儿童看书、写字、学习 1 h 后，应通过窗户向远处眺望或到室外向尽量远的地方眺望，每次眺望 10 ~ 15 min；每日饮食应搭配合理，控制零食、甜食的摄入，避免蛋白质和维生素摄入不足；定期进行眼病筛查和视力评估，对筛查中发现的视力异常情况及时指导就诊；强调安全教育，预防眼外伤；教会家长识别视力异常的表现，以利于尽早发现视力问题，及时就医。

4. 抑郁症（depression）　儿童青少年抑郁症是指发生在未成年时期，以显著而持续的情绪失落、兴趣缺失为主要表现的一类精神疾病。具有识别率低、治愈率低、自杀率高等特点。该病的核心症状为心境低落、兴趣丧失及精力缺乏，抑郁障碍患者在心境低落的基础上常伴有其他认知、生理及行为症状。《美国精神障碍诊断和统计手册（DSM-5）》中提到儿童青少年抑郁症可能存在特殊症状：在心境方面，可能表现为心境易激惹，而非悲伤；在体重方面，可表现为未达到应增加的体重。

儿童青少年抑郁症的发生可能与遗传、心理、社会因素等有关。《2019 中国抑郁症领域蓝皮书》显示，家庭关系不和睦、亲子关系疏离、父母对孩子期望过高等家庭原因是导致儿童青少年抑郁症的首要因素，学习压力过大、老师批评、校园霸凌等负性情绪长期积累、无处排解，也可能造成儿童青少年抑郁症的发生和发展。

预防措施：学校和社区应对适龄儿童家长进行相关培训，指导其多关心理解孩子，营造和睦的家庭氛围，改善亲子关系，及时排解孩子的不良情绪。家长应及时与教师沟通，以利于尽早识别该病，及时就医。

（五）常见意外伤害急救与预防

1. 中毒　指因进食有毒的食物、误服药物或吸入有毒气体引起的中毒。

（1）紧急处理：如果儿童误食了有毒物质，应立即为其催吐，同时呼叫救护车。家长可以用手指或筷子轻轻压迫孩子咽后壁或者舌根，使其产生吐感。若儿童食用的是具有化学性、腐蚀性物质或处在昏迷当中，则不能催吐。在呼救救护车到达之前，让儿童保持不动，尽量找到他吃下的东西，并带到医院化验。如果出现呕吐，则将呕吐物收集起来带到医院。当儿童发生煤气中毒，应立即开窗通风、并将其转移到空气流通处，立即松开衣领，平卧头偏向一侧，保持呼吸道通畅。

（2）预防措施：确保儿童的食物新鲜、清洁卫生，避免食入被细菌、毒素等污染的食物；避免食入毒蘑菇、含氰果仁（苦杏仁、桃仁等）等有毒食物；成人不要在孩子面前吃药，药品和清洁剂等放到孩子拿不到的地方；儿童内服药和外用药分开放置，不要用饮料瓶灌装有毒物质，防止误服；家中尽量保持有一扇开启的窗，以防煤气中毒。

2. 溺水　儿童青少年好奇心强、活泼好动、危险意识薄弱，若监护、照顾不当，室内外均可能发生溺水。

（1）紧急处理：应立即清理溺水儿童口腔和鼻腔异物，按压其腹部或用膝盖顶溺水者的肚子，倒出溺水者呼吸道内积水，进行现场急救的同时转送附近医院救治。

（2）预防措施：指导家长在给婴幼儿洗澡时，不可将孩子单独留在盆里；若家中有蹒跚学步的儿童，注意洗手间要随时关门，马桶盖及时盖上，洗浴后要及时清空浴盆或浴缸内的水；加强对儿童的监管，不去水塘或河流里游泳，不在无围栏的河边嬉戏；在泳池游泳时不去深水区，并且需家长或教练时刻看护。

（朱雪梅）

【案例分析】

产妇王某，28岁，会计。其丈夫孟某，30岁，中学教师。7天前王某在医院自然产下一名男婴。母子已于孩子出生后第4天出院回家。社区护士入户访视时发现，夫妻二人在孩子喂养方面存在分歧。丈夫说："母乳好像不够孩子吃，都出生7天了，体重跟出生时差不多。另外，孩子吃完奶一两小时就醒，晚上也这样，弄得大人孩子都缺觉，都挺疲劳，想给孩子加点奶粉，她还不同意。"妻子说："我感觉奶还挺多的，应该够孩子吃，但体重确实没见增加，不行就加奶粉吧"。

一、护理评估

1. 问诊与观察　①孕期及出生情况：足月儿，自然产，无窒息史。产妇妊娠期未患病。出生时体重为3 171 g，身长为51 cm；②一般情况：新生儿精神状态良好，吸吮、哭声、睡眠、大小便次数与性状均正常；产妇睡眠较少，产后子宫复旧情况良好；③喂养情况：目前为纯母乳喂养，按需哺乳；④居室环境：居室内温湿度适宜，明亮整洁；⑤心理 – 社会状况：在孩子喂养方面夫妻间存在分歧。平时主要由妻子照顾孩子，丈夫在晚上和周末时适当帮忙照顾孩子。

2. 测量与体格检查　①测量：婴儿体重3 221 g，身长51 cm，体温36.6℃，呼吸41次/min；②体格检查：全身体格检查均正常，拥抱、握持、吸吮、觅食等反射均存在，尚有生理性黄疸。

二、护理诊断

1. 有喂养不当的危险 与担心乳汁分泌不足有关。

2. 知识缺乏 与缺乏喂养及生理性体重下降等知识有关。

三、护理计划

护理计划的预期目标如下：

1. 产妇学会判断乳汁分泌量是否充足的方法。

2. 产妇学会促进乳汁分泌的方法。

3. 产妇及其丈夫了解新生儿喂养及生理性体重下降等知识。

4. 新生儿继续进行纯母乳喂养。

四、护理实施

1. 根据新生儿健康评估结果判断新生儿生长发育及营养状况，并提出目前喂养方法的建议，请产妇及其丈夫参与护理计划的制订。

2. 向产妇及其丈夫宣教纯母乳喂养的益处和重要性，指导其如何判断乳汁分泌量是否充足及促进乳汁分泌的方法等，增强继续纯母乳喂养的信心。

3. 建议产妇的丈夫或其亲属帮助照顾婴儿，让产妇与孩子同步休息与睡眠。

五、护理评价

1. 产妇能自行判断乳汁分泌量是否充足。

2. 产妇及其丈夫了解喂养及新生儿生理性体重下降等知识。

3. 新生儿继续纯母乳喂养。

总结：

纯母乳喂养能满足 6 月龄以内婴儿所需要的全部液体、能量和营养素，对婴儿的生长发育、增强体质有不可替代的作用。WHO 和中国营养学会制定的《6 月龄内婴儿母乳喂养指南》指出，新生儿生理性体重下降只要不超过出生体重的 7%，就应坚持纯母乳喂养。案例中的新生儿处于出生时后的第 7 天，体重下降未超过 7%，正处于生理性体重下降的恢复中，因此可以继续给予纯母乳喂养，同时指导夫妻俩通过观察新生儿的体重、排泄情况等综合判断母乳是否充足。此外，建议产妇的丈夫或其亲属来家中帮助照顾婴儿，让产妇与孩子同步休息与睡眠，同时提醒产妇的丈夫多关心妻子，为产妇增加营养，营造和谐的家庭氛围，使其保持愉悦的心情，这也对促进乳汁分泌具有重要的意义。

思考题

1. 为满足儿童生长发育需要，应及时给婴儿添加辅助食品，添加辅助食品的开始月龄可以在 4 月龄之前吗？为什么？

2. 男孩 6.5 岁，身高 1.24 m，体重 27.8 kg，请问该儿童是否属于肥胖？应为该儿童家长提供哪些针对性健康指导？

数字课程学习

📥 教学 PPT　　　　📝 自测题

第七章

社区妇女保健与护理

【学习目标】

知识:

1. 掌握社区妇女保健概念、目的,围产期妇女健康管理。

2. 熟悉社区妇女的婚前、孕前健康管理,妇女常见健康问题及保健指导。

3. 了解妇女保健的工作方法及组织机构。

技能:

1. 能对社区不同时期妇女提供健康教育和保健指导。

2. 能够运用相关知识提供以生殖健康为核心的保健工作。

素质:

1. 明确社区护士在社区妇女保健中角色与职责范围,加强对促进妇女健康的责任感与使命感。

2. 能尊重并保护患者的隐私,具有同理心及良好的团队合作精神。

【关键词】

社区妇女保健;痛经;少女妊娠;妊娠期高血压;围产期抑郁;围绝经期综合征;尿失禁

情境导入

2020 年，我国孕产妇死亡率为 10 万分之 16.9，较 2015 年下降 15.9%；我国孕产妇死亡率远低于全球各国中位数水平和中高收入国家中位数水平。妇幼健康核心指标位居全球中高收入国家前列。几十年来，我国妇幼健康水平显著提高。但目前，我国妇幼健康保健还面临着发展不平衡、服务不充分等诸多挑战，还不能满足广大妇女日益增长的健康需求。

请思考：

1. 在健康中国的背景下，社区护士在社区妇女保健中应承担什么责任？
2. 如何对社区孕产妇提供更优质的围产期保健，以不断降低孕产妇死亡率？

第一节 概 述

妇女是社区卫生服务的重点人群，社区妇女保健是社区卫生服务的重要组成部分。保障妇女的健康对于提高人口素质有重要意义。我国妇女保健工作在长期实践中，始终坚持以妇女健康为中心的发展思想，将妇女健康融入所有政策，实现对妇女全方位全周期的服务和保障，使妇女健康服务的质量和可及性达到新水平，妇女健康服务持续改善，妇女健康水平显著提高。

一、社区妇女保健的目的及服务范围

（一）目的

社区妇女保健（community women health）是指以社区妇女为对象，根据妇女各个时期的生理及生殖特点，采取预防为主，以保健为中心，以基层为重点，中西医并重，防治结合等综合措施及管理方法，开展以生殖健康为核心的保健工作。其目的是通过积极的预防、普查、监护和保健措施，做好妇女各期的保健，以降低患病率，维护和促进妇女健康，降低孕产妇的死亡率和围产儿死亡率，控制性传播疾病的传播及遗传病的发生，提高妇女的总体健康水平，维护家庭幸福和后代的健康，提高人口素质。

（二）服务范围

妇女保健的服务范围涵盖为妇女提供生命全周期、健康全过程的服务和管理。不同年龄阶段妇女因心理、文化层次、家庭、职业和社会关系的差异而有不同的反应。总之，社区妇女保健的服务范围包括：青春期、围婚期、围产期、围绝经期和老年期妇女的保健；常见病及多发病的普查普治；做好婚前检查，积极开展优生优育健康指导及咨询，进行孕期危险因素筛查与管理；建立与健全社会保障制度，依法保障妇女的合法权益；妇女心理卫生保健等。

二、妇女保健的工作方法及组织机构

（一）妇女保健的工作方法

1. 强化落实政府职责 充分发挥政府主导作用，推进部门合作和社会参与，将妇幼健康纳入当地经济和社会发展规划，将妇幼健康核心指标纳入政府目标责任考核，制定妇幼健康事业发展规划并组织实施，明确各相关部门的职责，建立协调工作机制，实施妇幼健康目标管理。

2. 健全健康法制体系和政策体系　制定母婴保健法实施办法、女职工劳动保护特别规定等法规，细化政策措施。完善妇幼健康服务相关管理制度、工作规范、技术标准及操作流程等，健全监督与评价制度。

3. 坚持预防为主　坚持"以保健为中心，以保障生殖健康为目的，保健与临床相结合，面向群体、面向基层和预防为主"的妇幼卫生工作方针。

4. 加强人才培养　重视人才队伍建设，特别是助产士等紧缺人才培养。健全妇幼健康专业人员培养机制，开展职业教育和岗位培训，不断提高业务技能和水平。

5. 加强健康教育与健康促进　为妇女普及健康知识，树立个人是健康第一责任人的意识，提升其健康素养和技能，增强自我保健能力。

6. 推进妇幼健康信息化建设　积极应用互联网技术和大数据平台，提升信息采集、分析和应用能力。推动智慧医疗机构建设，使就诊流程更便捷，服务流程更高效。

7. 坚持中西医并重　充分发挥中医药在妇女保健和疾病诊疗中的独特作用，积极开展中医预防保健、养生康复等服务。

（二）妇女保健的组织机构

1. 行政机构　目前，我国不断加强城乡妇幼健康服务网络建设，逐步形成以妇幼保健机构为核心、以基层医疗卫生机构为基础、以大中型综合医院、专科医院和相关科研教学机构为支撑的保健与临床相结合、具有中国特色的妇幼健康服务网络。各级妇幼健康服务机构及主要职责如下：

（1）国家卫生健康委员会内设妇幼健康司：其主要职责为拟订国家的妇幼卫生健康政策、标准和规范，推进妇幼健康服务体系建设，指导妇幼卫生、出生缺陷防治、婴幼儿早期发展和人类辅助生殖技术管理等。

（2）省级妇幼健康服务机构：是全省（区、市）妇幼保健工作的业务指导中心。省级（直辖市、自治区）卫生健康委员会设妇幼健康处。其主要职责为拟订省级妇幼卫生健康政策、规划、技术标准和规范并组织实施，推进妇幼健康服务体系建设，指导妇女卫生、儿童卫生、生殖健康工作，推动生育全程服务、出生缺陷综合防治、婴幼儿早期发展，规范人类辅助生殖技术和避孕药具管理等。

（3）市级妇幼健康服务机构：是全市妇幼保健业务指导中心，在省级和县级妇幼健康服务机构之间发挥着承上启下的重要作用。市（地）级卫生健康委员会设妇幼保健科（处）等。其职责主要为拟订市级妇幼卫生的政策、规划、规范及标准；推进妇幼卫生体系建设，承担并指导妇幼卫生、出生缺陷防治、人类辅助生殖技术管理工作；做好优生优育服务工作；指导、检查、督促节育手术并发症的预防、鉴定和治疗等。

（4）县级妇幼健康服务机构：是三级妇幼健康服务机构的基础，县（市）级卫生健康委员会设妇幼健康股，其职责为组织实施妇幼卫生的服务政策、规划、技术标准和规范；推进妇幼卫生服务体系建设；承担妇幼卫生、出生缺陷防治、人类辅助生殖技术管理等服务的指导管理工作；推动实施生殖健康促进计划；依法规范指导避孕药具管理工作。

2. 专业机构

（1）妇幼卫生专业机构包括：各级妇幼保健机构、各级妇产科医院、综合医院（或中医医疗机构）的妇产科、计划生育科、预防保健科等，不论其所有制形式如何，均属于妇幼卫生专业机构。

（2）各级妇幼保健机构的情况

1）国家级妇幼保健机构：中国疾病预防控制中心妇幼保健中心是国家级妇幼保健专业机构，是全国性妇幼保健业务技术指导中心。主要职责为：开展妇幼健康工作，为国家制定妇幼健康法律法规、政策、规划、项目等提供技术支撑和咨询建议；组织制定妇幼健康技术方案、指南和标准；开展妇幼健康相关领域科学研究，对妇女儿童健康状况及影响因素进行监测、评估、评价；承担妇幼健康信息化建设，负责相关数据的收集、管理和应用服务技术支持；开展地方妇幼健康工作业务指导，组织业务培训，推广新技术、新方法，参与妇幼健康服务专业技术考核和评价相关工作；开展妇幼健康教育、健康科普和健康促进相关工作；开展妇幼健康相关领域的国际交流与合作等。

2）省级妇幼保健机构：为全省妇幼卫生工作的业务指导中心。由各直属省、自治区、直辖市卫生健康委员会领导，由妇幼健康处管理。主要承担全省（直辖市、自治区）的妇幼保健工作、临床诊疗工作、教学、健康教育、卫生信息与科研等工作。

拓展阅读 7-1
国家卫生健康委员会：《中国妇幼健康事业发展报告（2019）》

3）市（地）级妇幼保健机构：受市（地）卫生行政部门领导，接受省级妇幼保健院业务指导，同时负责指导县级妇幼保健院的业务工作，起到承上启下的作用。主要承担全市（地区）的妇幼保健、临床诊疗、教学、健康教育、卫生信息与科研等工作。

4）县级妇幼保健机构：由各县级卫生健康委员会领导，主要承担全县的妇幼保健、临床诊疗、教学、健康教育、卫生信息与科研等工作。

（刘维维）

第二节　妇女不同发展时期的健康管理

拓展阅读 7-2
《中国妇女发展纲要（2021—2030 年）》

女性整个生命周期中经历胎儿期、新生儿期、儿童期、青春期、性成熟期、围绝经期及老年期。为了更好地有针对性地解决妇女特殊生理期的健康问题，本节主要阐述围婚期、围产期及围绝经期的健康管理。

一、围婚期妇女的健康管理

围婚期是指从确定婚配对象到婚后受孕为止的一段时期，包括婚前、新婚及孕前三个阶段。围婚期健康管理是为保障婚配双方及其子代健康所进行的健康管理。《母婴保健法》规定，医疗保健机构提供的婚前卫生保健服务的内容包括婚前医学检查、婚前卫生指导和婚前卫生咨询三个方面。

（一）婚前医学检查

婚前医学检查（premarital medical examination）是基层卫生服务机构对准备结婚的人可能患影响结婚和生育的疾病进行的医学检查。婚前医学检查项目主要包括询问项目、体格检查、实验室检查。

1. 询问项目

（1）了解双方是否有血缘关系。

（2）了解双方患病史及服药史，如性病、麻风病、传染病等患病史、女方月经史、男方遗精史、既往婚育史、家族近亲婚配史、家族遗传病史、精神疾病史、智力发育障碍等。

（3）了解双方个人生活史，近期工作和生活情况、烟酒嗜好情况等。

2. 体格检查 全身体格检查、生殖器检查与第二性征检查（检查是否存在影响婚育的生殖器疾病）。

3. 实验室检查 胸部 X 线检查、血常规、尿常规、肝功能、肝炎抗原抗体、女性阴道分泌物滴虫和酵母假丝菌检查。必要时行染色体、精液及性病等检查。

（二）婚前卫生指导

婚前卫生指导是以生殖健康为核心的性卫生指导、生育保健指导和新婚避孕指导。

1. 性卫生指导

（1）指导新婚夫妻顺利度过第一次性生活，逐渐建立和谐的性生活，如爱情基础的巩固、健康的身心状态、良好的性生活氛围、性知识和性技巧的掌握，科学对待处女膜问题。

（2）指导新婚夫妻注意个人卫生，预防蜜月期泌尿系感染，保持外阴部清洁，勤洗澡，勤换衣物和床单被罩。月经期禁止性生活，掌握好性生活的频率，尽量选择合适的时机。

2. 生育保健指导

（1）选择最佳生育年龄：我国 2021 年新婚姻法规定的结婚年龄，男性不得早于 22 岁，女性不得早于 20 岁。根据法律规定结婚后即可怀孕，从生理学角度上，女性 25～29 岁，生育能力处于最佳状态，也是生殖力最旺盛的阶段；男性 25～35 岁时，身体各器官已完全发育成熟，该阶段男性身体健康、精力旺盛，精子质量高。选择最佳生育年龄，更有利于提高下一代身体健康素质。

（2）选择最佳受孕时机：最佳的受孕时机体现在最佳的身体状态、最佳的受孕季节、最佳的同房时间。最佳身体状态是受孕应安排在双方工作或学习轻松，生理、心理都处于最佳状态的时期，建议新婚夫妇最好延缓到婚后 3～6 个月受孕，受孕前应加强营养、劳逸结合、保持身心健康；受孕的最佳季节是夏末秋初即 7～9 月份，若此季节怀孕，孕妇已经过了前三个月的妊娠反应期，秋末冬初正值果蔬成熟之际，有利于孕妇摄取足够的营养物质。此外，分娩时正值春末夏初、气候温和，有利于产妇顺利度过产褥期和早期康复。

（3）避免危险因素：男女双方计划妊娠前避免危险因素，减少危险因素对身体的影响，危险因素包括理化因素、生物因素、药物及烟酒等。若受高温、射线等理化因素的影响，应与有害物质隔离一段时间后再受孕；风疹病毒、流感病毒等生物因素也会对胎儿导致影响，注射风疹病毒是有效的免疫接种，但需在受孕前 3 个月内及受孕期间停止注射；服用避孕药物等致畸或致突变的药物，应先停药半年后再受孕为宜；计划受孕前必须戒烟戒酒，以减少烟酒的不良影响。

3. 新婚避孕指导 新婚夫妇从婚前的单身生活到婚后生活需要相当长一段时间去适应，只有在心理和经济上有充分的准备，才能为宝宝的到来创造更佳时机。新婚避孕方法要求所用避孕方法停用后不影响生育功能和子代健康。常用的避孕方法有屏障避孕法、药物避孕法、安全期避孕法和紧急避孕法。

（1）屏障避孕法：男女双方根据情况选择屏障避孕法，男性使用阴茎套，使用安全、方便，亦可预防性传播疾病，使用前应选择合适型号，检查有无漏孔，每次性交时均应使用，使用后检查有无破损；女性可以使用阴道隔膜（阴道套），使用前根据女性个体情况，选择大小合适的阴道隔膜，但患有急性阴道炎和重度宫颈糜烂的妇女不宜使用。另外，可以使用胶冻、药膜等阴道内杀精剂，使精子丧失活动能力。

（2）药物避孕法：避孕药是比较可靠的避孕方法，不干扰性生活，大多为女性服用，复合型口服避孕药由雌激素和孕激素配伍组成，包括短效及长效口服避孕药、长效避孕针、缓释系统避孕药和避孕贴剂。患有严重心血管疾病、肝肾功能损害、内分泌疾病、恶性肿瘤等疾病者不宜服用。

（3）安全期避孕法：主要是避免在排卵前后的易受孕期进行性交。多数正常育龄妇女月经周期 24~32 天，排卵一般发生在下次月经前 14 天左右，排卵后 24 h 如果卵子未受精，卵细胞会自行死亡，排卵前后 4~5 天内为易受孕期，如果排除月经期，"安全期"时间只有 10 天左右。安全期避孕法应采用排卵试纸、基础体温测定值、宫颈黏液检查等方法确定排卵日期。由于排卵过程可受情绪、健康状况、性生活及外界环境等影响，可能发生额外排卵，因此安全期避孕法并不十分可靠。

（4）紧急避孕法：如果新婚夫妇忘记采取避孕措施或者避孕失败，在无保护性性交后 72 h 内可以服用孕激素、雌激素制剂、米非司酮等紧急避孕药，妇女为防止非意愿妊娠而采取的避孕方法。该方法仅作为常规避孕措施失败后的补救措施，最好在医生指导下使用，对预防意外妊娠有一定作用，但不宜作为常规避孕方法。

（三）婚前卫生咨询

婚前卫生咨询是对有关婚配、生育保健等问题提供医学意见，可提高群众对婚前医学检查重要性的认识，能够促进婚前医学检查工作。帮助新婚夫妇转变不利于健康的行为，减少严重遗传性疾病患儿的出生。

1. 通过婚前咨询发现精神病发作期、传染病传染期内、重要脏器疾病伴有功能不全、生殖器官发育障碍或畸形者，建议暂缓结婚并建议在专科医师的指导下接受治疗，社区进行定期随访。

2. 通过婚前卫生咨询发现严重遗传性疾病、子代再发风险高、失去全部自主生活能力且无有效治疗方法等不易生育者，建议采用长效避孕措施或者结扎避孕。

二、围产期妇女的健康管理

围产期妇女的健康管理是指一次妊娠从孕前、孕期、分娩期、产褥期（哺乳期）、新生儿期为孕母和胎儿的健康所进行的一系列保健措施，以保障母婴安全，降低孕产妇和围产儿并发症的发生率及死亡率，减少出生缺陷。本章重点阐述与社区护理密切关联的孕前、孕期、产褥期健康管理与指导。

（一）孕前健康管理

孕前保健是预防出生缺陷第一道防线，是母婴安全的保障、提高出生人口素质的重要措施，有计划地妊娠，减少高危妊娠的发生。针对有计划妊娠的夫妇做好孕前健康管理。

1. 评估孕前相关因素

（1）评估计划妊娠夫妇的健康状况。

（2）评估双方现病史、既往史、服药史、既往慢性和传染性疾病史，如性病、麻风病、传染病等患病史、女方月经史、男方遗精史、家族近亲婚配史、家族遗传病史、精神疾病史、智力发育障碍等。

（3）评估妇女不良孕产史及前次分娩史，是否为瘢痕子宫。

（4）评估双方生活方式、饮食营养、职业状况及工作环境、运动（劳动）情况、家庭暴力、人际关系等。

2. 健康教育

（1）计划妊娠，避免妊娠危险因素。女性 < 18 岁或 > 35 岁是妊娠危险因素，尽量避免高龄妊娠，易造成难产、产科并发症，以及胎儿染色体病。

（2）养成健康的生活方式，如合理营养和规律作息；改变不良生活习惯（吸烟、酗酒、吸毒等）；合理选择运动方式，控制体质量增加；避免高强度工作、高噪声环境、家庭暴力。

（3）孕前 3 个月补充叶酸 0.4 ~ 0.8 mg/d，或者含叶酸的复合维生素。既往生育过神经管缺陷（NTD）儿的孕妇，需每天补充叶酸 4 mg。

（4）有遗传病、慢性病、传染病而准备妊娠的妇女，应予以评估并指导。

（5）合理用药，避免使用可能影响胎儿正常发育的药物。

（6）避免接触有毒物质和放射线。避免接触生活及职业环境中有毒有害物质和放射线（如放射线、高温、铅、汞、苯、砷、农药等），避免接触猫、狗等宠物。

（7）保持心理健康解除精神压力，预防孕期及产后心理问题。孕前健康的心理社会环境非常重要，应避免高强度高压力工作和家庭暴力，积极对待负性生活事件。

（8）宫内节育器取出后，最好 3 ~ 6 个月后再受孕；使用长效避孕药物避孕者需改为工具避孕半年后再受孕。

（二）孕期健康管理

孕期是指从确定妊娠起至临产前，为孕妇及胎儿提供的系列健康管理服务。孕期分为三个时期：第 13 周末之前为孕早期，第 14 ~ 27 周末为孕中期，第 28 周及其后为孕晚期。

1. 孕早期健康管理

（1）常规保健：根据检查结果填写第 1 次产前检查服务记录表，对具有妊娠危险因素和可能有妊娠禁忌证或严重并发症的孕妇，及时转诊到上级医疗卫生机构，并在 2 周内随访转诊结果。

1）建立孕期保健手册：孕妇居住地的乡镇卫生院、社区卫生服务中心在孕 13 周前为孕妇建立《母子健康手册》。

2）孕妇健康状况评估：询问孕产史（特别是不良孕产史如流产、早产、死胎、死产史）、生殖道手术史，有无胎儿畸形或幼儿智力低下，孕前准备情况，孕妇及配偶家族史和遗传病史。注意有无妊娠合并症，如高血压、心脏病、糖尿病、肝肾疾病、系统性红斑狼疮、血液病、神经和精神疾病等，评估是否转诊，本次妊娠有无阴道出血，有无可能致畸因素等。

（2）体格检查和实验室检查

1）全面体格检查：包括心肺听诊，量血压，测量身高、体重，计算 BMI；常规妇科检查（孕前 3 个月未查者）；胎心率测定（多普勒听诊，妊娠 12 周左右）。

2）实验室检查：血常规、尿常规、血型（ABO 和 RH 血型）、肝功能、肾功能、乙肝检查，空腹血糖、阴道分泌物、梅毒血清学试验、HIV 抗体检测、超声检查等。在孕早期（妊娠 6 ~ 8

周）行超声检查，确定是否为宫内妊娠及孕周、胎儿是否存活、胎儿数目、子宫附件情况。

3）备查项目：高危妊娠者根据情况选择检查项目，如丙型肝炎筛查、绒毛穿刺取样（主要针对大龄高危孕妇）、胎儿颈后透明层（NT）厚度、抗 D 滴度检测（RH 阴性者）等项目。

（3）健康教育及指导：孕早期是胎儿生长发育的关键时期，孕妇应避免危险因素的影响，以防胎儿畸形或流产的情况发生。

1）指导孕妇认识可能引起流产的原因、症状及预防措施。

2）健康生活方式指导：起居规律、睡眠充足，避免过度劳累；根据孕前 BMI 提出孕期体质量增加建议；保证一定热量、蛋白质的摄入，多吃新鲜蔬菜水果，避免油腻食物；保持适量运动；改变不良生活习惯（如吸烟、酗酒、吸毒等）生活方式，避免高强度工作；高噪声环境、家庭暴力；避免性生活。

3）继续补充叶酸 0.4 ~ 0.8 mg/d 至孕 3 月，有条件者继续服用含叶酸的复合维生素。

4）避免接触生活及职业环境中有毒有害物质（如放射线、高温、铅、汞、苯、砷、农药等），避免密切接触宠物，预防疾病，慎用药物。

5）保持心情舒畅，如有心理不适，及时咨询与就诊，解除精神压力，预防孕期及产后心理问题。

6）早孕反应指导：大多数孕妇在妊娠 6 周左右开始出现恶心、呕吐和尿频等早孕反应，12 周左右消失，此期间应每天少食多餐，清晨起床后先吃几块饼干或面包以避免空腹；尽量饮食清淡，避免油炸、刺激、不易消化食物。随着胎儿的发育，增大的子宫压迫膀胱导致尿频，12 周左右增大的子宫进入腹腔，症状可自然消失，同时给予精神鼓励与支持，以减轻心理困惑和忧虑。

2. 孕中期健康管理

（1）常规保健

1）分析上次产前检查的结果。

2）询问阴道出血、饮食、运动、胎动、宫缩等情况，对孕妇健康和胎儿的生长发育状况进行评估，识别需要做产前诊断和需要转诊的高危重点孕妇。对发现有异常的孕妇，要及时转至上级医疗卫生机构。出现危急征象的孕妇，要立即转上级医疗卫生机构，并在 2 周内随访转诊结果。

（2）体格和实验室检查：体格检查包括血压、体质量、评估孕妇体质量增加是否合理；子宫底高度（从耻骨联合到子宫底高度测量，宫底高度孕 20 ~ 24 周平均每周增加 1 cm，34 周后增加速度转慢，子宫底高度在 30 cm 以上表示胎儿已成熟）；胎心率测定，胎心率的正常值为110 ~ 160 次 /min。实验室检查包括胎儿系统超声筛查（妊娠 20 ~ 24 周）、妊娠期糖尿病筛查（妊娠 25 ~ 28 周）、血常规、尿常规等项目，高危孕妇根据情况选择检查项目。

（3）健康教育及指导

1）妊娠生理知识、流产、早产的认识和预防。

2）检查指导：告知胎儿系统超声筛查和妊娠期糖尿病（GDM）筛查的意义，督促孕妇进行预防出生缺陷的产前筛查和产前诊断，对有异常情况、疑有畸形、遗传病及高龄孕妇的胎儿需进一步做产前诊断和治疗。

3）健康生活方式指导：饮食宜新鲜、多样化，多食新鲜蔬菜、水果、肉、鱼、海鲜等；少食用腌腊食品、罐头食品等；坚持每天早晨和傍晚做孕妇体操，活动关节、锻炼肌肉。做操前应排尿便，一般不宜进食，锻炼结束后 30 min 再进食，有先兆流产、早产、多胎、羊水过多、前置胎盘、严重内科合并症者不宜做孕妇体操。

4）铁和钙补充指导：非贫血孕妇，如血清铁蛋白 < 30 μg/L，应补充元素铁 60 mg/d；诊断明确的缺铁性贫血孕妇，应补充元素铁 100 ~ 200 mg/d；开始常规补钙 0.6 ~ 1.5 g/d。

5）孕中期健康问题指导：①便秘：孕妇由于孕激素水平升高导致胃肠道肌张力减弱，蠕动减慢而便秘，指导孕妇养成定期排便习惯，多食富含粗纤维素的瓜果、绿叶根茎蔬菜以及谷薯类，多饮水，切不能自行随便使用大便软化剂或轻泻剂。②静脉曲张：孕期由于体内激素水平变化、子宫增大压迫血管导致出现在腿部、颈部或会阴部的静脉曲张，应指导孕妇避免长时间站立或行走，并注意经常抬高下肢，以促进下肢血液回流；会阴部静脉曲张者，臀部垫枕，抬高髋部休息。③腰背痛：由于胎儿变大，子宫出现胀大，身体重心就会向前倾，在走路时头或者胸部会往后仰而出现腰背痛。应指导孕妇站着以及走的时候不要太久，在日常生活中保持良好的姿势，避免过度疲倦，注意休息；可以用一些产妇专用的腰带来固定腰部，以减轻腰酸背痛的情况；穿平跟鞋；在俯视或抬举物品时，保持上身直立，弯曲膝部，以保持脊柱的平直。疼痛严重者，卧床休息。④下肢肌肉痉挛：增大的子宫压迫下肢神经、疲倦、寒冷、不合理的体姿及体内钙磷比例失调致神经系统应激功能过强所致。应指导孕妇饮食中增加钙的摄入，必要时遵医嘱补钙；避免穿高跟鞋，以减少腿部肌肉的紧张度；避免腿部疲劳、受凉；下肢肌肉痉挛时，应背屈肢体或站立前倾以伸展痉挛的肌肉，或局部热敷按摩。

3. 孕晚期健康管理

（1）常规保健：询问胎动、阴道出血、宫缩、饮食、运动、皮肤瘙痒、分娩前准备、见红等情况。对随访中发现的高危孕妇应根据就诊医疗卫生机构的建议，督促其酌情增加随访次数。随访中若发现有高危情况，建议其及时转诊。

（2）体格和实验室检查：体格检查同孕中期；实验室检查包括血常规、尿常规、超声检查（胎儿生长发育情况、羊水量、胎位、胎盘成熟度、胎盘位置等），有条件者查脐血流比值（S/D比值）；NST 检查每周一次。

（3）健康教育及指导

1）营养指导：确保热量、蛋白质、维生素、微量元素、矿物质等各方面均衡摄入。监测孕妇血红蛋白是否正常，体重是否每周增加 0.5 kg 左右。

2）开始注意胎动及胎动计数：胎动是孕妇通过胎动计数可初步判断胎儿在宫内安危的客观指标，嘱孕妇在每天早、中、晚相对固定时间内各测 1 h 胎动，将 3 次胎动数相加乘以 4 即得出 12 h 的胎动计数。胎动计数每小时 3 ~ 5 次，12 h 一般为 30 次。如果胎动次数每小时少于 3 次或 12 h 少于 10 次，提示胎儿宫内缺氧。胎动减少至消失需数日乃至一周时间，胎动完全停止到胎心音消失历时 24 ~ 48 h 的时间。胎动次数明显减少或胎动消失应及时到医院诊治，以免发生意外。

3）母乳喂养准备指导：母乳喂养的准备应该从怀孕时开始。①母乳喂养知识指导：通过宣传教育使孕妇及家属充分理解母乳喂养的好处、喂养方法等，取得家属尤其是丈夫的支持，树立其母乳喂养的信心。②营养指导：孕妇应注意孕期营养，母亲营养不良可影响产后乳汁的分泌，多吃含丰富蛋白质、维生素和矿物质类的食物。③做好乳房准备：乳房乳头是否正常会直接影响产后哺乳，孕妇在孕晚期要用温开水毛巾擦洗乳头乳晕清洁乳房，用羊脂油按摩乳头，促进乳房血液循环，增加乳头柔韧性；由外向内轻轻按摩乳房，以便疏通乳腺管；使用宽带、棉制乳罩支撑乳房，避免束胸，以减少衣服对乳房的摩擦。扁平乳头或凹陷乳头的孕妇，应在医生指导下，应进行乳头牵拉与伸展练习，但有早产危险者禁用。

4）胎儿生长发育监测指导：孕 28 周后，胎儿体重平均每 4 周增加 700 g，身长平均每 4 周增加 5 cm。若间隔 2 周、连续 2 次，宫高和腹围无明显增长，应警惕胎儿生长发育受限。若增长过快，应考虑羊水过多和巨大儿的可能，需进一步检查。

5）分娩相关知识指导：指导产妇根据自身情况选择合适的分娩方式。指导产妇识别临产的症状，在分娩开始前，常出现宫缩持续时间短、不规律、宫缩强度不强，常在夜间出现，清晨消失等出现假临产症状；随着胎先露下降入盆出现胎儿下降感，宫底随之下降，多数孕妇感觉上腹部变得舒适，呼吸轻快，常有尿频症状；见红是在分娩开始前 24～48 h 子宫颈口开始活动，使子宫颈口附近的胎膜与该处的子宫壁分离，毛细管破裂而经阴道排出少量血并与宫颈管内的黏液相混而排出，见红可能出现茶褐色、粉红色、红色，见红一般在阵痛前 24 h 出现，但具体情况也因人而异。

6）分娩准备：分娩前作好充分的准备是保证分娩顺利进行的必要条件。①精神准备：产妇应该要有信心，在精神上和身体上做好准备，用愉快的心情来迎接宝宝的诞生，丈夫应该给孕妇充分的关怀和爱护，周围的亲戚朋友及医务人员也必须给产妇一定的支持和帮助，指导产妇从心理上做好迎接新生儿诞生的准备。②身体准备：分娩时体力消耗较大，因此分娩前必须保持充分的睡眠时间，午睡对分娩也有利；由于产后不能马上洗澡，孕妇必须分娩前在家人陪伴下洗澡；接近预产期的孕妇应尽量不外出和旅行，但适量的运动有助于分娩。③待产物品准备：产妇的医疗证（包括孕妇联系卡）、挂号证、医保卡或公费医疗证；产妇的面盆、脚盆、牙膏、牙刷、大小毛巾、卫生棉、卫生纸、内衣、内裤等物品，分娩时需吃的点心也应准备好；婴儿的内衣、外套、包布、尿布、小毛巾、围嘴、垫被、小被头、婴儿香皂、肛表、扑粉等物品。

7）心理指导：孕晚期孕妇对即将面临的分娩感到紧张、焦虑、恐惧、担心母子平安、有无出生缺陷以及产褥期照顾等，易出现情绪波动，精神压抑，社区护士应鼓励孕妇表达内心感受，有针对性地进行心理护理。

8）指导孕妇了解阴道分娩的优点，提倡住院分娩、自然分娩。

9）孕晚期常见健康问题指导：①胸闷：孕晚期胎儿不断增大压迫胸腔导致胸闷、上楼或提重物时呼吸困难，属于正常现象，指导孕妇不必惊慌，应尽量休息，多做深呼吸，注意放松。如果胸闷严重，建议去医院做个心电图，必要时吸氧治疗，睡觉的时候采取左侧位，保持上身挺直，卧床休息时，头部多垫一个枕头。②水肿：生理性水肿，是孕晚期出现下肢水肿，休息后可消退，由于子宫增大导致下腔静脉回流受阻所致，指导孕妇平时尽量不要长时间的站立，把双脚放平，并进低盐低脂肪饮食；病理性的水肿，是由于血压增高或者是缺乏营养，而导致低蛋白血症引起，出现凹陷性水肿或经休息后仍未消退，这种情况需要查明病因后给予及时治疗，应指导孕妇睡眠时取左侧卧位，下肢垫高 15°，以改善下肢血液回流。

（三）产褥期健康管理

产褥期是指从胎盘娩出至全身各器官（除乳腺外）恢复或接近正常未孕状态所需的一段时间，一般为 6～8 周。根据《国家基本公共卫生服务规范（第三版）》的要求，产褥期妇女的社区管理服务内容如下。

1. 检查与监测

（1）检查和监测方式：通过产后家庭访视和产后检查对产妇进行监测和检查，基层卫生服务机构在收到分娩医院转来的产妇分娩信息后，应于产妇出院后 1 周内到产妇家中进行产后访视。产后家庭访视 2～3 次，分别在出院后 1 周内、产后 14 天和 28 天。高危产妇或有异常情况者酌情增加访视次数。

（2）检查和监测内容

1）新生儿和产妇情况：通过观察、询问和检查，了解新生儿基本情况和产妇一般情况、乳房、子宫、恶露、会阴或腹部伤口恢复等情况。

2）常见问题处理：对母乳喂养困难、产后便秘、痔疮、会阴或腹部伤口等问题进行处理。

3）特殊情况处理：发现有产褥感染、产后出血、子宫复旧不佳、妊娠合并症未恢复者以及产后抑郁等问题的产妇，应及时转至上级医疗卫生机构进一步检查、诊断和治疗。

2. 保健指导

（1）饮食指导：正常自然分娩的产妇，产后 1 h 即可进食，由流食或半流食逐渐过渡至普通饮食；Ⅲ度会阴裂伤者产后 1 周内进无渣饮食；剖宫产产妇胃肠功能恢复后给流质饮食 1 天，半流质饮食 1~2 天，后转普通饮食，不宜饮用牛奶、豆浆等产气食物，以免腹胀。产妇饮食应注意：饮食清淡、少食多餐；多食汤汁食物，促进体力恢复和乳汁分泌；多食高蛋白、低脂肪、高纤维素、含铁钙丰富及容易消化的食物；禁食辛辣刺激以及过硬的食物。

（2）卫生指导：为了预防产褥期感染，因褥汗多，应勤换内衣裤及被褥，每天温水擦浴，洗澡以淋浴为宜，减少经阴道和尿道逆行感染的机会，保持皮肤清洁舒适；每日擦洗外阴，勤换会阴垫，保持外阴清洁和干燥，预防感染；产妇有伤口者，如伤口肿胀疼痛，可用 50% 硫酸镁湿热敷，休息时应采取健侧卧位，保持伤口干燥，利于愈合，会阴侧切缝合术后拆线一周内避免采用下蹲姿势，以防过度牵拉，影响伤口愈合。

（3）休息与睡眠：产妇由于分娩疲劳、产后宫缩、伤口疼痛等原因，会感到身体不适，应卧床休息。应为产妇提供较好的休息环境：室内温度在 22~24℃，相对湿度在 50%~60%；室内环境安静、舒适、阳光充足；保持空气清新，每日开窗通风，但不应有对流风，避免受凉；床单元应干净、整洁、舒适；尽量减少探视，以免影响产妇休息。充足的休息和睡眠有利于消除疲劳、促进组织修复，增强体力，保证乳汁分泌，同时指导产妇学会与新生儿同步休息，规律作息。

（4）活动与产后运动：自然分娩的产妇，产后 6~12 h 即可起床做轻微活动，产后 24 h 可在室内走动，必要时可由护士或家属协助活动；行会阴侧切和剖宫产的产妇，可适当推迟活动时间。剖宫产术后，鼓励产妇适当的床上活动，待伤口拆线后也应做产后健身操。产后腹肌、盆底肌、子宫韧带松弛，不宜过劳，避免长时间站立或蹲位，以免腹压增加，影响盆底组织恢复。产后适当的体育锻炼有利于子宫的复旧、恶露的排出、体力恢复、排尿及排便，避免或减少静脉栓塞的发生，可促进产妇腹壁、盆底肌肉张力的恢复，避免腹壁皮肤过度松弛，防止尿失禁及子宫脱垂，能帮助身体的恢复，又能保持体形，对产妇机体的恢复起到一定的作用。根据产妇情况，遵循活动量由小到大、由弱到强的循序渐进的原则进行练习，参见产后健身操（图 7-1）。

（5）生育指导：产褥期不宜性生活，产后 42 天检查如生殖器官恢复正常后可恢复性生活。有性生活者应采取避孕措施，哺乳产妇以工具避孕为宜，忌用含雌激素的避孕药，以免影响乳汁分泌。不哺乳者可选用药物避孕。要求绝育者，若无禁忌，可在产后 24 h 内行输卵管结扎术，也可以择期施行手术。剖宫产者必须避孕 2 年后方可再次妊娠。

（6）心理指导

1）指导家人认真倾听产妇的诉说，强化产妇的愉悦心情，宣泄不良情绪，消减焦虑心理，防止产后抑郁发生。

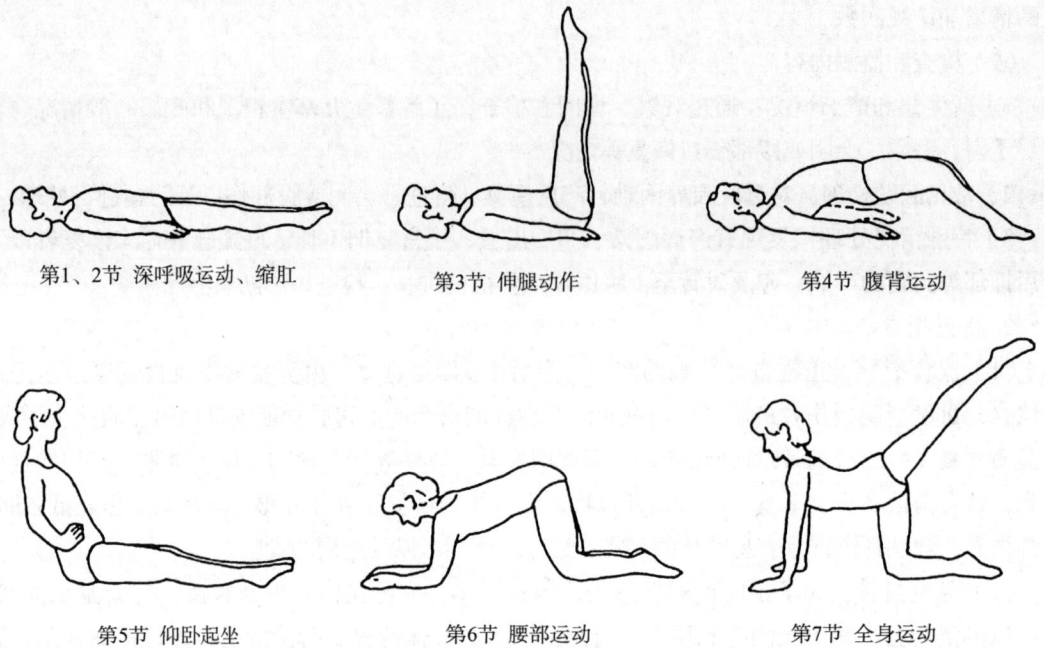

第1、2节 深呼吸运动、缩肛　　　第3节 伸腿动作　　　第4节 腹背运动

第5节 仰卧起坐　　　第6节 腰部运动　　　第7节 全身运动

图 7-1　产后健身操

2）转移产妇注意力：使产妇的注意力由自身转向新生儿，淡化分娩和初为人母带来的羞怯心理，夫妻双方增加为人父母的角色，学习进入新的角色。指导夫妻双方产褥期护理和新生儿护理的知识和技能，用积极的态度去观察婴儿的需求，给婴儿换尿布、沐浴、哺乳、更衣、观察大小便、抚摸等。

（7）家庭与社会支持

1）树立正确的生育观念：指导丈夫及家人营造和谐的家庭氛围，树立正确的生育观念。

2）注意产妇健康：指导家庭成员应该热情地关心和体贴产妇，让产妇感觉到家庭的温暖、被重视的成就感，为产妇提供科学正确的产褥期生活方式。要理解和关心产妇的心理特点和变化，注意观察产妇的身体变化、饮食营养睡眠等状况，同时要以亲切温和的态度和产妇交流，以调节产妇的情绪，帮助其克服产后的低落情绪，顺利度过这一阶段。

3）建立良好夫妻、婆媳关系：丈夫应主动协调好夫妻关系、婆媳关系，避免家庭矛盾的发生及使用刺激性语言，尽可能多陪伴在产妇身边，使产妇在分娩后处于最佳的心理状态。医护人员要遵守保护性医疗制度，避免不良的语言刺激，耐心倾听和及时解答产妇提出的问题。

4）充分利用社区资源：社区卫生服务机构应按时进行产褥期访视，做好检查、监测和指导。

（8）产后 42 天健康检查

1）检查：产妇产后 42 天应到基层卫生服务机构（乡镇卫生院、社区卫生服务中心）做产后健康检查，异常产妇（如产后 42 天仍断断续续有恶露者）到原分娩医疗卫生机构检查。

2）评估产妇情况：通过询问、观察、一般体检和妇科检查，必要时进行辅助检查对产妇恢复情况进行评估。

3）一般指导：对产妇应进行心理保健、预防生殖道感染、纯母乳喂养、产妇和婴幼儿营养等方面的指导。

（四）哺乳期健康管理

哺乳期是指产后产妇用自己的乳汁喂养婴儿的时期，通常为1年。通过哺乳期健康管理促进乳母身体健康，增加乳汁分泌量，提高哺育能力，宣传母乳喂养的优点，促进和支持母乳喂养；为乳母提供哺乳期保健和科学育儿指导，促进母婴健康。

1. 母乳喂养的优点

（1）母乳喂养对产妇的优点：①婴儿吸吮促进子宫收缩，减少产后出血；②哺乳期闭经利于产后恢复，又能延长生育间隔；③哺乳可以降低乳腺癌、卵巢癌的风险；④母乳经济方便，哺乳可增进母子之间的感情。

（2）母乳喂养对婴儿的优点：①母乳为婴儿提供足够的营养，促进婴儿生长发育；②母乳中含有IgA等免疫蛋白和巨噬细胞、淋巴细胞等免疫细胞，可提高婴儿免疫力，增强抵抗疾病的能力；③母乳喂养有利于钙的吸收和牙齿发育，吸吮促进面部肌肉运动和发育；④促进婴儿心理健康。

2. 母乳喂养的保健措施

（1）促进母乳喂养成功的措施：有母乳喂养政策，并常规地传达给所有保健人员；对所有保健人员进行必要的技术培训；把母乳喂养的优点告知孕产妇；帮助产妇在产后半小时内哺乳；指导产妇如何喂奶，以及在与其婴儿分开的情况下如何保持泌乳；除母乳外，禁止给新生儿喂任何食物或饮料，除非有医学指征；实行母婴同室、按需哺乳；不给母乳喂养的婴儿使用安抚奶嘴；促进母乳喂养支持组织的建立。

（2）检查与监测

1）乳房疾病：注意观察有无乳胀、硬结、红肿。

2）观察乳汁分泌情况：可以通过观察宝宝吃奶情况（如听吞咽声、吃奶后的表情等）、排泄（每日小便6次以上）、精神（宝宝睡醒后眼睛明亮，反应灵敏）和体重增长（每月增重600 g左右）等指标进行判断乳汁分泌情况。

（3）母乳喂养指导

1）哺乳时间：新生儿出生后30 min内进行，一般产后24 h内要求吸吮12次以上，不少于8次。生后1周哺乳次数应增加，每1~3 h哺乳1次。

2）哺乳方法：哺乳前，应用温开水清洗双手及乳房。哺乳时，选择好体位，坐位或卧位；一手拇指放在乳房上方，其余四指放在乳房下方，用手扶托乳房，将乳头和乳晕大部分放入新生儿口中，防止哺乳睡着后乳房堵住婴儿口鼻而引起窒息；哺乳时面对婴儿，与婴儿情感交流；鼓励婴儿吸吮，应让新生儿吸空一侧乳房后再吸另一侧，两侧乳房交替哺乳。哺乳结束时用示指轻轻向下按婴儿下颌，避免在吸吮形成口腔负压情况下强行拉出乳头而导致疼痛或皮肤损伤。哺乳后，挤出少许乳汁涂在乳头，将婴儿的头部位于妈妈肩膀上，轻拍背部排出胃内气体，以防溢乳。

（4）乳房护理

1）乳房保健常规指导：保持乳房清洁干燥。每次哺乳前用温水毛巾清洁乳头与乳晕，切忌用肥皂水和酒精擦洗；哺乳期间佩戴适中棉质乳罩，避免过松或过紧；每次哺乳一定要吸空双侧乳房，未吸完者将乳汁挤出；哺乳后挤少量乳汁涂在乳头上，以保护皮肤，防止皲裂；每天坚持做胸前肌肉锻炼，从而增强对乳房的支撑。

2）乳头平坦或凹陷：①乳头牵拉练习：用一只手扶托乳房，另一只手的拇指和中、示指向外牵拉乳头，重复 10~20 次，每天 2 次。此外，指导产妇改变喂哺姿势，以利于婴儿含住乳头和乳晕，也可利用负压吸引的作用使乳头突出。②乳头伸展练习：将两示指平行放在乳头两侧，慢慢由乳头向两侧外方拉开，牵拉乳晕皮肤及皮下组织，使乳头向外突出。接着将两示指分别放在乳头上下两侧将乳头向上向下纵行拉开（图 7-2）。此练习重复多次，15 min/ 次，每天 2 次。

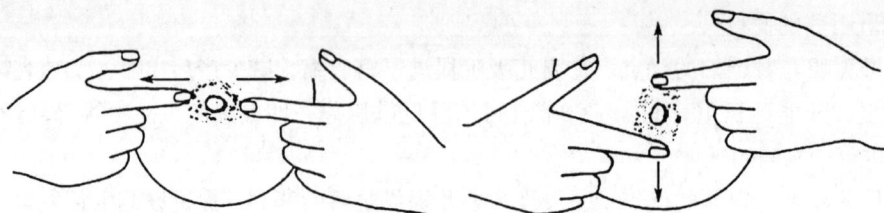

图 7-2 乳头伸展练习

3）乳房胀痛：产后早开奶、按需哺乳、增加哺乳次数、每次哺乳后挤出多余的乳汁。哺乳前热敷或按摩乳房。

4）乳头皲裂：轻者可继续哺乳。哺乳前，产妇取正确的喂哺姿势，湿热敷乳房 3~5 min，挤出少量乳汁使乳晕变软，易被婴儿含接。哺乳时，先吸吮损伤轻的一侧乳房。哺乳后，挤出少许乳汁涂在乳头和乳晕上。破裂严重者暂停哺乳，将乳汁挤出或用吸乳器吸出后用奶瓶或小匙喂养婴儿。

5）退乳：不能哺乳者应尽早退乳。最简单的方法是停止哺乳，少进汤汁类食物。其他方法：①生麦芽 60~90 g，水煎服，每日 1 剂，连服 3~5 天。②芒硝 250 g 分装两纱布袋内，敷于两乳房上并固定，湿硬时更换。

6）乳腺炎的处理：①炎症初期可哺乳。哺乳前，湿热敷乳房 3~5 min，并按摩乳房；哺乳时先喂患侧乳房。每次哺乳时吸空乳汁，同时按摩患侧乳房，避免乳汁淤积。②炎症期停止哺乳，定时用吸奶器吸净或手法挤奶排空乳汁；用宽松的乳罩托起乳房以减轻疼痛和肿胀；局部热敷，以促进局部血液循环和炎症的消散；根据医嘱使用抗菌药物。③脓肿形成期行脓肿切开引流术，保持引流通畅，定时更换敷料，保持清洁干燥。

三、围绝经期妇女的健康管理

围绝经期（perimenopausal period）是指围绕妇女绝经前后的一段时间，包括从接近绝经出现与绝经有关的内分泌、生物学和临床特征起至最后一次月经后 1 年。WHO 将卵巢功能衰退直至绝经后 1 年内的时期称为围绝经期。社区护士应正确评估围绝经期妇女的生理、心理和社会状况，有针对性地进行保健指导，使妇女顺利度过这一转变时期，保持绝经过渡期及绝经后的良好健康状况。

（一）健康教育

开展围绝经期科学知识讲座，让妇女了解围绝经期的正常生理、心理特点，掌握必要的卫生保健常识，正确对待围绝经期，消除绝经变化所产生的恐惧心理；同时学会并加强自我监测能力，定期进行自我监测并记录。

（二）心理卫生指导

通过多种途径，如宣传资料、广播、电视、网络、科普读物等介绍有关围绝经期的知识，让妇女认识到围绝经期症状的出现是人体生理变化的一种自然过渡，机体为适应这种变化而出现一些暂时的症状。鼓励其以平静的心态、愉快的心情对待所出现的各种生理和心理上的变化，多参加社区组织的集体活动，培养广泛的兴趣爱好，增进人际交往，保持乐观良好的心理状态，营造良好的生活环境，不断提高生活质量。

（三）饮食与营养

围绝经期妇女的基础代谢率下降，比中年人低 15%～20%。为适应这一代谢变化特点，需要平衡膳食，合理营养。

1. 热量　每日热能摄入以 1 800～2 100 kcal 为宜。摄入过多，易引起肥胖。

2. 蛋白质　蛋白质需要量为每日摄入 60～70 g，其中植物蛋白在 1/3 以上。动物蛋白以鱼、鸡、奶等优质蛋白为主，植物蛋白以豆制品为主。蛋白摄入过量将加重肾的负担，增加尿钙排出量，增加骨质疏松和骨折发生的危险。

3. 脂肪　每天摄入的脂肪供热量最好不超过 10%，过多摄入会导致肥胖。摄入脂肪中，饱和脂肪酸、不饱和脂肪酸比例 1∶1 为宜。肥胖是导致冠心病、脑卒中的重要因素，也是乳腺癌的危险因素。因此，绝经后女性应控制脂肪的摄入量，避免肥胖产生。

4. 矿物质　充足的钙摄入能有效防治围绝经期妇女骨质疏松。维生素 D 的摄入量也可以促进钙吸收。围绝经期妇女的钙需要量为 1 000～1 500 mg/d。膳食中以牛奶和乳制品含钙最佳，每 250 mL 鲜奶可提供 275 mg 钙，鲜奶中的钙易于吸收利用。此外，铁的供应要适当，以防缺铁性贫血的发生；锌、硒、碘等也应注意补充。

5. 维生素

（1）维生素 D：主要作用是促进钙、磷在肠道的吸收，促进钙在骨骼中沉积。日照不足或者户外活动少的妇女，需补充维生素 D，减少骨钙丢失，预防骨质疏松发生。围绝经期妇女的日照需要量为 5 μg，其体内 25-（OH）-胆固醇含量需 ≥40 nmol/L。

（2）维生素 A：围绝经期妇女的维生素 A 需要量为 800 视黄醇当量（相当于约 2 600 IU 维生素 A）。鼓励多食富含维生素 A 的食物，如动物肝脏、蛋黄、奶、各种类黄绿色蔬菜含类胡萝卜素。

（3）维生素 E：每日需要量为 20 mg。鼓励适当摄入含维生素 E 的食物，如蛋黄、动物肝脏等，以抗衰老、防止心血管病和脑卒中发生。

（4）维生素 C：促进胶原蛋白合成和抗氧化作用。围绝经期妇女，每日需要量为 60 mg，鼓励多食含维生素 C 丰富的蔬菜和水果。

（四）活动与运动指导

围绝经期妇女参加各项体育活动，根据个人爱好及具体情况选择运动方式，在生活中做到中等强度的有氧运动，比如慢跑、快走、游泳、健身操、骑自行车等运动形式，以每周 3～4 次为宜，每次 30 min。

(五)性生活指导

随着雌激素水平的逐渐下降,阴道黏膜萎缩、分泌物减少、阴道润滑度减弱,会造成围绝经期妇女性生活困难。社区护士应从妇女个人的生理及心理考虑,指导其保持每月1~2次性生活,维持生殖器官的良好状态。

(六)定期健康检查

围绝经期妇女易患宫颈癌、子宫内膜癌、乳腺癌等疾病。应定期检查达到早发现、早诊断、早治疗、提高疗效与生存率的目的。指导其每年做1次全身检查;每半年到1年做1次妇科检查和宫颈防癌涂片检查,选择性地做血、尿或内分泌检查;经常自查乳房,至少每月1次,发现块状物及时就诊。乳房自我检查方法见图7-3。

1. 视诊 取站立位,两臂自然下垂对着镜子观察,注意两侧乳房的大小、形状、是否对称及轮廓有无变化、有无局限性隆起、凹陷或皮肤橘皮样改变;注意有无乳头回缩、偏歪或抬高。两臂高举过头及双手用力叉腰并收缩胸肌,同时稍微侧身,从不同角度看乳房外形有无改变。

2. 触诊 取仰卧位,左肩胛下垫薄枕,左臂置于头下,尽量放松肌肉。右手五指并拢,用手指掌面轻柔扪摸,依次检查外上、外下、内下、内上象限,最后检查乳晕区,挤压乳头注意有无溢液;然后左臂放下,再扪摸左侧腋窝有无淋巴结肿大。用同样的方法检查另一侧。如发现肿块,应及时到医院就诊。

拓展阅读7-3
更年期妇女健康管理
专家共识(基层版)

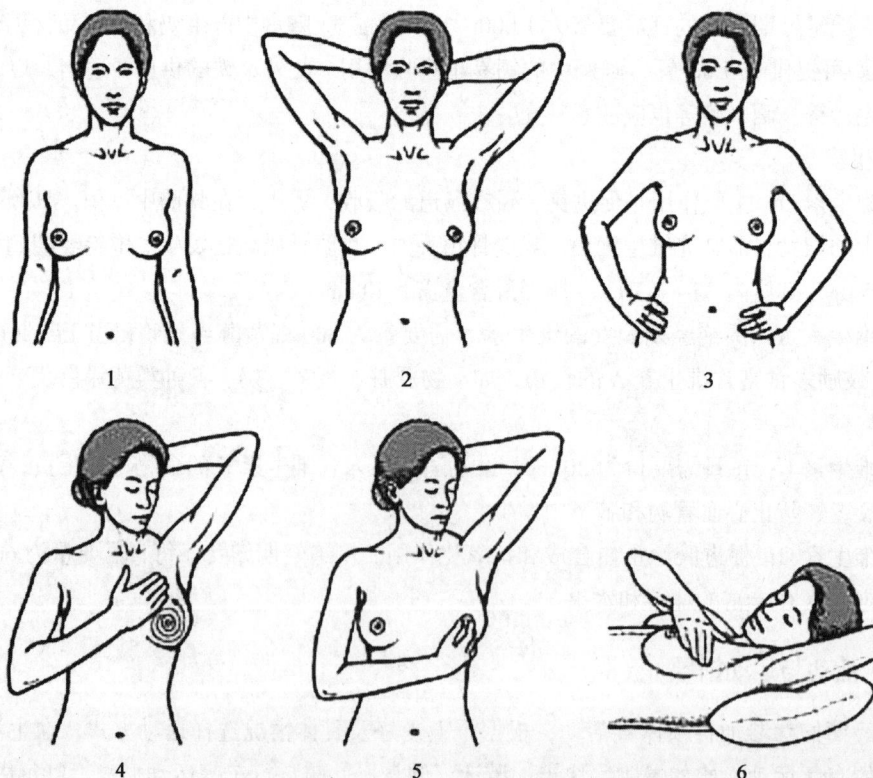

图7-3 乳房自我检查

（徐月贞）

第三节 妇女常见健康问题及护理

一、痛经

痛经（dysmenorrhea）是指行经前后或月经期出现下腹部疼痛、坠胀伴有腰酸或其他不适，呈周期性发作，影响工作和生活质量。生殖器无器质性病变者称原发性痛经，多见于青春期和未婚未孕的年轻女性，通常在女性初潮后、排卵周期建立之前出现。生殖器有明显病变者，如子宫内膜异位症、盆腔炎，称继发性痛经。痛经引起的疼痛在月经前几天开始，持续 48 ~ 72 h。通常伴随各种躯体和心理症状，如乳房胀痛、腹泻、恶心、头痛、头晕、疲劳、出汗和烦躁等。

（一）影响因素

1. 内分泌因素　原发性痛经的发病机制尚不完全清楚。一般认为，原发性痛经的发生主要与前列腺素含量增高使子宫肌痉挛收缩有关。前列腺素还会使肠胃平滑肌收缩，引起恶心、呕吐及腹泻等症状。此外，原发性痛经的女性黄体晚期雌激素水平会异常升高，雌激素可刺激神经垂体释放大量血管升压素，导致子宫过度收缩及缺血。

2. 子宫因素　子宫过度屈曲或宫颈管狭窄，使经血流通不畅而引起疼痛。或因子宫发育不良，使子宫收缩不协调，导致子宫肌缺血而发生痛经。也与子宫收缩使血管压迫有关，引起子宫血流灌注异常，出现缺血缺氧，而发生痛经。

3. 生活习惯　饮食不规律会影响基础代谢，进而引起痛经。如不吃早饭、三餐不规律、过度食用生冷辛辣及咖啡因等刺激性食物，不仅会影响局部血液循环，导致血管收缩，还会使机体缺乏营养进而导致内分泌紊乱，这都将导致痛经的发生。睡眠不足，会导致内分泌系统紊乱，易出现痛经，而痛经又影响睡眠，进而加重痛经，造成恶性循环。睡眠质量越差的女生发生痛经的危险越高。

4. 心理因素　焦虑、忧郁会使人时常处于应激状态，使自主神经功能出现紊乱，痛阈降低，进而会出现痛经或加重痛经的现象。

（二）保健指导

1. 缓解疼痛　疼痛难忍时，可遵医嘱使用药物止痛。非甾体抗炎药是治疗痛经的一线治疗手段，通过抑制前列腺素的产生和释放来减轻疼痛。但其副作用较多，如头痛、头晕、嗜睡、食欲不振、恶心呕吐、胃肠道出血、急性哮喘加重、排尿困难和痤疮等，且只能暂时缓解疼痛，不能根治疾病。目前临床常用的治疗痛经的药物有阿司匹林、吲哚美辛、萘普生、尼美舒利、布洛芬、双氯芬酸、酮洛芬、万络、氟比洛芬、吡罗昔康、噻洛芬酸等。

2. 心理指导　关心理解痛经者，讲解有关痛经的生理知识，让其放松，主动管理并维持良好的情绪状态，找到符合自己的情绪调节策略，保持愉快的心情，消除紧张焦虑情绪，可缓解疼痛，提升舒适感。

3. 健康教育　在经期前后和经期不要食生冷寒凉食品，例如冷饮类、生拌凉菜、海鲜类、西瓜、香蕉、山竹等。应限制辛辣食物和碳酸饮料的摄入量，能有效缓解月经疼痛。保持规律而适度的锻炼，如慢跑、散步、瑜伽等，能够缓解痛经。经期注意清洁卫生，禁止性生活。保证充足的休息和睡眠，戒烟戒酒。

4. 中医外治法 针灸治疗痛经的疗效显著，其副作用小，具有独特的优势。通常选取的穴位为关元穴、足三里穴、子宫穴、三阴交等进行针刺治疗。穴位贴敷是用水或药汁等将中药粉末调至糊状，贴敷于选定的腧穴表面，既可以只采用单穴贴敷，也可以双穴、多穴进行贴敷，其中单穴贴敷的常用穴位为神阙穴。穴位贴敷治疗一般选在经前，经期亦不停止治疗，经过3~5个月经周期便可达到缓解痛经的目的。此外，中药治疗、艾灸治疗、推拿疗法、拔罐等也被广泛运用于治疗原发性痛经，效果较好。

二、少女妊娠

少女妊娠（teenage pregnancy）是指妊娠发生在女性 10~19 岁年龄段。目前全世界每年约有 1 500 万 15~19 岁的少女生育，占全球生育总数的 1/5，其中大部分是非意愿妊娠。中国的少女妊娠率为 3%，并以每年 6.9% 的速度递增。少女意外妊娠率是全球关注的公共卫生问题和重大的社会问题。少女妊娠给少女母亲及子代的健康均带来不良的影响，如少女母亲更容易导致产后贫血、尿路感染、抑郁及早产等问题，胎儿更容易出现低出生体重婴儿、新生儿窒息及死产等。此外，少女母亲受教育的机会减少，其孩子更容易出现认知和行为问题，增加家庭、社会救助和公共医疗卫生的负担。

（一）影响因素

1. 个人因素 个人性观念开放，性知识缺乏，对潜在的危害认知不足，自我保护意识不足，自我约束能力差，受教育程度低及避孕措施不足，均促使青春期初次性行为低龄化。

2. 家庭因素 家庭不和睦，缺乏关爱，家庭性暴力及性虐待均是青春期少女妊娠的原因。

3. 社会因素 开展性健康教育少，与性教育相匹配的服务欠缺。此外，不良的网络环境的影响等都是少女妊娠的原因。

（二）保健指导

1. 开展青少年性知识教育 向青少年进行性生理、性心理、性传播疾病、性伦理及科学避孕等相关知识的教育，使其树立青春期性道德和自我保护意识，加强自我约束和自我教育，锻炼自制能力，顺利度过青春期阶段，降低少女妊娠的发生率。

2. 提供医疗支持 应指导妊娠的青少年女性到保健机构接受保健护理，需终止妊娠者，应到正规医院实施手术。医护人员应注意保护少女的隐私权，避免医源性刺激。

3. 做好心理咨询 少女怀孕系未婚先孕，为非意愿性妊娠，不论其是否终止妊娠，其精神均处于焦虑、恐惧与内疚之中，严重影响少女的身心健康，严重者还可引起心理障碍，甚至导致自杀。因此，对有心理障碍者，应指导其寻求专业的心理咨询，并及早开展有针对性的疏导。同时，对家庭成员进行心理辅导，防止家庭来源的伤害。

4. 做好社会关怀 不应歧视少女孕妇，避免对妊娠少女的过分攻击和指责，保障其将来享有平等的教育、就业和婚育权利。

三、妊娠期高血压

妊娠期高血压疾病（hypertensive disorders of pregnancy，HDP）是指妊娠与高血压并存的一组疾病，包括妊娠前诊断为高血压或妊娠 20 周前新发现的高血压及妊娠 20 周后发生的高血压。妊娠期高血压疾病是女性高血压的特殊类型，据报道，欧美国家 HDP 的患病率为 6%~10%，我国 HDP 患病率为 5.22% ~ 5.57%。HDP 不仅关乎母婴安危，还与母子两代远期心血管病风险有重要关联。

（一）危险因素

年龄≥35 岁；肥胖；孕前体重指数 > 28 kg/m^2；有妊娠期高血压家族史或既往妊娠期高血压疾病病史；既往妊娠期糖尿病；孕前合并抗磷脂综合征、系统性红斑狼疮、肾疾病、高血压、糖尿病、睡眠呼吸暂停低通气综合征等疾病；羊水过多、双胎、多胎、巨大儿及葡萄胎等；孕期精神紧张、负面情绪；低镁低钙饮食等。

（二）保健指导

1. 生活方式干预　患妊娠期高血压疾病的孕妇应情绪放松，注意休息，以侧卧位为宜，保证充足的休息和睡眠时间，但不建议绝对卧床，应保证一定的运动量。在饮食上应注意营养丰富、均衡，保证摄入充足的蛋白质和热量，每日食盐摄入量控制在 6 g。体重指数的增长应保持在孕期推荐的合理范围。对体重过度增加或突发体重异常增加的孕妇，应缩短产前检查的间隔时间，并监测血压、水肿、尿蛋白等临床指标的变化。

2. 血压监测　对于既往妊娠有子痫前期病史的孕妇，再次妊娠时发生子痫前期风险明显增加。由于偶测血压不能反映全天血压变化，因而孕妇应进行家庭 24 h 动态血压监测，这对早期识别 HDP 有较高的敏感度和特异度。建议在孕早、中、晚期至少各进行一次 24 h 动态血压监测，以最大程度保证母婴安全。无危险因素的 HDP 孕妇应将血压控制在 < 140/90 mmHg，合并靶器官损害的 HDP 孕妇根据患者合并临床情况，应将血压控制在 < 135/85 mmHg。

3. 预防子痫前期　妊娠期高血压的孕产妇应预防子痫前期的发生，包括密切监测血压和尿蛋白水平。

4. HDP 病人产后管理　子痫前期产妇需警惕产后子痫，应严密监测血压至少 3 天，并延续产前的降压治疗。产后应规律监测血压，并至少监测 42 天。

5. 产后复查　产后 3 个月所有孕妇应测量血压、复查尿常规及其他孕期曾出现异常的实验室指标，如仍有持续的蛋白尿或高血压，应重新评估其血压水平、有无高血压靶器官损害及继发性高血压，必要时建议到内科诊治。

四、围产期抑郁

围产期抑郁（perinatal depression，PND）是指从妊娠开始到产后 12 个月内发生的不同程度的抑郁。围产期抑郁可分为孕期抑郁及产后抑郁，而产后抑郁多发生于产褥期，国内将其定义为产褥期抑郁症。围产期抑郁的主要表现为核心症状群、心理症状群和躯体症状群三个方面。核心症状群表现为情感低落、兴趣和愉快感丧失、劳累感增加和精力下降等。心理症状群包括焦虑、集中注意和注意力降低、自我评价和自信降低、自罪观念和无价值感、认为前途暗淡、悲观、自杀或伤婴的观念或行为、强迫观念、精神病性症状等。躯体症状群有睡眠障碍、食欲下降、BMI 下降、性欲下降及非特异性的躯体症状。围产期抑郁会给孕产妇、婴幼儿及其家庭带来破坏性的影响。病人可能出现自伤、自杀行为，滥用药物或酒精的风险增加等；还可能对孩子造成器质性危害，导致孩子智力、情绪与个性发育障碍等。

（一）相关因素

1. 生物学因素 女性在孕产期的激素水平变化非常显著，黄体酮的浓度从怀孕初期逐步增加，在足月时达到产前的 10 ~ 20 倍；雌激素中的雌二醇和雌酮水平在孕期增加 100 倍，雌三醇浓度增加 1 000 多倍。多数激素会在产后一到两周恢复到产前水平。雌孕激素水平的剧烈波动，可影响孕产妇神经内分泌、神经递质及生物节律的改变，这是抑郁症发病的重要机制。抑郁症与免疫系统关联密切，抑郁症可导致机体的免疫改变，而免疫炎症反应可在一定程度上诱发抑郁症的发生。

2. 遗传因素 围产期抑郁的发生与人群的基因易感性也有关系。既往抑郁病史与家族史的女性围产期抑郁发生率明显高于无抑郁病史及无家族史的女性。

3. 心理因素 围产期抑郁与产妇的心理素质有关。具有敏感、情绪不稳定、社交能力不良、固执及内向性格等个性特征的产妇，其自我心理调节与压力耐受力差，更容易发生围产期抑郁。

4. 社会因素 围产期抑郁与社会环境、负性生活事件密切相关，如失业、丧亲、家庭婆媳矛盾、婚姻关系紧张、不能获得有效的社会支持等，消极事件及负性能量越多，产妇身体和精神上的压力越大，发生围产期抑郁的可能性也就越大。

5. 产科因素 非计划怀孕、多次人工流产、妊娠合并症与并发症、难产、滞产、手术产等增加了围产期抑郁症的风险。不管是围产期的急性疼痛，还是产后的慢性疼痛，都是产后抑郁的危险因素。此外，新生儿身体不健康、伴有畸形、家庭与自己对新生儿性别期望不一致等，都可能给产妇带来无形的压力，从而发生围产期抑郁。

（二）保健指导

1. 产前指导 产前要对孕妇进行妊娠与分娩相关知识的教育，讲解不同的分娩方式、围产期可能出现的生理变化及产后可能出现的并发症等，使其对围产期可能出现的情况有心理准备，以减轻孕产妇围产期抑郁的风险。指导孕妇多与他人交流，倾诉自己的困惑与苦恼，以排解不良情绪。此外，要对孕产妇家庭成员进行指导，使家属充分认识到孕产妇可能出现的不良情绪及身体不适，理解包容孕妇，主动分担其压力，处理好与产妇之间的关系，为产妇营造一个温馨、和谐的家庭氛围。

2. 分娩指导 指导产妇尽可能选择自然分娩，减少无明显指征的剖宫产。分娩时实施有效的镇痛，以减轻产妇的痛苦。袋鼠式护理对降低围产期抑郁的严重程度和早期预防围产期抑郁具有积极作用，因此，应帮助产妇立即与新生儿皮肤接触。

3. 分娩后指导 医务人员应为产妇家庭提供有效的社会支持，鼓励丈夫及家庭成员多照顾和陪伴产妇与婴儿，多给予产妇情感上的支持，以降低抑郁对产妇的影响，提高产妇的心理应激能力。要帮助产妇尽快适应母亲角色，指导产妇母乳喂养，多与婴儿交流，参与婴儿的照顾、沐浴，做好新生儿抚触，有利于加强其责任心，减少不良刺激。

4. 围产期监护 评估是早期识别围产期抑郁的关键，应普及围产期抑郁的筛查。对合并焦虑或抑郁、既往有围产期情绪障碍病史、具备围产期抑郁高危因素的女性等，在围产期应给予密切的监测、评估，以预防孕产妇自杀等不良事件的发生。如果孕产妇存在独坐、容易哭泣、焦虑、多疑、角色转换困难、过度担心胎儿健康与分娩风险、有妊娠合并症、家庭关系紧张等危险因素，要高度重视，给予多渠道的围产期抑郁咨询及心理干预，并增加筛查的频率。

5. 抑郁和焦虑症状筛查与干预 在围产期至少应用 1 次标准的、确切有效的筛查工具对孕产妇进行有关抑郁和焦虑症状的筛查。轻度抑郁症状，向病人进行详尽的解释及良好的沟通，让病人充分了解这种疾病在孕产期较常见。认知行为干预是目前治疗围产期抑郁安全有效的方法之一，是通过教育及心理治疗，对个体认知及行为进行干预，以达到纠正错误认知，学会积极应对行为方式的一种心理干预模式。

6. 药物治疗　当病人有中度以上抑郁时，应遵医嘱选择药物治疗，尽量选用不能通过乳汁排出且毒副作用小的抗抑郁药，如选择性 5- 羟色胺再摄取抑制，如氟西汀、帕罗西汀、舍曲林等。必须严密监测使用抗抑郁药的孕产妇潜在的不良反应，密切关注药物的致畸作用、新生儿毒性及对儿童发育的远期效应。

五、围绝经期综合征

围绝经期综合征（perimenopausal syndrome，PPS）指妇女在绝经前后由于卵巢功能衰退引起的一系列以自主神经系统功能紊乱为主，伴有神经心理症状的一组症候群。主要表现为：①内分泌系统：主要为月经紊乱，长期无排卵性出血及月经突然停止。②自主神经功能障碍：主要有潮热、头晕、出汗、手指麻木、感觉异常及失眠等。③精神症状和情绪变化：表现为烦躁易怒、健忘多疑、抑郁及工作能力下降，严重者企图自杀。④皮肤改变：皮肤不再光泽，表面变薄，干燥。⑤泌尿生殖道：萎缩性尿道炎、膀胱炎、尿频、尿失禁。⑥心血管系统：血压较易波动，脑卒中、冠心病的发生率增高。⑦骨质疏松：绝经后 3~7 年内容易发生骨质疏松甚至骨折。

（一）相关因素

1. 生理性因素　卵巢功能衰退，血中雌、孕激素水平分泌减少，卵泡刺激素和黄体生成素水平升高，造成内分泌障碍与神经平衡失调，出现精神和自主神经系统的症状。

2. 病理性因素　在疾病治疗过程中，切除双侧卵巢或用药物控制激素分泌而引起的卵巢功能丧失。

3. 遗传性因素　基因序列对于围绝经期综合征开始的时间、症状、持续时间都有一定的控制作用。

4. 其他　个体的文化程度、人格特征、职业、收入、社会支持等也与围绝经期综合征的发病及症状严重程度有关。性格内向、情绪不稳定、自控力差者易患围绝经期综合征。工作和生活压力大、工作强度大、长期处于紧张状态者，容易诱发和加重围绝经期综合征。社会支持差的妇女，围绝经期综合征发生率较高。

（二）保健指导

1. 心理调整　围绝经期女性正处于家庭生活和事业转型期，会经历各种生活事件，如父母年老去世、子女步入社会成家立业、面临退休等变化。要指导病人认识到围绝经期是每个女性都必经的时期，要保持健康的心态与稳定的情绪，多与父母、配偶及子女沟通，倾诉自己遇到的困难，缓解心理压力，建立和睦的家庭和人际关系，学会控制不良情绪，积极投身于自己喜爱的事业和各种社会活动中，减少负面情绪对身心的影响，提高生活质量。

2. 饮食指导　指导病人低盐、低糖、低脂饮食，但又要保证足量的蛋白质、维生素、碳水化合物、纤维素及矿物质的摄入。应多吃乳制品、海产品、虾皮、海带、豆制品、芝麻酱等含钙丰富的食品。

3. 运动指导 运动可以缓解围绝经期妇女的日常压力，提高睡眠质量，改善心肺功能，增加肌肉力量，缓解腰背疼痛症状，减缓骨密度下降，改善机体的代谢紊乱。应鼓励病人每日进行规律的有氧运动，如健走、健美操、太极拳、八段锦、气功、广场舞、瑜伽等。对于骨质疏松及下肢不能负重的妇女可推荐其进行游泳。每周运动时长应累计达 150 min，另外需要增加 2~3 次抗阻运动，以增加肌肉量和肌力。

4. 合理用药 卵巢功能衰退，体内雌激素水平发生变化是围绝经期综合征的主要发病机制，所以补充雌激素是效果较好的治疗方法。但由于长期应用激素替代疗法易诱发子宫出血、子宫内膜增生、乳腺癌等疾病，其长期应用的安全性有待商榷。已有研究表明早期小剂量应用雌激素替代疗法是安全有效的，也可同时服用孕激素来对抗子宫内膜增生等。在西药方面，利眠宁、安定、舒乐安定等可用于镇静及治疗失眠，谷维素可用于调节自主神经紊乱。在中成药方面，可用更年安及坤宝丸，具有滋补肝肾、镇静安神、养血通络的功效。在保健方面可选大豆异黄酮，其是一种结构与雌激素相似、具有雌激素活性的植物性雌激素。

5. 生活指导 应戒烟限酒，同时增加日晒时间，有助于防止老年性骨质疏松。围绝经期生殖器官发生萎缩和组织松弛，宫颈黏液及阴道上皮分泌减少，易发生阴道炎、子宫脱垂和尿失禁，故应注意个人卫生，保持外阴清洁，内衣以纯棉为主，勤换内裤。维持和谐的性生活。

6. 定期检查 应每隔 3 个月做一次妇科检查，包括宫颈黏液涂片细胞学检查，及早发现生殖器肿瘤。如果除月经周期紊乱外，经量增多或经期延长，应及时就诊。

六、尿失禁

尿失禁（urinary incontinence，UI）是指由于膀胱括约肌损伤或神经功能障碍而丧失排尿自控能力，使尿液不自主地流出。尿失禁是绝经后妇女的一种常见问题，全球有 50% 以上的成年女性面临尿失禁的困扰。主要类型有压力性尿失禁、急迫性尿失禁和混合性尿失禁。压力性尿失禁（stress incontinence，SUI）指喷嚏、咳嗽或运动等腹压增高时出现不自主的尿液自尿道外口漏出。急迫性尿失禁（urge incontinence，UUI）指在突然的尿意强烈时伴无法控制的尿液漏出。混合性尿失禁是 UUI 和 SUI 合并存在。尿失禁可导致病人生活质量下降，焦虑、抑郁等心理问题凸显，还可引发失禁性皮炎等皮肤问题，使病人身心状况进一步恶化，最终导致病人基础疾病转归受到影响，社会功能缺陷，加重医疗经济负担。

（一）影响因素

1. 雌激素因素 绝经后雌激素降低，胶原降解加速，使胶原含量减少，导致盆底筋膜和肌肉支持组织变薄，盆底组织支撑力量减弱。同时雌激素水平的下降，导致尿道黏膜萎缩，尿道长度缩短，进而导致尿道周围闭合压下降，从而出现尿失禁。

2. 创伤因素 妊娠和分娩是发生尿失禁的重要风险因素。妊娠期激素水平变化，使盆底组织胶原纤维含量减少，支持力量减弱；孕期体重增加，子宫增大，造成盆底组织机械性损伤，影响尿道关闭。阴道分娩使盆底组织受到牵拉、扩张，向两侧分离，导致盆底肌收缩力减弱，膀胱颈位置及活动度发生改变；胎先露压迫使盆底肌受到绷紧而缺血，使神经和肌肉损伤，从而造成肌肉退化或萎缩。盆腔手术尤其是子宫切除术可增加 SUI 的患病风险等。

3. 疾病因素 如果盆底组织松弛或者尿道支持结构损伤，膀胱底部和近端尿道就会向下移位。患有顽固性便秘、慢性呼吸及神经系统疾病等使腹压增高时，周围的盆底支持组织失去对腹压的抵抗力，增加的压力只能作用到膀胱上而不会传递到近端尿道，尿道压力无法相应增加，膀胱内压就会暂时高于尿道内压，从而出现尿失禁。

4. 生活习惯　长期负重、高强度体育运动等可诱发或加重尿失禁。约 1/3 女性在高强度体育锻炼时发生尿失禁，可能与压力传导异常、盆底疲劳、结缔组织间连接松散及胶原缺乏有关。

（二）保健指导

1. 生活方式指导　①夜间或凌晨尿失禁的病人应限制睡前液体摄入，每天摄入量不多于 2 L，减少咖啡因摄入。②规律运动，以加强盆底肌的肌力。③控制体重。④戒烟，以缓解慢性咳嗽。⑤保持排便通畅。

2. 盆底肌功能锻炼　盆底肌锻炼通过反复、自主地进行盆底肌肉群收缩和舒张，增大盆底肌张力、增加尿道阻力、恢复松弛的盆底肌，以达到预防和治疗女性尿失禁和生殖器官脱垂的目的。盆底肌功能锻炼的方法为：持续收缩盆底肌（提肛运动）至少 3 s，松弛休息 2~6 s，连续做 15~30 min，每日训练 3 次，至少坚持 3 个月或更长时间，以加强盆底肌肉的支持力。对每天坚持进行功能锻炼者给予肯定；对不能每天坚持锻炼者，强调锻炼的重要意义，使其充分认识到功能锻炼是一种有效的治疗手段，让其相信通过积极的功能锻炼，自己有能力改变尿失禁的现状。

3. 行为治疗　对不同类型的尿失禁病人推荐不同的行为治疗，如对急迫性尿失禁和混合性尿失禁病人推荐膀胱训练，通过延时排尿来增加膀胱容量和改善尿失禁，重建大脑中枢的控制排尿意识；对压力性尿失禁病人通过减少或避免腹压增加的动作、定时排尿的方式减少尿失禁的发生。

4. 尿失禁的筛查与干预　在老年人群中应每年进行尿失禁的筛查。对尿失禁病人伴有其他慢性疾病，如糖尿病、心脏病等需进行妥善的治疗。

（刘维维）

【案例分析】

李某，女，29 岁，电信营业员。顺产一女婴，产后第 9 天，母乳喂养婴儿，婴儿近几天时有溢奶、哭闹。丈夫为电信部门经理，经常出差在外地，无法照顾妻子和孩子。李某产后由婆婆照顾，李某按照婆婆要求采用传统"坐月子"的方式，产褥期不洗澡、不洗头、不刷牙、不开窗户，每天以卧床为主。李某因为长时间不进行清洗，感觉身体不适，再加上孩子哭闹，经常对家人发脾气，食欲不佳，母乳逐渐减少。

作为一名社区护士，请为李某进行产褥期保健指导。

一、护理评估

李某产褥期采用传统"坐月子"方式，不洗澡、不洗头、不刷牙、不开窗户、每天以卧床为主；新生儿有溢奶和哭闹；产妇食欲不佳，经常对家人发脾气，母乳减少。

二、护理诊断

1. 婴儿有误吸的危险　与溢奶有关。

2. 母乳喂养不当或无效　与食欲不佳、母乳减少有关。

3. 知识缺乏　缺乏产褥期妇女保健相关知识。

4. 有感染的危险　与产妇不洗澡有关。

三、护理计划

（一）护理目标及措施

计划制定前与李某及家人进行沟通，征求家人的意见和建议，让家人参与护理计划的制定。

1. 长期目标：婴儿健康成长，母乳喂养，产妇身体康复较好，顺利度过产褥期。

2. 短期目标

（1）婴儿不发生误吸：采取的措施为教会产妇及家人母乳喂养后为婴儿拍嗝，指导产妇及家人为婴儿取侧卧位或仰卧位时头偏向一侧。

（2）一周内使产妇母乳恢复正常，母乳喂养：采取的措施为指导产妇哺乳相关知识和技能。

（3）一周内使产妇及家人掌握产褥期妇女保健的相关知识：采取的措施为口头健康教育、发放宣传册、播放宣传片。

（4）产妇不出现产褥期感染：指导产妇正确进行产褥期日常生活。

四、护理实施

1. 社区护士根据产后家庭访视要求于产后第9天、第16天、第28—30天进行家庭访视，为产妇和家人进行产褥期相关知识进行指导。

（1）日常生活方面：保持室内环境安静、舒适、空气流通；勤换内衣裤和被褥，每天温水擦浴，每天清洗外阴；充分休息与睡眠，尽量与婴幼儿同步。

（2）活动与产后健身操：李某为自然分娩产妇，可以进行产后健身操，遵循活动量由小到大、由弱到强的循序渐进的原则进行练习，提供产后健身操相关视频。

2. 充分利用家庭资源，与李某的丈夫联系，让丈夫经常关心妻子和孩子。

3. 每次家庭访视时，为产妇和家庭提供产褥期护理相关知识的保健手册和相关视频。

4. 指导产妇家人为产妇准备富含蛋白质的汤汁食物，如鸡汤、鱼汤、排骨汤、猪蹄汤等，少食多餐。

五、护理评价

（一）过程评价

1. 评估阶段：收集资料完整，有利于确定李某的健康问题。

2. 诊断阶段：护理诊断反映李某及家人的主要健康问题。

3. 计划阶段：计划的制定充分考虑到李某及家人的意见和建议，与家人进行沟通，让家人参与计划的制定。

4. 实施阶段：计划根据原定方案顺利执行。

（二）结果评价

1. 婴幼儿未发生误吸，母乳喂养较好，婴儿健康成长。

2. 李某母乳恢复正常，产褥期未发生感染，顺利度过产褥期。

总结：

产褥期对产妇、新生儿及其家庭都非常重要。产妇在产褥期会经历生理和情感体验，需要适应新的角色和家庭模式的转变，该期易出现较多的健康问题。通过家庭访视，可以及时发现影响家庭健康的相关因素和家庭存在的健康问题，为家庭提供母婴保健相关知识，改变不科学的产后饮食习惯和育儿方式，促进产妇恢复和婴儿的生长发育。本案例中，社区护士通过评估，及早发现了母婴存在的健康问题，并为该家庭提供了产褥期保健指导，以预防产褥期并发症的发生。

思考题

1. 简述国家基本公共卫生服务项目中孕产妇健康管理的内容。
2. 简述围绝经期妇女健康管理内容。
3. 简述盆底肌功能锻炼的方法。

数字课程学习

📥 教学 PPT 　　　📝 自测题

第八章

社区老年人群保健与护理

【学习目标】

知识:

1. 掌握老年人、人口老龄化、老龄化社会的概念;老年人综合保健指导内容;老年人衰弱、跌倒、尿失禁和阿尔茨海默病的危险因素。

2. 熟悉老年人的健康需求与老年综合评估方法,社区老年人的保健原则与策略,老年人衰弱、跌倒、尿失禁和阿尔茨海默病的临床表现和常用评估工具。

3. 了解人口老龄化现状,健康老年人标准,社区养老服务模式。

技能:

1. 能为社区老年人群实施综合保健指导。

2. 能为衰弱、跌倒、尿失禁、阿尔茨海默病等健康问题的社区老年人群提供预防与护理。

素质:

树立尊老、敬老、保护老年人隐私、善于与老年人沟通的良好职业素养。

【关键词】

老年人;老年综合评估;衰弱;跌倒;尿失禁;阿尔茨海默病

第一节 概　述

情境导入

　　某社区护士随机抽取了某社区 9 213 位居民进行调查，其中 60 岁及以上老年人 1 803 人，65 岁及以上老年人 820 人；1 132 人患有心脑血管疾病，625 人患有慢性阻塞性肺疾病，214 人患有糖尿病；轻、中度失能老年人 414 人，重度失能老年人 62 人。

　　该社区位于城乡结合部，居民以拆迁安置的农民为主，文化程度低。小区楼道拥挤，杂物堆放，电动车占道，路灯昏暗，管理不完善。居民普遍认为"无病就是健康"，保健意识淡薄。社会医务人员及志愿者经常进入小区进行健康指导，但是居民大多不愿意花费时间接受健康指导。社区设立了老年人日间活动中心，主要以看电视和棋牌为主，老年人参与度较低。

　　请结合本节内容，思考以下问题：

　　1. 该社区老年人有哪些健康需求？如何进行护理需求评估？

　　2. 作为一名社区护士，应为该社区老年人提供哪些护理服务？

　　随着人们生活水平提高，保健意识增强，社会进步及医疗保健事业快速发展，人类预期寿命延长。目前，中国是全世界老年人口最多的国家。随着年龄增长，老年人的形态和功能出现退行性变化，患慢性病和依赖照护风险增加。因此，早期在社区开展保健与护理，对于提高老年人的健康水平，改善老年人生活质量，实现健康老龄化具有重要意义。

一、老年人与人口老龄化

（一）基本概念

　　1. 老年人（the aged）　目前，对老年人的定义尚无统一标准。世界卫生组织（WHO）将老年人定义为 65 岁以上（发达国家）或 60 岁以上（发展中国家）的人群。我国在 2013 年颁布的《中华人民共和国老年人权益保障法》中规定：60 岁为老年人年龄的起点。

　　2. 人口老龄化（population aging）　指人口年龄结构的老龄化，是老年人口占总人口比例不断上升的动态过程。常用老年人口系数（coefficient of aged population）衡量人口老龄化程度，此系数越大，说明老龄化程度越高。

　　3. 老龄化社会（aging society）　根据 1956 年联合国《人口老龄化及其社会经济后果》和 1982 年维也纳老龄问题世界大会的定义：一个国家或地区 60 岁及以上人口占总人口比重超过 10%，或 65 岁及以上人口占总人口比重超过 7% 时，就意味着这个国家或地区处于老龄化社会。

（二）人口老龄化现状

　　联合国最新数据显示，目前全世界约 9% 的人口超过 65 岁。我国自 1999 年进入老龄化社会以来，老龄化进程进一步加快，表现出老年人口规模大、女性老年人口数量多于男性、各地区发展不平衡、高龄化趋势明显等特征（表 8-1）。

知识链接 8-1
中国即将进入深度老龄社会

表 8-1 2015—2020 年我国老年人人口数

年份	60 岁及以上老年人口（万人）	占人口比例（%）	65 岁及以上老年人口（万人）	占人口比例（%）
2015	22 200	16.1	14 386	10.5
2016	23 086	16.7	15 003	10.8
2017	24 090	17.3	15 831	11.4
2018	24 949	17.9	16 658	11.9
2019	25 388	18.1	17 603	12.6
2020	26 402	18.7	19 064	13.5

二、社区老年人群的健康需求

（一）健康老年人标准

1. WHO 提出的 10 条老年人健康准则

（1）精力充沛，承担日常生活和繁重工作不感到过分紧张和疲劳。

（2）乐观、积极，乐于承担责任，工作效率高。

（3）善于休息，睡眠良好。

（4）应变能力强，能适应环境的各种变化。

（5）抗病能力强，能够抵抗一般性感冒、传染病等。

（6）体重适当，身体匀称，站立时，头、肩、臂等位置协调。

（7）眼睛明亮，反应敏锐。

（8）牙齿清洁，无空洞，无痛感，无龋齿，无出血现象，齿龈颜色正常。

（9）头发有光泽，无头屑。

（10）肌肉丰满，皮肤有弹性，走路、活动感到轻松。

2. 中国老年人健康标准　2013 年中华医学会老年医学分会发布了中国老年人健康标准，包含以下 5 个方面。

（1）重要脏器增龄性改变未导致功能异常，无重大疾病，相关高危因素控制在与其年龄相适应的达标范围内，具有一定的抗病能力。

（2）认知功能基本正常，能适应环境，处事乐观积极，自我满意或自我评价好。

（3）能恰当处理家庭和社会人际关系，积极参与家庭和社会活动。

（4）日常生活正常，生活自理或基本自理。

（5）营养状况良好，体重适中，保持良好生活方式。

（二）社区老年人群的健康需求

随着社会的发展，老年人对健康服务的需求也越来越多元化。目前，我国基层医疗卫生服务机构通过提供老年人健康管理、医养结合服务、中医保健、康复护理等来满足社区老年人群多样化的服务需求，具体体现在以下几个方面。

1. 基本需求

（1）营养需求：足够的饮食与营养能够提高老年人的抵抗力。由于老年人多患有高脂血症、血管硬化和骨质疏松等疾病，因此建议老年人多进食低盐、低脂、高维生素、高钙、高蛋白饮食。老年人咀嚼、消化能力降低，基础代谢率下降，应养成定时定量、少食多餐、荤素搭配、不偏食等良好的进食习惯。

（2）心理需求：老年人精神慰藉一方面来源于家庭，如伴侣和子女；另一方面来源于社会，如社会支持、社会认同等。随着身体健康状况改变，生活自理能力下降，社会参与度下降，心理需求变化等多种原因，老年人会产生一系列心理问题，如失落、焦虑、抑郁、自卑等，需要家庭和社会提供一定的心理支持。

（3）运动需求：每天进行规律适量的运动有助于提高机体免疫力，延缓衰老，保持精力充沛。老年人闲暇时间多，各种兴趣爱好增加，应根据老年人不同需求，针对性地开展各类运动、健身、娱乐等活动。这也有助于提高老年人社会参与度，强身健体，增强自信心。

（4）安全需求：老年人机体功能减退，会出现听力下降、视物不清、行动不便、感觉下降、记忆力减退等变化，容易发生跌倒、坠床、抑郁、自杀等各种意外，应引起高度重视。

2. 医疗保健需求 由于老年人生理功能衰退、机体抵抗力下降等原因，易患各类疾病，导致其对医疗保健服务需求显著增加。我国大约 50% 非传染性疾病负担发生在 65 岁以上人群中，占总疾病负担的 34.3%。社区老年人的医疗保健需求主要包括三个方面：第一方面，基本医疗。如慢性病的管理、健康体检等。第二方面，紧急救助。如社区急救，转诊信息共享，安装家庭急救系统等。第三方面，上门医疗。如定期家访、家庭病床等。

3. 康复护理需求 社区老年人常见的康复护理需求包括生命体征监测、吸氧、雾化吸入、吸痰、机械辅助排痰、鼻饲、留置胃管护理、口服给药、用药指导、留置尿管护理、失禁护理、血糖监测、胰岛素皮下注射、PICC 维护、压力性损伤 / 伤口护理、留置引流管护理、体位变换训练、行走训练、平衡训练、呼吸功能训练、失禁功能训练、认知训练、各种康复操、辅助器具使用指导等。

4. 中医护理需求 祖国传统中医护理在保健与康复中发挥着重要作用。社区中医护理服务，如刮痧、拔罐（包括留罐、闪罐、走罐、药罐）、艾灸、中药泡洗、穴位贴敷、中药外敷、中药给药护理、中医情志护理、中医饮食护理等，在社区老年人群中的需求也日益增长。

5. 经济保障需求 有证据表明，拥有一定经济基础能够使人快乐，减少心理健康问题，如抑郁、焦虑等。调查显示，在世界范围内，老年人群的贫困率高于一般人群。我国老年人群退休后收入水平明显下降，在日常生活及应对风险等方面的能力较弱，生活来源主要集中在三个方面，即子女或家属等家庭成员供养、老年人自己的劳动收入和离退休金、养老金。但是收入来源渠道仍然较少，收入结构较为单一，社会保障比例较低。我国从推进社会基本养老保险制度改革以来，积极探索建立长期护理保险制度，提升家庭养老经济支持等途径逐步完善多层次养老保障体系，以满足老年人的经济保障需求。

三、社区老年人群的综合评估

英国人 Warren 于 20 世纪 30 年代末首先提出老年综合评估（comprehensive geriatric assessment，CGA）的概念。CGA 是指采用多学科方法评估老年人的躯体情况、功能状态、心理健康和社会环境状况等，并制订以维持和改善老年人健康及功能状态为目的的治疗计划，最大限度地提高老年人生活质量。具体评估内容及方法如下。

（一）身体功能评估

1. 日常生活活动能力（activities of daily living，ADL） 包括基本日常生活活动能力（basic activities of daily living，BADL）和工具性日常生活活动能力（instrumental activities of daily living，IADL）。临床工作中 BADL 的评估主要通过改良巴氏量表（modified barthelindex，MBI）实现，使用 MBI 评估时应注意：①选择适当的时间和安全的环境，应从简单容易的项目开始，逐渐过渡到较复杂困难的项目；②尽量以直接观察法为主，在评估一些不便完成或较难控制的动作时，可询问患者或家属；③评估患者的真实能力，只要患者无需他人帮助，即使使用辅助器也可归类为自理；④评估结果应反映患者 24 h 内完成情况。

社区老年人 IADL 的评估多采用 Lawton IADL 指数量表。评估时应注意：①评估前与评估对象充分交谈，强调评估目的；②评估时按表格逐项询问，或可根据家属、护理人员等知情人的观察确定；③对于无从了解或从未做过的项目，另外记录；③评估应以最近 1 个月的表现为准。

2. 平衡与步态 国际上广泛使用、信效度较高的平衡与步态评估工具是 Tinetti 测量量表（tinetti assessment tool），该量表包括平衡与步态两部分。评估前需要做好以下准备：①评估环境干净、明亮，行走路面防滑平整；②准备一把结实无扶手的椅子；③准备测评表、笔、秒表、步态带等工具；④提前告知患者穿舒适的鞋子和轻便的衣服。

测评前告知患者评估流程，评估时应注意：①始终站在患者身边，防止跌倒；②根据患者的情况适当使用步态带；③测评过程中尽量不使用步行辅助器。

3. 跌倒 一般采用 Morse 跌倒评估量表进行评估（具体见本章第三节老年人跌倒相关内容）。评估时应注意：①询问跌倒史时，对于合并认知功能障碍下降、精神障碍或不愿叙述者，应询问与患者长期生活的家属或照顾者；②询问现病史和既往史时，可按照老年常见系统疾病询问，或通过查阅患者病案，了解疾病和服药史；③可通过观察和询问相结合的方式了解行走辅助器具的使用情况。

（二）营养状态评估

目前，临床上提倡应用系统评估法结合多项营养指标评价患者营养状况。系统评估法主要采用简易营养评价法（mini nutritional assessment，MNA），但 MNA 的项目较多，调查较繁琐，推荐使用微型营养评定法（short form mini nutritional assessment，MNA-SF）对老年人营养不良状况初筛。使用 MNA-SF 评估时应注意：①优先选测体质指数，无法测得体质指数值者，用小腿围代替；②初筛具有营养不良风险者应填写完整版 MNA 进行深入评估。

（三）精神、心理状态评估

1. 认知功能 老年人认知障碍包括轻度认知功能障碍（mild cognitive impairment，MCI）和痴呆两类。目前国内外应用最广泛的认知功能筛查量表为常用简易精神状态检查量表（mini-mental state examination，MMSE）和简易智力状态评估量表（Mini Cog）。评估时应注意：①检测环境安静、通风、舒适、光线良好；②通常室内只有主试和被试两人，避免干扰；③主试人员应态度和蔼、语气温和，以取得受试者配合；④严格按照量表手册进行检测，使用统一指导语，避免暗示；⑤可按照规定提供一定帮助；⑥整个评估过程不限时，可计时；⑦言语障碍、视觉听力严重受损、手不灵活者不宜采用此评估法。

2. 焦虑症、抑郁症 老年抑郁量表（geriatric depression scale-15，GDS-15）是专门为老年

人设计的抑郁自评筛查表，可用于社区服务中心或养老机构。焦虑自评量表（self-rating anxiety scale，SAS）可用于评估有焦虑症状的成年人，目前尚无专用筛查老年焦虑自评量表。焦虑、抑郁量表评估时注意：①可用口述和书面回答两种方式评估；②严重痴呆或失语患者不适宜本量表。

（四）老年综合征评估

老年综合征（geriatric syndrome，GS）是指多在晚年发生的、难以具体诊断为某种疾病的复杂健康状况，通常是由多系统器官功能异常和病变共同导致的临床综合征，主要包括衰弱、肌少症、疼痛、共病、多重用药、睡眠障碍、视力障碍、听力障碍、尿失禁、压疮等健康问题。

1. 肌少症　肌少症的评估可采用 SARC-F 量表（strength，assistance walking，rise from a chair，climb stairs and falls），该量表共包含 5 个评分项目：肌肉力量、辅助行走、座椅起立、攀爬楼梯及跌倒次数。SARC-F 量表主要用于社区老年人肌少症的筛查。此外，还可通过 6 m 日常步速、握力测定等方法进一步评估。

2. 共病　指老年人同时存在 2 种或 2 种以上的慢性病。目前多采用老年累积疾病评估量表（cumulative illness rating scale-geriatric，CIRS-G）评估，它能对各系统疾病的类型和级别进行评估，对共病评估更加完善，实际应用较为广泛。

3. 多重用药　当前临床应用最广泛的标准是将应用 5 种及以上药品视为多重用药。推荐使用 2015 年美国老年医学会颁布的老年人不恰当用药 Beers 标准和我国老年人不恰当用药目录评估老年人潜在不恰当用药。

4. 睡眠障碍　老年人睡眠障碍的评估方法主要包括临床评估和量表评估。临床评估包括具体的失眠表现形式、作息规律、与睡眠相关的症状、失眠对日间功能的影响、用药史及可能存在的物质依赖情况、体格检查和精神心理状态评估等。量表评估推荐匹兹堡睡眠质量指数量表（Pittsburgh sleep quality，PSQI），若是社区评估则推荐使用阿森斯失眠量表（Athens insomnia scale，AIS）。

（五）社会评估

社会评估是对老年人社会适应能力、社会支持/关系、社会服务的利用、环境、经济状况、特殊需要、角色和文化背景等方面的评估。老年人身体的衰弱使其适应及应对能力均逐渐减退，社会地位的改变随之影响老年人的经济，而老年人晚期则需要更多的关怀及照顾。因此，老年人的社会评估对老年人是否得到有效医疗照护及生活保障至关重要。同时，评估老年人居住环境，提高物理环境的安全性，对预防老年人跌倒和其他意外发生也具有非常重要的意义。

1. 社会支持　目前国内应用最广泛的社会支持的评估是社会支持评定量表（social support rating scale，SSRS），该量表适合神志清楚且认知良好的老年人。SSRS 量表包含 3 个维度：客观支持、主观支持和对支持的利用度。得分越高，表明社会支持程度越好。

2. 居家环境　澳大利亚学者 Clemson 等提出采用家庭安全评估量表（Westmead home safety assessment，WeHSA）评估。量表共有 72 个条目，包括外部交通通道、内部交通通道、一般室内情况（如照明、整洁）、生活区、座位、卧室、鞋类、浴室、卫生间、厨房、洗衣房、药品管理和安全呼叫系统等内容。在澳大利亚该量表被认为是评估居家环境的金标准，对于国内的适用性有待进一步考究。

四、社区养老护理服务模式

当前，我国宏观的社区养老模式包含 3 大类：家庭养老、机构养老和社区居家养老。同时，抱团式养老、乡村养老等各种新型养老模式也逐渐兴起。

（一）家庭养老

家庭养老是我国的一种传统养老模式，老年人愿意且享受由亲属赡养。家庭养老以血缘关系为纽带，由子女、配偶或其他直系亲属为老年人提供经济、生活和精神照护，以保障老年人的基本生活。我国现行家庭规模小型化，"4-2-1"家庭结构增多，家庭养老人力成本增加，养老压力增大，加重了老年人家庭养老的困难。

（二）机构养老

机构养老指由专门的养老机构（如养老院、福利院、老年公寓、临终关怀医院等）为老年人提供饮食起居、清洁卫生、健康管理和文体娱乐活动等综合性服务机构。机构养老是一种专业化、效率化、规模化的养老模式，符合规模经济原理，然而目前我国养老机构仍存在供需矛盾突出、经营管理困难、农村养老机构发展滞后等诸多亟待解决的问题。2021 年国务院印发的《国务院办公厅关于促进养老托育服务健康发展的意见》中指出加强公办和公建民营养老机构建设，坚持公益属性，重点为经济困难的失能失智、高龄、计划生育特殊家庭老年人提供托养服务等一系列举措将有望改善当前机构养老的局面。

（三）社区居家养老

社区居家养老指在社区建立一个支持家庭养老的社会化服务体系，由社区服务人员和家庭成员共同为老年人提供居家养老服务。社区居家养老可以提供"三助""两托""两咨询"服务：助餐、助理、助医；日托、全托；法律咨询和心理咨询，能够确保老年人、子女、养老服务员、政府各取所需，促使资源充分利用。在我国文化背景下，老年人更愿意选择"养老不离家"的养老方式。因此，社区居家养老是政府大力倡导的一种养老护理服务模式。但与发达国家相比，我国仍存在基础设施差、设施使用率低、专业化水平低和服务内容简单等问题。

（四）抱团式养老

抱团式养老是一种新型的养老模式，一些老同事、老同学或同住一个村庄、社区的老年人自发"抱团"生活、休闲，互帮互助。该模式体现了传统居家养老习俗，有利于促进家庭和睦，较好解决了老年人生活照料、精神慰藉、文化活动等需求。

（五）乡村养老

乡村空气新鲜，生态环境优越，生活成本低，吸引众多退休老年人前去养老，形成了乡村养老模式。尽管乡村养老有不少优势，但仍面临医疗保健不健全、冬季取暖难等难题。因此，如何让农村有能力、有条件吸引、接纳有意愿的城市老年人前来养老，缓解养老资源不均衡困局，仍是乡村养老亟待解决的问题。

（六）其他

如租房入院、旅游养老、房产养老、合居养老等各种养老模式也正在兴起。

第二节　社区老年人群的保健指导

一、社区老年人群的保健原则与保健策略

WHO 于 1990 年 9 月提出"健康老龄化（successful aging）"的概念，它是指老年人在晚年能够保持躯体、心理和社会生活的完好状态，将疾病或生活不能自理推迟到生命的最后阶段。WHO 把"健康老龄化"作为应对人口老龄化的发展战略，并提出"积极老龄化（active aging）"的概念。积极老龄化是指老年人不仅保持身体活动能力或参与体力活动，而且不断参与社会、经济、文化、精神和公民事务，尽可能获得最佳健康、获得参与和保障机会的过程。为实现这一目标，我国正在努力完善老年保健服务体系。

（一）老年保健原则

1. 联合国老年人原则　1991 年联合国大会通过的《联合国老年人原则》强调老年人的独立、参与、照顾，自我充实和尊严原则，共包含 17 条。其中，"独立"包括老年人应享有足够的生活和保健条件；"参与"包括老年人应始终融入社会、为社会服务、组织开展协会或组织；"照顾"包括老年人应享有家庭和社区的照顾、卫生保健服务、社会和法律服务、人权和基本自由等；"自我充实"包括老年人应充分发挥自己的潜力、享有社会中的教育、文化等资源；"尊严"包括老年人应受尊重和公平对待。

2. 我国老年保健原则　2017 年，国务院印发了《"十三五"国家老龄事业发展和养老体系建设规划》，体现了我国老年保健原则。

（1）全面性原则：健康是生理、心理和社会的完整状态，老年保健护理也应是多维度、多层次的。

（2）区域化原则：指以社区为基础提供老年保健。老年人居家保健护理将是今后一段时期老年护理的主要形态。因此，建立老年人社区保健制度是十分必要的。一方面，通过在家庭、邻居、社区提供保健和社会服务，帮助老年人及其照顾者；另一方面，已建立的长期护理机构通过专业或辅助性服务，日益深入社区为老年人服务。

（3）费用分担原则：随着社会老龄化及老年保健需求的日益提高，老年保健费用的筹集成为越来越严峻的问题。"风险共担"原则愈来愈为大多数人所接受。我国正在探索国家、企业、个人三方负责的多层次老年人医疗保障体系。

（4）功能分化原则：对老年保健的各个层面都要有足够的重视，提供多种功能的保健服务。如老年人疾病有其特殊性，对老年人的健康服务就可向老年医院和老年护理院等分化。为老年人健康服务的团队，也要体现多专业，不仅有医生和护士，而且还要有康复治疗师、社会工作者、健康教育工作者等。

（5）防止过分依赖原则：充分调动老年人依靠其自身力量，维护健康，促进康复。

（二）老年保健策略

由于文化背景和社会经济条件的差异，不同国家老年保健制度和体系也不尽相同。在现有的经济和法律基础上，建立符合我国国情的老年保健制度和体系是老年保健事业的关键，也关系到我国经济发展和社会稳定。我国老年保健策略主要包括国家体系保障、社会力量辅助、社区关注关怀、老年人自我提升和家庭相辅相成。

1. 国家体系保障　国家养老保障体系关乎老年人的晚年生活，要提升老年人生活质量，首要任务是逐步建立完善老年保障体系，包括老年就医体系、老年再教育体系、老年生活低保体系等。随着我国社会的不断进步，国家应不断完善保障老年人权益有关法律法规，使老年人真正做到六个"有所"，即"老有所医""老有所养""老有所乐""老有所学""老有所为"和"老有所教"。

2. 社会力量辅助　随着社会的发展，家庭养老逐渐被一些社会福利机构养老所代替，这就需要投入大量的资金建立社会福利机构。这些资金不仅来自国家，还需要社会力量的帮助，如企事业单位募捐、红十字会捐款等。这些辅助力量不仅能够保障国家老年养老体系顺利实施，还能为社会解决部分养老问题。

3. 社区关注关怀　随着现代社区的建立，网格化服务已经成为一种新的服务和管理模式。精细的管理能够使社区工作者对老年群体有更加深入的了解，从而制定具体的关心关怀策略。如建立社区老年流动岗，为老年群体提供劳动岗位，从而实现老年群体价值；建立社区老年俱乐部，可以将社会上的"老有所乐"福利反馈给老年人群；组织各类老年活动，减轻老年群体孤独感，使老年群体的精神生活得到保障等。

4. 老年人自我提升和家庭相辅相成　随着医疗水平的提升，人类预期平均寿命也得到了进一步提高。老年人群退休后，会选择再教育、再提升，在这一过程中能够获得更多知识并实现自我价值。家庭在老年生活中起着非常重要的作用，老年人在内心孤独的时候，需要家庭成员给予安慰、鼓励，保持老年人身心愉悦。

拓展阅读 8-1
智慧健康养老产业发展行动计划（2017—2020 年）

二、社区老年人群的综合保健指导

根据老年人的健康需求，为其提供适宜的保健指导，有利于老年人采取健康有效的生活方式、行为习惯，提高老年人健康寿命，增加自理年限，满足老年人长期照护需求，提高生活质量。《老龄化与健康的全球报告》将健康老龄化定义为发展和维护老年健康生活所需的功能发挥的过程。功能发挥（functional ability）由个人内在能力与相关环境特征以及两者之间的相互作用构成。其中，内在能力（intrinsic capacity）是指个体在任何时候都能动用的全部身体机能和脑力的组合。WHO 健康老龄化公共卫生框架关注在整个生命历程中维护内在能力和功能发挥的目标，并颁发了基于社区的老年人整合照护（Integrated Care for Older People，ICOPE）指南。该指南指导基层卫生服务人员以老年人为中心，通过综合评估监测老年人的内在能力，设定护理目标，制定护理计划，采取干预措施预防和减缓老年人内在能力下降，同时为照护者提供支持的一种服务模式。ICOPE 指南提出，老年综合保健主要包含 3 个方面：预防内在能力下降（包括移动能力受损、营养不良、视力障碍和听力损失、认知障碍和抑郁症状）；与照护依赖相关的老年综合征（包括尿失禁和跌倒风险）；照护人员支持。本部分将针对以上 3 个方面阐述社区老年人的综合保健指导。

拓展阅读 8-2
关于老龄化与健康的全球报告

（一）预防老年人内在能力下降的保健指导

1. 移动能力受损的保健指导 移动能力是指一个人从一个地方走动到另一个地方的身体能力，它是老年人身体机能的重要组成部分。肌肉质量和力量丧失、灵活性降低和平衡问题都会影响行动能力。在 65 岁以上的老年人中，39% 存在行动能力受损，是相应劳动人口比例的 3 倍多。移动能力受损可以监测，如果早期开展适当运动干预，可以延缓移动能力受损进程。

拓展阅读 8-3
世界卫生组织关于身体活动的全球建议

（1）多种方式锻炼：移动能力受损的老年人应进行多种方式锻炼，如抗阻训练、平衡训练、灵活性训练和有氧锻炼等。锻炼时应注意：①提前咨询理疗师或专家；②进行营养干预，如增加蛋白质摄入；③结合老年人自身状况制定锻炼计划，如为认知障碍者量身制定简单的锻炼计划；对于行动能力严重受损者，先在椅子和床上进行运动训练；④创建有利于老年人的锻炼环境，如安全的步行空间、方便获取的锻炼设施和锻炼指导、能够看到社区的同龄人锻炼身体、能与朋友和家人一起锻炼；⑤重视自我管理。

（2）避免多重用药：部分药物会损害移动能力或干扰平衡能力，如抗惊厥药、抗抑郁药、抗精神病药、阿片类药物等。在咨询专家后，剔除不必要、无效药物及具有重复作用的药物可减少多重用药。

（3）管理疼痛：严重疼痛可能会限制甚至阻碍运动，可采用自我管理、药物治疗、手法治疗、心理治疗和认知行为治疗等方式管理疼痛。

（4）改善物理环境：通过改善房间照明、增加安全扶手等措施降低跌倒风险（具体见本章第三节老年人跌倒相关内容）。

（5）使用辅助设备：听力和（或）视力丧失会限制老年人的行动力和社会参与度，使用远视镜、助行器等辅助设备有利于个人功能发挥，提高独立性。

2. 营养不良的保健指导 随着年龄增长，老年人易出现感觉障碍、口腔问题、孤独、低收入和慢性病等健康问题，这些都增加了老年人营养不良的风险。同时，在老化过程中，身体构成发生变化，肌肉含量减少、脂肪含量增加，如果营养摄入不足，患肌肉萎缩症、骨质疏松症和免疫反应受损的风险将会大大增加。

（1）一般营养指导：①蛋白质的吸收随年龄增长而减少，建议健康老年人每公斤体重摄入 1.0 ~ 1.2 g 蛋白质，体重减轻或疾病恢复期的老年人每公斤体重摄入 1.5 g 蛋白质。高蛋白摄入可能导致肾小球内压和肾小球滤过率升高，需严密监测肾功能。②鼓励老年人进行适宜室外活动，以促进维生素 D 吸收。必要时可进行实验室检测以补充机体所需维生素 D。③建立合理的饮食习惯，保证定时进餐，饮食多样化，注意饮食卫生。④老年人食欲下降，应鼓励家人、朋友等共同进餐，尤其是独居或社交孤立的老年人。⑤鼓励适量体力活动，这将有利于增加老年人食欲并将蛋白质转化为肌肉组织。⑥发现老年人可能存在严重疾病（如极度瘦弱、体重快速下降、慢性腹泻、腹痛等）时，应转由医生进一步诊治。

（2）服用营养补充剂：营养补充剂是为满足个体营养需要提供的额外高质量蛋白质、维生素和矿物质等。服用营养补充剂时应注意：①首先由医疗卫生专业人员进行营养评估，包括营养史、食物摄入量、回顾 24 h 饮食量及身体检查（包括肌肉质量和力量等）。如果条件允许，应进行实验室检测，识别缺乏的营养素等。②应在食物的基础上添加营养补充剂，它不应该代替食物。③在两餐之间服用。④鼓励和支持老年人坚持服用营养补充剂。当老年人对某种营养补充剂厌倦时，可提供多种口味的营养补充剂。⑤定期监测体重。⑥当饮食能够提供充足营养时，应立即停止营养补充剂。

（3）其他指导：肌肉减少症和衰弱等疾病可能与营养不良有关，应积极识别和处理相关疾病。

3. 视力障碍的保健指导　视力障碍是老年人常见健康问题之一，及早开展筛查和预防保健工作尤为重要。社区应积极开展健康教育活动，做到早期发现、早期诊断和早期治疗造成老年人视力障碍的各类疾病，改善老年人眼部健康情况，不断提高其生存质量。

（1）定期筛查：在社区卫生服务中心推广视力筛查，开展视觉敏感度筛查，并定期开展社区外展活动提高老年人保健意识。对于 50 岁及以上的居民，应至少每年进行一次视力损伤筛查。

（2）日常生活指导：①改善照明，光线最好来自老年人的侧面（不产生阴影）；②移除障碍物；③建立对比，例如用色彩鲜艳的胶带将刀柄包裹起来、休闲娱乐时选用大型棋子等；④选用听力和视觉辅助工具，如带有语音功能的手表、温度计和体重秤等；⑤保持视力卫生，避免长时间观看电子设备。

（3）使用辅助设备：使用眼镜矫正近视或远视，必要时可使用放大镜、望远镜等辅助设备。

（4）视力康复：对于出现无法逆转的视力降低的老年人，可采用全面视力康复，包括心理支持、方向判定、行动能力和日常生活活动训练等。

（5）用药指导：长期使用类固醇药物治疗者应定期进行眼部检查。

（6）积极治疗原发病：老花眼、白内障、青光眼、糖尿病视网膜病变和年龄相关的黄斑变性等疾病容易引起老年人视力障碍，故应积极诊断和治疗原发病，从根本上解决视力障碍问题。

4. 听力损失的保健指导　老年人听力损失影响沟通，并伴有焦虑、抑郁和认知障碍，严重者可能出现社会隔离和自主性丧失。目前，社区仍然面临老年人听力损失诊断和治疗不足现状。老年人听力损失可以通过简单的干预措施即可达到有效管理目的，例如佩戴助听器、环境改造和行为适应等。

（1）定期筛查：在社区卫生服务中心开展听力筛查，并定期开展社区外展活动提高老年人保健意识。

（2）照护人员的沟通指导：与听力损失的老年人沟通时，照护人员应当：①说话时让老年人看到照顾者的脸；②确保脸部光线充足，帮助老年人看到嘴唇运动；③在说话之前引起老年人注意；④减少噪声，避免分心；⑤说话清晰、缓慢，切记不可喊；⑥将门铃和电话放在整个房屋内都能听到的地方。

（3）心理指导：听力损失会导致心理困扰和社会孤立等一系列心理问题。照护人员应该与老年人保持沟通，并积极组织其参与社交活动，有利于老年人保持独立性，减少对照护人员和社区等的依赖。

（4）用药指导：注意药物潜在的耳毒性。

（5）使用辅助设备：助听器是听力损失老年人的优选治疗方法。此外，根据听力损失者的具体情况，还可选择人工耳蜗、音频感应环路和个人声音放大器等听力设备。

5. 认知障碍的保健指导　认知障碍主要表现为健忘、注意力损失和解决问题能力下降。目前病因尚不明确，研究显示认知障碍可能与大脑老化、疾病（如心血管疾病、阿尔茨海默病）和环境因素（如社交孤立和教育水平低）有关。现有证据表明，轻度认知障碍发生时间每推迟 5 年，痴呆症现患率会降低 50%。因此，早期社区干预是预防和扭转认知能力下降的关键策略，能够预防老年期功能残疾并降低照护依赖。

（1）认知刺激疗法：认知刺激是通过认知活动和回忆、多种感官刺激及与他人的接触来刺激参与者，以减缓认知能力下降。社区可以通过开展形式多样的主题活动及简单的心理干预措施，预防脑力进一步衰退。不管是否具有阿尔茨海默病等疾病的正式诊断，都应尽早对患有认知障碍的老年人采取认知刺激措施。

（2）提供适宜支持照护：如果认知障碍影响了老年人自主性和独立性，那么这个人很可能会有重大社会照护需求。社区工作者应帮助照护人员制定提高老年人独立活动能力、适应和发展技能的日常生活活动计划，并鼓励照护人员在日常生活中做到：①提供定向信息，如日期、时间、天气等；②鼓励老年人与家人、朋友等交流；③保证家庭环境安全，减少跌倒和受伤风险；④在家中张贴标牌，方便老年人寻找；⑤视个人能力参加职业活动。

拓展阅读8-4
中国认知障碍患者照料管理专家共识

6. 抑郁症状的保健指导　抑郁症状（depressive symptom）是指老年人同时具有 2 种及以上的抑郁症的症状，持续 2 周，尚不满足重度抑郁症（major depressive disorder）的诊断标准。抑郁症状是一种严重的健康问题，在社区有 6%～10% 的老年人，而在医院和长期照护机构中，大约有 30% 的老年人受到抑郁症状的困扰。

（1）简明结构性心理干预：简明结构性心理干预措施（如认知行为治疗，行为激活和生命回顾治疗）会大大减轻老年人抑郁症状。在征求老年人的同意后，应采用多种心理干预措施。

（2）多种运动：老年人处于抑郁状态时通常对各类活动失去兴趣，照护人员应当鼓励和支持他们积极参与各类社会活动，例如根据老年人的身体能力和喜好量身定制运动计划。如果老年人存在失能情况，照护人员应避免老年人社交隔离，以免加重抑郁症状。

（3）正念练习：正念练习关注当前时刻发生的事情，而不是沉浸于过去、未来、愿望或遗憾。对于有抑郁症状的老年人，后者可能会导致情绪低落。正念练习有多种类型，其中广泛使用的方法是安静地坐着或躺着，将注意力集中在呼吸上，如瑜伽、太极拳训练等。

（4）减少多重用药：多重用药可能会导致抑郁症状，而抑郁症状也可能会导致多重用药。除了直接作用于中枢神经系统的药物外，具有精神性质的药物（如抗组胺药、抗精神病药、肌肉松弛药和其他具有抗胆碱能性质的非精神药物）也可能导致抑郁症状的发生，故应去除不必要的、无效的及具有重复作用的药物。

（5）其他指导：①纠正贫血，改善营养不良；②积极治疗甲状腺功能减退症；③管理疼痛。

（二）与照护依赖相关的老年综合征的保健指导

此部分包含尿失禁和跌倒的保健指导，具体见第三节社区老年人常见健康问题与护理相关内容。

（三）照护人员的保健指导

据估计，全世界照护依赖的人口总数为 3.49 亿，其中，29%（1.01 亿）为 60 岁及以上的老年人。在大多数国家，这些照护是由非正式的照护人员提供的（如配偶、子女或其他亲属朋友），女性是主要照护人员。在许多中低收入国家，正式长期照护系统发展不完善，对照护人员的身体、情感和经济状况均产生了较大影响。社区工作人员应向照护人员提供心理干预、培训和支持，尤其是在照护需求较为复杂和 / 或照护人员压力较大时。

1. 定期评估照护人员　①社区工作人员应与照护人员定期交谈，评估照护人员需求，同时观察有无疲惫、沮丧等抑郁状况；②评估时最好远离老年人，以获取真实情况；③老年人和照护人员的陈述可能不同（如老年人的记忆问题），应结合内在能力的全面评估内容准确评估；④每半年重新评估一次。

2. 提供照护支持 ①由社区医疗卫生专业人员向照护人员提供照护技能培训和指导；②提供照护支持，缓解照护压力，以居家喘息照护为例，在可行的情况下，由社区提供喘息服务养老机构或其他合适的人来监督和照顾老年人；③必要时，对照护依赖者提供社会福利或其他社会或财务支持。

3. 提供心理支持 当照护任务复杂且照护人员承受巨大压力时应为照护人员提供心理支持，以缓解照护人员的心理压力。

知识链接 8-2
促进健康老龄化的公共卫生体系

第三节　老年人常见健康问题与护理

一、老年人衰弱

衰弱（frailty）是指一组由机体退行性改变和多种慢性病引起的机体易损性增加的老年综合征。其核心是老年人的生理功能下降或多系统功能异常，造成身体的脆弱性，降低了机体维持自我稳定状态的能力和抵抗各种生理应激的能力，造成一种功能稳态失衡的病理生理状态。社区老年人极易发生衰弱，因此早期识别衰弱并进行干预显得尤为重要。

（一）危险因素

1. 营养不良和营养素缺乏 老年人营养不良，维生素、无机盐等微量营养素缺乏，蔬菜、水果摄入不足等均会加重老年人衰弱，同时衰弱又是社区老年人营养不良的危险因素，易形成恶性循环，加重衰弱发展。

2. 日常生活能力下降 老年人多系统功能下降致使日常生活活动能力明显下降，出现以肌肉数量、力量、功能下降及体重减轻为主要表现的肌肉减少症，可直接引起衰弱。

3. 多种疾病共存 是老年人衰弱的重要危险因素之一，如老年人常见的心血管系统疾病、糖尿病、慢性阻塞性肺疾病、慢性肾衰竭、关节炎等都是导致衰弱的重要危险因素。

4. 抑郁 会影响老年人的行为和活动水平，导致社会参与度降低，机体功能状态恶化，增加了衰弱的可能性。

（二）临床表现

衰弱主要表现为肌肉力量下降和生理功能减弱。其特征包括消瘦、耐力降低、平衡及运动功能下降，动作减慢，相对活动度降低，还可伴随认知功能下降。

（三）常用评估工具

衰弱评估在护理研究、临床护理中具有重要意义。各种不同的测量工具在信效度、临床适用性、死亡预测效能及适用人群等存在很大差异。目前使用最广泛的测量工具为衰弱表型及衰弱指数。

1. 衰弱表型 主要包含 5 项内容：非意向性体重下降、自述疲惫、握无力、行走速度下降、躯体活动降低。满足其中 3 条或以上即为衰弱，1 条或 2 条即为衰弱前期，不满足任何一项者为无衰弱的健壮老年人。本评估方法把衰弱作为临床事件的前驱状态，可独立预测 3 年内跌倒、行走能力下降、日常生活能力受损情况、住院率及死亡，便于采取措施预防不良事件，目前在临床研究中应用最多。

2. 衰弱指数（frailty index，FI）　又称缺陷累积的评估方法。FI 指个体在某一个时点潜在的不健康测量指标占所有测量指标的比例，其选取的变量包括躯体、功能、心理及社会等多维健康变量。选取变量时需遵守一定原则：后天获得、与年龄相关、具有生物学合理性、给健康带来不良后果、不会过早饱和。目前变量的数量通常为 30 ~ 70 个。一般认为，FI > 0.25 提示该老年人衰弱；FI < 0.12 为无衰弱；FI 在 0.12 ~ 0.25 为衰弱前期。FI 把个体健康缺陷的累计数量作为重点，将多种复杂健康信息整合成单一指标，可以更好地评价老年人整体健康状况。FI 在反映健康功能状态及变化、健康服务需求、公共卫生管理和干预等方面具有重要应用价值，能较好评估老年人衰弱程度。

（四）预防及护理措施

1. 运动管理　运动锻炼是提高老年人生活质量和功能的最有效的方法，应根据老年人个人兴趣、训练条件及目的选择运动强度、频率、方式和时间。重度衰弱老年人可选用被动运动的方式进行康复。

（1）抗阻运动：指肌肉在对抗外来阻力时进行的主动运动，包括深蹲起、俯卧撑、跑步、举哑铃、仰卧起坐、引体向上等。抗阻运动可有效减轻机体发生炎症反应，提高衰弱老年人肌肉力量和耐力，增加肌蛋白合成，改善步态和平衡能力。

（2）有氧运动：能够有效增强体质、降低心率和收缩压，促进大脑神经再生、延缓特定区域脑萎缩，提高认知相关脑区兴奋性。适宜老年人的有氧运动有游泳、慢跑、骑自行车、健美操等。

（3）多模态运动：指包含有氧运动、抗阻训练、力量训练等两种或两种以上的多元运动方案，能增加老年人协调性、平衡性、伸展性及柔韧性。

（4）中医传统运动：以太极拳、八段锦、五禽戏为代表的传统运动可充分调动全身肌肉促进血液循环，改善脑血流灌注且不断刺激中枢神经系统，增强神经灵敏性，改善衰弱，延缓功能退化。

2. 营养支持

（1）补充热量和蛋白质：衰弱老年人多伴有系统功能下降症状，通过膳食补充热量和蛋白质可以有效改善其营养状况和身体机能，延缓衰弱过程甚至逆转衰弱。同时，补充蛋白质可有效确保正氮平衡并促进肌肉合成。建议老年人总蛋白摄入量增加到 1.2 ~ 1.5 g/（kg·d），每餐摄入优质蛋白 25 ~ 30 g。

（2）补充微量营养素脂肪酸：能够起到抗氧化和抗炎症作用，能够有效预防和改善衰弱。研究发现人体内维生素 D 水平高低与衰弱者身体活动能力密切相关。因此，补充维生素 D 可以有效改善衰弱老年人身体功能，减少骨折、跌倒风险，建议每天补充 800 ~ 1 000 IU 维生素 D。富含人体必需微量营养素的浓缩饮料对改善衰弱老年人的认知功能也具有一定作用。

（3）调整饮食结构：多种营养元素饮食模式优于单一营养元素摄入，有利于激发机体功能，对认知功能衰退具有很大作用。例如地中海饮食结构可以延缓衰弱发展进程。

3. 共病及多药共同管理　老年人常存在心力衰竭、认知功能受损、糖尿病等共病是衰弱的潜在因素，可以促进衰弱的发生与发展。衰弱的预防和护理应包括积极管理老年人现患共病，尤其应重视可逆转疾病。多药共用所导致的药物不良反应也是衰弱的危险因素之一，评估衰弱老年人用药合理性并及时纠正不恰当用药，不仅能有效避免药物不良反应对老年人造成伤害，还可以降低医疗费用。

4. 基于老年综合评估的综合干预 通过社区 CGA 团队评估获取老年人全面健康资料，在早期阶段及时识别衰弱老年人存在的健康问题并给予有效干预，可以增强老年人机体的储备能力，防止衰弱转化为失能。CGA 强调多学科协同，不仅关注衰弱本身，同时注重老年人整体身体功能、心理状态、社会家庭环境等问题，从多维度对衰弱老年人进行全面评估和个体化干预。基于老年综合评估的综合干预已被临床实践证实可以减少照护依赖，提高生活质量，延长生存时间，具有较高的经济和社会价值。

5. 其他措施 对于所有 70 岁以上非刻意节食情况下出现体重下降 5% 及以上的人群，应进行衰弱的筛查和评估。对于衰弱老年人，很多侵入性检查和治疗会引起一系列并发症，增加患者负担并大大降低其生活质量。因此，避免过度医疗行为对衰弱老年人尤为重要。关于衰弱的药物治疗，目前尚无可靠依据，需要根据衰弱老年人的个体情况进行选择。

二、老年人跌倒

跌倒（fall）指突发的、不自主的、非故意的导致身体任何部位（不包括双脚）的体位改变，倒在地面或更低的平面。按照国际疾病分类（ICD-10），跌倒分为以下两类：从一个平面至另一个平面的跌落和同一平面的跌倒。在我国，跌倒事件位于各类不良事件的前三位，是造成老年人骨折的主要原因。虽然骨折不一定威胁老年人的生命，但导致其活动能力下降并长期卧床，易发生肺炎、压疮和静脉炎等严重并发症，很大程度上影响老年人健康状况和生活质量。

（一）危险因素

1. 生理因素 高龄是跌倒发生的重要危险因素，年龄越大，跌倒风险越高；老年女性因雌激素水平下降，骨量减少，易发生肌肉骨骼相关疾病，从而发生跌倒；此外，老年人退行性改变，如感觉减退、中枢神经系统退行性改变及肌肉、骨骼、韧带功能损害和退化也是跌倒的重要因素。

2. 疾病因素 凡是引起老年人步态不稳、平衡失调、虚弱、眩晕、视觉及意识障碍的疾病均会导致跌倒发生，其中以慢性老年疾病为主，如帕金森病、阿尔茨海默病、关节炎、心脑血管疾病等。病程时间越长，老年人发生意外的可能性越大。

3. 心理因素 老年人跌倒与情绪因素有关，多数跌倒者由于情绪不稳定导致注意力不集中而引起跌倒。此外，不愿意麻烦家属、护士和护工，对辅助工具的排斥心理，在行走时缺乏稳定性都增加了跌倒风险。年龄越大，老年人对跌倒的恐惧感越高。部分老年人为了避免跌倒长期久坐，身体活动量低，导致肌少症发生风险增高，肌肉质量下降，躯体衰弱程度加重，进一步加剧跌倒风险。

4. 药物因素 大多数老年人患有一种或多种慢性病，需要长期服药控制疾病，常用的降压药、降血脂药、冠心病药等，易引起体位性低血压、嗜睡、乏力、共济失调、视物模糊等，增加老年人跌倒风险。

5. 环境因素 复杂的生活环境、自然环境及公共环境等均会增加老年人跌倒风险，威胁其人身安全。如昏暗的灯光、障碍物、地面湿滑、道路不平坦、安全标志不明、缺乏无障碍设施等。

6. 其他因素 体重过重或过轻、不良生活方式、认知能力下降、家庭和社会缺乏风险管理意识等均是造成跌倒的潜在危险因素。

（二）临床表现

老年人跌倒后可并发多种损伤，如软组织损伤、骨折、关节脱位和内脏器官损伤等，具体临床表现与跌倒情况有关。若跌倒时臀部先着地，易发生髋部股骨骨折，表现剧烈疼痛，不能行走或跛行。若跌倒时向前扑倒，易产生股骨干、髌骨及上肢前臂骨折，出现局部肿胀、疼痛、破损和功能障碍。若跌倒时头部着地，可引起头部外伤、颅内血肿等。

（三）常用评估工具

1. 托马斯跌倒风险评估表（St Thomas's risk assessment tool in falling elderly inpatients, STRAT） 此量表关注跌倒的内部因素。适合评估医院内老年人，共有 5 个维度：是否在院内发生跌倒、是否躁动不安、视觉不佳及对功能的影响、有无尿失禁或尿频、行走和躯体活动。

2. Morse 跌倒风险评估量表（Morse fall scale, MFS） 该量表主要用于住院老年患者，评估过程简单，能实现快速评估。包括六个维度：跌倒史、其他疾病诊断、使用助行器、静脉滴注、步态、认知状态。

3. Hendrich Ⅱ 跌倒风险评估量表（Hendrich Ⅱ fall scale, Hendrich Ⅱ） 该量表专用于评估老年住院患者跌倒风险，特别是对于急性住院患者，能有效提高护理人员及其家属的风险意识，敏感度和特异度相对较高。Hendrich Ⅱ 共计 8 个维度：认知和定向力、抑郁状况、排泄方式、头晕或眩晕、性别、服用抗癫痫药、服用镇静药、起立和行走测试。

（四）预防及护理措施

1. 综合评估 社区护理人员应对有跌倒史、步态和 / 或平衡异常等的老年人提供综合风险评估。综合风险评估主要包括以下内容：跌倒史，步态，平衡，行动能力，肌肉无力，骨质疏松症风险，害怕跌倒，视力障碍，认知障碍，神经学检查，居家环境风险，心血管检查，药物评估。同时，社区护理人员应协助老年人进行自我跌倒评估，帮助老年人了解跌倒风险，引起重视。

2. 日常生活指导

（1）增强防跌倒意识：社区应定期开展老年人防跌倒公益宣传，帮助老年人提高防跌倒认知，从而有效保护自身安全。

（2）坚持规律运动：指导老年人坚持适宜的规律运动，以增强肌肉力量、协调性、平衡能力、灵活性和步态稳定性。适合老年人的运动包括太极拳、散步等，其中，太极拳是跌倒风险较低的老年人预防跌倒最有效的措施。运动计划应由专业卫生人员制定，每周至少锻炼 3～5 h（每周至少 3 次）。

（3）选择适当的辅助用具：使用合适长度、顶部面积较大的拐杖；将拐杖、助行器等常用辅助用具放在触手可及的位置；根据老年人具体情况选择助听器、放大镜、髋关节保护器等辅助用具。

（4）选择舒适衣物：尽量选择合身宽松衣物，合适防滑的鞋子，避免穿高跟鞋、拖鞋、鞋底过于柔软的鞋子等。

（5）调整生活方式：避免走过陡的楼梯或台阶，上下楼梯和如厕时使用扶手；转身、转头时动作宜慢；走路保持步态平稳、尽量慢走，避免携带重物；避免去人多及湿滑的地方；乘坐交通工具时，等车辆停稳后再上下；放慢起身及下床的速度，避免睡前饮水过多以致夜间多次起床，可在床旁放置便器；避免在他人看不到的地方独自活动。

（6）合理用药：由卫生保健专业人员开展药物评估，尤其是减少精神药物摄入。避免同时服用多种药物并尽可能减少用药剂量，服药后观察老年人是否有眩晕、困倦等。若频繁出现眩晕，应及时就医调整药物，同时对老年人用药方案进行调整。帮助老年人总结和归类日常服用药物，最好制成随身携带的卡片，便于医生在老年人发生跌倒后及时明确服药情况，展开施救。

（7）防止骨质疏松：平衡营养膳食，注重补充钙质和维生素 D。补充维生素 D 可有效预防老年人跌倒的发生，美国老年医学会专家建议每天维生素 D 的补充量至少 1 000 IU；绝经期女性必要时采用激素替代治疗，增强骨骼强度。

3. 环境管理

（1）社区环境管理：关注社区公共环境安全，及时消除可能导致老年人跌倒的社区环境危险因素。①社区道路应平整，保持社区内地面卫生；②路灯应明亮，若路灯损坏应及时维修；③楼梯应安装扶手，保持楼道扶手干净；④及时清理楼道内堆放的杂物及垃圾；⑤加强社区养犬户登记及管理，方便老年人安全出行；⑥设立预防跌倒警示牌。

（2）居家环境管理：对有跌倒风险的老年人，应在专家评估后，对其住所进行适老化改造，消除可能导致其跌倒的环境隐患。①居室内地面设计应防滑，保持地面平整、干燥；②避免东西随处摆放，电线收好固定在角落，尽量设置无障碍空间；③常用物品放置在老年人方便取用的高度和地方；④选择合适的拖地时间，提醒老年人地面晾干后再行走；⑤卫生间放置大面积防滑垫，并保持地面干燥；⑥卫生间最好选用坐厕而不使用蹲便，浴缸和马桶旁加装扶手及报警或呼救装置；⑦保证过道、卫生间和厨房等容易跌倒区域充足照明，在老年人床旁放置床头灯。

4. 心理护理　从心理上多关心老年人，保持家庭和睦，给老年人创造和谐快乐的生活环境，避免使其产生太大的情绪波动，帮助老年人消除跌倒恐惧等心理障碍。

5. 老年人跌倒后的现场处理　发现老年人跌倒，不要急于扶起，要分情况进行处理。

（1）老年人意识不清：应立即拨打急救电话，并做紧急处置：①有外伤、出血者，立即止血、包扎；②有呕吐者，将头偏向一侧，并清理口、鼻腔呕吐物，保证呼吸通畅；③有抽搐者，移至平整软地面或身体下垫软物，防止碰、擦伤，必要时牙间垫硬物，防止舌咬伤，不硬掰抽搐肢体，防止肌肉、骨骼损伤；④如呼吸、心跳停止，应立即进行胸外心脏按压、口对口人工呼吸等急救措施；⑤如需搬动，保证平稳，尽量平卧。

（2）老年人意识清楚：①询问老年人跌倒情况及对跌倒过程是否有记忆，如不能记起跌倒过程，可能为晕厥或脑血管意外，应立即护送老年人到医院诊治或拨打急救电话；②询问是否有剧烈头痛或口角歪斜、言语不利、手脚无力等提示脑卒中的情况，如有，立即扶起老年人可能加重脑出血或脑缺血、加重病情，应立即拨打急救电话；③有外伤、出血者，立即止血、包扎并护送老年人到医院进一步处理；④查看有无肢体疼痛、畸形、关节异常、肢体位置异常等提示骨折的情形，如无相关专业知识，不要随便搬动，以免加重病情，应立即拨打急救电话；⑤查询有无腰背部疼痛、双腿活动或感觉异常及大小便失禁等提示腰椎损害的情形，如无相关专业知识，不要随便搬动，以免加重病情，应立即拨打急救电话；⑥如老年人试图自行站起，可协助老年人缓慢起立，坐、卧休息并观察，确认无碍后方可离开；⑦如需搬动，保证平稳，尽量平卧休息；⑧发生跌倒均应在家庭成员 / 家庭保健员陪同下到医院诊治，查找跌倒危险因素，评估跌倒风险，制订防治措施及方案。

三、老年人尿失禁

尿失禁（urinary incontinence，UI）是由于膀胱括约肌损伤或神经功能障碍导致尿液不受主观控制而自尿道口溢出或流出的状态。尿失禁在老年人中较为常见，不同年龄、性别、民族的尿失禁发生率均随年龄增加而升高。尿失禁虽未对生命安全直接造成影响，但它导致的尿路感染、皮肤溃烂、身体异味等会使老年人产生抑郁、孤僻等不良心理问题，严重影响老年人的生命质量。

（一）危险因素

1. 一般因素

（1）高龄：随着年龄的增长尿道括约肌退行性变、盆底肌肉韧带松弛、逼尿肌收缩力减弱或者无收缩等原因使老年人易出现尿失禁。

（2）女性：女性特殊的生理结构，尤其是绝经后女性，雌激素水平降低导致尿道黏膜和黏膜下血管萎缩，使尿道闭合能力减弱。此外，女性多次或者不良分娩也会造成器官的损伤，发生尿失禁。

2. 活动能力与心理因素

（1）身体功能障碍：存在身体功能障碍的老年人因身体功能下降和肌无力，活动不便及对身体的控制力减弱，容易发生尿失禁，易造成老年人心理问题，影响其生活质量，加重尿失禁的症状。

（2）认知功能障碍：认知功能障碍的老年人因神经中枢功能退化，使其控尿液能力减弱，增加发生尿失禁的风险。

（3）焦虑、抑郁：研究证实焦虑、抑郁的老年人情绪低落、社会参与度降低，会增加尿失禁风险。

3. 疾病因素　多种疾病与尿失禁的发生密切相关，如脑卒中、糖尿病、关节炎、尿路感染、大便嵌塞和大便失禁等。

4. 其他因素　药物使用、慢性疼痛、睡眠障碍等可能与尿失禁有关。

（二）临床表现

不同类型尿失禁病人的临床表现也不同。如压力性尿失禁主要表现为：腹内压突然增高（如咳嗽、喷嚏、大笑等）时，少量尿液不自主地由尿道口流出；急迫性尿失禁主要表现为：有急迫的排尿感觉后，尿液快速溢出，常伴有尿频、尿急、尿痛、排尿不尽；持续性尿失禁主要表现为：病人无论处在何种体位或何时何地，尿液均不自主持续从尿道流出；充盈性尿失禁主要表现为：病人膀胱内压上升到一定程度并超过尿道阻力时，尿液会不断地自尿道中滴出，可伴有下腹部疼痛。不管哪种类型的尿失禁，病人的典型症状均为排尿失去意识控制或不受意识控制，尿液不自主地流出。

（三）常用评估工具

1. 国际尿失禁咨询委员会尿失禁问卷表简表（International Consultation on Incontinence Questionnaire–Short Form，ICI–Q–SF）　该问卷用于评估尿失禁的发生率和尿失禁对患者的影响程度。问卷总分为 0~21 分，得分越高，尿失禁越严重。此量表简单易行，可用于不同原因、不

拓展阅读 8-5
国际尿失禁咨询委员会
尿失禁标准问卷简表

同类型尿失禁的评估。

2. 其他 可采用 Barthel 指数（the Barthel index of ADL）、生活质量量表、SF-36（the MOS item short from health survey，SF-36）等评估尿失禁对患者的影响。

（四）预防及护理措施

1. 一般护理

（1）皮肤护理：保持会阴部皮肤清洁干燥，可选择尿失禁护垫、纸尿裤、高级透气接尿器、避孕套式接尿袋等尿失禁护理用具，并注意及时更换；注意会阴部清洁卫生，定期用温水清洗会阴部，保持会阴部皮肤清洁；经常变换体位，保持床单位平整，加强营养，预防压疮等皮肤问题发生；留置导尿者做好会阴部护理。

（2）补充足够的水分：多饮水可以促进排尿反射，预防泌尿系统感染。若老年人病情允许，应鼓励其多饮水，保持每日液体摄入量 2 000 ~ 2 500 mL，限制睡前饮水，以减少夜间尿量。告知老年人避免摄入有利尿作用的浓茶、咖啡、可乐等。

2. 重建正常排尿功能

（1）膀胱功能训练适用于急迫性、反射性尿失禁，主要增加膀胱储存尿液的能力，延长排尿间歇时间。具体如下：

1）让老年人白天饮水 150 ~ 200 mL/h，记录饮水时间和饮水量。

2）根据老年人平时的排尿间隔，鼓励其在急迫性尿感前排尿。

3）若能自行控制排尿，2 h 无排尿现象，可将排尿间隔延长 30 min，直至排尿间隔延长至 3 ~ 4 h。

（2）盆底肌肉训练适用于压力性尿失禁，也可用于急迫性尿失禁。

1）站位：双脚分开与肩同宽，尽量收缩骨盆底肌肉并保持 10 s，然后放松 10 s，重复收缩与放松 15 次。

2）坐位：双脚分开与肩同宽，双手置于大腿上，身体稍向前倾，尽量收缩骨盆底肌肉并保持 10 s，然后放松 10 s，重复收缩与放松 15 s。

3）仰卧位：双膝微屈约 45°，尽量收缩骨盆底肌肉并保持 10 s，然后放松 10 s，重复收缩与放松 15 次。

4）背肌和腹肌运动：背肌和腹肌运动对改善尿失禁也有一定作用。

3. 心理护理 尿失禁导致的尿路感染、皮肤溃烂、身体异味等容易使老年人的自尊心受到伤害，表现出对别人不信任，严重者情绪低落、焦虑、产孤独感。护理人员要耐心、和蔼，用良好的护理语言和行为激起患者对康复的信心。

4. 其他护理

（1）改善居住环境：老年人卧室尽量安排在卫生间附近，夜间照明好。若不能上卫生间者应给予便器。

（2）均衡饮食，保持大便通畅：提供均衡饮食，保证充足的营养物质供给。摄入足够的纤维素，必要时给予药物或灌肠等措施保持大便通畅。

四、阿尔茨海默病

阿尔茨海默病（Alzheimer's disease，AD）又称老年性痴呆，是一种中枢神经系统原发性退行性疾病，起病隐袭，病程呈慢性进行性，是老年期痴呆最常见的一种认知症类型。AD 以进行性记忆减退、认知功能障碍和人格改变及语言障碍为主要特征,严重影响社交、职业与生活功能,是发生在老年前期及老年期的一种原发性退行性脑病。WHO 预计 2030 年痴呆症患者总数将达到 8 200 万,2050 年将达到 1.52 亿,我国 AD 患者已经超过 600 万人,预计到 2050 年患病人口将超过 2 000 万,成为世界上 AD 患病人口最多、增长速度最快的地区,给患者、家庭、社会和医疗都带来沉重负担。

(一) 危险因素

1. 高龄 是常见型 AD 的主要危险因素,其好发年龄为 40～90 岁,且 AD 患病率随年龄增长而增加,尤其是从 65 岁开始,患病率急剧上升,极少见于 30 岁以下人群。

2. 痴呆家族史 具有痴呆家族史的人群发病率高于一般人群。研究表明,早发性家属型 AD 有三种相关的基因缺陷。

3. 神经生化改变 AD 患者有神经递质乙酰胆碱、去甲肾上腺素减少等,影响记忆和认知功能。

4. 营养 早年生活中食物缺乏与 AD 发病的风险存在显著相关性。

5. 心理、社会因素 低学历、离异、独居、经济情况等。

6. 风险因素 颅脑外伤史、较低的认知及学习能力、不利的家庭环境因素等均是潜在的早年风险因素。

(二) 临床表现

1. 记忆障碍 早期病人出现近期记忆损害,记不清刚做过的事或讲过的话,远期记忆可相对保留,病人可记住过去情感上及对个人有意义的重大事件;中后期病人近远期记忆明显损害,甚至连家人都不能辨认。

2. 语言表达困难 早期病人理解能力可能会受到影响,但语言的基本原则不会受到改变,可能出现读写问题;中后期病人很难找出想要使用的表达词汇,病人会出现写作和阅读障碍;语言的流利程度也可能会影响病人说话多少及语速。

3. 视觉空间功能受损 早期病人会出现明显的定向力障碍,如在熟悉的地方也会感到迷路,不会看地图等;中后期病人无法辨认现在的日期和时间,甚至在自己家里,也会找不到卧室或厕所。

4. 逻辑思维功能障碍 早期病人有自我意识和洞察力;中后期病人的推理、抽象、判断和精神障碍增加,病人很难理解信息,也很难从一个话题转入新话题,很难适应新状况,或很难跟上电影故事情节。回答问题、执行任务及信息处理速度也变得缓慢。

5. 行为和性格改变 病人可能为了补偿认知改变而发生行为变化,常表现为尴尬、抑郁、冷漠、社交退缩、食欲降低、睡眠不足和自发性言语减少等变化。同时病人会因自身症状变得更加情绪化、烦躁、沮丧或者愤怒。如记忆障碍可能会导致照护对象出现怀疑和偏执行为,甚至表现出攻击行为(踢、推、抓咬、打人、破坏物品、无理要求、故意引起别人注意等)和非攻击行为(包括徘徊、坐立不安、重复动作、常人无法理解的怪异动作等)。

(三) 常用评估工具

常用的评估工具包括:简易精神状态筛查量表(Mini-mental State Examination, MMSE),该量表简单易行,是 AD 筛查的首选量表,但无法有效识别轻度认知障碍(mild cognitive impairment，MCI）；蒙特利尔认知评估量表（Montreal Cognitive Assessment，MoCA），该量表主要用于筛查 MCI，总分 30 分，≥26 分为可疑 MCI 患者；Hachinski 缺血指数量表（Hachinski ischemic score，HIS），用于鉴别 AD 和血管性痴呆，满分 18 分，≤4 分为阿尔茨海默病，≤7 分血管性痴呆可能性大，5～6 分为混合性痴呆。其他评估工具还包括有：社区痴呆筛查量表（Community Screening Instrument for Dementia，CSI–D），长谷川痴呆量表（Hasegawa Dementia Scale，HDS），临床痴呆评定量表（Clinical Dementia Rating，CDR），画钟测验（Clock Drawing Test，CDT）等。

（四）预防与护理措施

1. 重视早期预防

（1）早发现、早治疗：社区应大力开展科普宣传，普及 AD 发病原因、临床表现、早期症状等知识。如果有家族遗传史、怀疑家中老年人患有或已经出现 AD 的早期迹象（AD 早期迹象：很快忘掉刚刚发生的事情；完成原本熟悉的事务变得困难；对所处的时间、地点判断混乱；说话、书写困难；变得不爱社交，对原来的爱好失去兴趣；性格或行为出现变化等），应及早到医院检查、治疗。AD 病人明确诊断后，应立即给予早期治疗干预，并在生活上采取相应措施，提高他们的生活质量。

（2）早期预防：①提倡 AD 的预防从中年开始；②鼓励老年人多看书、学习新事物，维持好奇心，可保持脑细胞活跃状态，延缓大脑老化；③培养兴趣爱好，如下棋、画画、做智力游戏，对减少 AD 的发生率有一定辅助作用；④保持良好的人际交往，积极参加有利的社会活动，能够延缓智力水平急剧下降，促进大脑活力；⑤保持良好积极的心理状态，以平常心态处事为人，心胸开阔；⑥膳食要全面、均衡、科学合理，多吃易消化、有丰富营养的食品，以确保摄取充足的维生素和蛋白质；禁止使用铝制炊具，因为铝盐一旦进入体内，极易沉积在大脑内，引发阿尔茨海默病；女性在停经后多吃豆制品，可增加雌激素，降低罹患 AD 的概率；⑦有高血压、糖尿病、脑卒中、抑郁症、听力损失、痴呆症家族史者，应当控制体重，矫正听力，保持健康血压、胆固醇和血糖水平，降低患病风险。

2. 日常生活护理

（1）饮食护理：指导家属对患有 AD 的老年人给予全面、平衡、科学合理的膳食，保证营养的摄入。养成一日三餐定时、定量的良好饮食习惯，对于吞咽困难者给予半流质或软食。

（2）睡眠护理：养成良好的睡眠习惯，保证每天 6～8 h 睡眠。鼓励病人白天做适当运动，减少入睡时间，睡前先上卫生间，晚上睡眠时营造良好的睡眠环境，并应有人陪伴，防止发生意外。

（3）穿衣护理：选择简单、纽扣较少的衣物；选择不系带的鞋子；按照穿着先后顺序叠放衣物；鼓励病人自行穿衣。

（4）专人护理：对于完全不能自理的病人应设专人护理，定时翻身，预防压疮等并发症发生。

3. 认知功能训练

（1）记忆力训练：从三维度（视觉、听觉及动作）对病人进行训练，让病人认读识字卡片、各种动物和水果卡片；利用数字卡片训练病人计算能力；让病人辨认各种几何图形等；通过缅怀活动，鼓励病人回忆过去的生活经历，以恢复记忆并减少错误判断。

（2）定向力训练：包括对时间、人物和地点的定向训练三个方面。照护人员与病人接触时可反复讲述一些日常生活的基本知识，例如：在房间内设置易懂、醒目的标志，设置病人熟悉的物品，反复训练、使其认识房间、厕所的位置；与病人接触时反复宣讲一些生活的基本知识，并要求病人记忆；利用小黑板和日常照护时向病人讲述日期、时间、地点等，使病人逐渐形成时间概念。

（3）注意力训练：为病人提供一些简易的运动游戏（搭积木、拼七巧板等），提高病人的专注度。

（4）缅怀疗法：为病人提供他喜爱的衣服、照片、首饰等物品勾起病人对从前生活的点滴回忆，激发其情绪和远期记忆。

4. 安全护理 预防跌倒（见老年人跌倒）；床高度适宜，最好有床栏；管理好危险物品，不要让病人直接接触电源和煤气开关，以免发生意外，防止病人接触伤人伤己的物品；夜间门应反锁，防止病人走失；易走失的病人外出携带安全卡（注明姓名、地址、联系电话等信息）。

5. 心理支持 病人容易出现焦虑、恐惧等不良情绪，在交流困难时多采取自我防卫，照护人员应鼓励病人多交流，提高记忆力和思维能力；掌握沟通技巧，用亲切、温和的言语对病人进行指导和提示，加倍关心病人，取得信任，减少不良情绪，减轻心理负担，保持良好的精神状态。

6. 家庭及社会支持 家人掌握沟通技巧、照护技能及不良情绪的调适方法，在日常生活中可协助而不包办，有助于维持病人现有功能；尊重病人，在保障安全的前提下，尽可能给予病人自主自由；加强社会宣传，减少对病人的歧视，关爱病人及其家庭，建设友好的社会环境。

（冯 辉）

思考题

1. 简述预防老年人在日常生活中跌倒的措施。
2. 简述社区衰弱老年人的护理措施。

数字课程学习

📥 教学 PPT　　　📝 自测题

第九章

社区慢性病病人的管理与护理

【学习目标】

知识：

1. 掌握慢性病病人的社区管理模式；糖尿病及高血压的社区管理与护理；精神障碍病人的社区管理与康复护理。

2. 熟悉社区临终关怀的主要内容；社区康复的概念及特点。

3. 了解慢性病的概念及其危险因素；社区临终关怀的内容。

技能：

能够运用慢性病知识，完成糖尿病、高血压、脑血管意外及精神障碍等常见慢性病病人的社区管理与护理。

素质：

正确树立社区临终关怀的伦理和法律规则意识。

【关键词】

慢性病；高血压；糖尿病；社区康复护理；临终关怀

第一节 概 述

情境导入

　　李先生，男，66 岁，3 个月前退休。高血压病史 5 年，血压基本维持在 160/100 mmHg 左右，偶感轻度头晕。自诉无家族史，无吸烟史，饮食规律。查体：身高 170 cm、体重 88 kg，心、肺检查未见异常；心电图未见异常，未进行其他检查。

　　请思考：

　　1. 李先生的高血压危险分层处于哪个等级？

　　2. 社区护士应如何对李先生进行高血压病人管理及护理指导？

　　随着社会经济的发展和人民生活水平的不断提高，人口老龄化形式越来越严峻，我国慢性病高危人群不断增加，慢性病的患病情况日趋严重。这对居民的身体健康和生活质量产生不良的影响，也给家庭和医院带来巨大压力。慢性病不能仅仅依赖于医院治疗，更重要的是社区的预防和干预。在社区中开展慢性病病人的护理与管理，提高社区慢性病群体的自我健康管理的意识和能力，对控制慢性病的发病率、降低其致残率及死亡率、改善和提高病人的生活质量具有积极的作用。

一、慢性病的概念及其危险因素

（一）概念

　　慢性病全称非传染性慢性疾病（non-communicable chronic disease，NCD），是一类以发病隐匿、病程长且病情迁延不愈、缺乏明确的传染性生物病因证据、病因复杂或病因未完全确认为特点的疾病的概括性总称。WHO 将慢性病（chronic disease）定义为病情持续时间长、发展缓慢的疾病。慢性非传染性疾病不是特指某种疾病，是一组发病率、致残率和死亡率高，严重耗费社会资源，危害人类健康的疾病，也是可预防、可控制的疾病。

（二）特点

　　1. 从疾病发生过程看，慢性病具有以下特点。

　　（1）一果多因、一因多果、一体多病：一果多因指一种慢性病由多种因素共同作用导致；一因多果指同一个病因如不合理膳食、缺乏运动、吸烟饮酒、空气污染等可导致多种疾病，如心血管疾病、糖尿病、恶性肿瘤和慢性呼吸道疾病等；一体多病指一个病人常患多种慢性病，因不同种类的慢性病常具有共同的危险因素，而且一种疾病往往会导致另一种疾病的发生，二者相互联系。

　　（2）发病隐匿、潜伏期长：大多数慢性病往往容易被忽视，因为早期病人无明显症状且疾病缺乏特征。慢性病的种类很多，发生的原因也相当复杂，常由遗传、年龄、不良的生活方式及生态环境等多种因素共同作用，器官损伤逐步积累，直至某些症状急性发作、反复迁延并逐渐加重时就医才被确诊。

（3）病程长、病情迁延不愈：大多数慢性病的病程较长，甚至是终身患病。

（4）不可治愈、可防可控：大多数慢性病的病因复杂或不明，故无法针对病因治疗。但通过生活行为方式和生活环境等可改变因素的干预能够预防或减缓其发病。

（5）对生活质量影响大：因病程长，不可治愈，而且同时患多种慢性病，可致病人身体出现不同程度的功能障碍，使其日常生活自理能力降低，病人的生活质量影响较大。

2. 从流行病学角度，慢性病具有以下特点。

（1）慢性病的发病率及死亡率增高：WHO 调查显示，西太平洋区域 75% 以上的死亡是由非传染性慢性疾病造成，每年仅心血管病在西太平洋区域造成的死亡就不少于 300 万。《中国居民营养与慢性病状况报告（2020 年）》显示，全国 18 岁及以上成人高血压患病率为 27.5%，糖尿病患病率为 11.9%，高胆固醇血症患病率为 8.2%，40 岁及以上人群慢性阻塞性肺疾病（COPD）患病率为 13.6%，与 2015 年发布结果相比均有所上升。2019 年全国居民慢性病死亡率为 685/10 万，因慢性病导致的死亡占总死亡的 88.5%，其中因心脑血管、恶性肿瘤和慢性呼吸系统疾病死亡的比例为 80.7%。

（2）相关危险因素流行日益严重：常见的危险因素可以表现或发展为慢性病更直接的危险因素或中间危险因素，如高血压、高血糖、高血脂、肥胖和肺功能障碍。而中间危险因素又使个体易患"四种致命疾病"，即心血管病、恶性肿瘤、慢性呼吸道疾病和糖尿病。从全球角度来看，慢性病主要危险因素的暴露水平有新变化，包括吸烟率下降、经常饮酒率下降、主动参加体育锻炼的人数增加、超重和肥胖者增加、血脂异常患病率上升、居民膳食结构不合理及城市化趋向明显与人口老龄化突出等其他变化。

（3）慢性病相关的医疗费用上升：慢性病通常是终身性疾患，病痛、伤残不仅严重影响病人的健康和生活质量，而且极大地加重了家庭和社会的经济负担。《中国疾病预防控制工作进展（2015 年）》报告显示，我国慢性病疾病负担约占我国疾病总负担 70%。非传染性慢性疾病的卫生服务需求与利用的增加直接导致我国医疗费用的迅速上升，其上升速度已经超过国民经济和居民收入的增长，带来社会和经济负担。以残疾调整寿命年（disability adjusted life year，DALY）来计算，慢性病带来的经济负担占高收入国家疾病负担的 92.0%，约占中等和低收入国家及地区疾病负担的 63.0%。慢性病发病年龄也似有提前的趋势，影响劳动力人口健康。

（三）分类

1. **按国际疾病系统分类法（ICD-11）分类**　ICD-11 标准将慢性病分为：精神和行为障碍、呼吸系统疾病、循环系统疾病、消化系统疾病、内分泌和营养代谢疾病、肌肉骨骼系统和结缔组织疾病、恶性肿瘤等。

2. **按影响程度分类**　根据慢性病对病人产生影响的程度不同，可将慢性病分为致命性慢性病、可能威胁生命的慢性病和非致命性慢性病 3 类。每类慢性病又按起病情况分为急发性和渐发性两种。

（1）致命性慢性病

1）急发性致命性慢性病：包括急性血癌、胰腺癌、乳腺癌转移、恶性黑色素瘤、肺癌、肝癌等。

2）渐发性致命性慢性病：包括肺癌转移中枢神经系统、后天免疫不全综合征、骨髓衰竭、肌萎缩侧索硬化等。

（2）可能威胁生命的慢性病

1）急发性可能威胁生命的慢性病：包括血友病、镰状细胞贫血、脑卒中、心肌梗死等。

2）渐发性可能威胁生命的慢性病：包括肺气肿、慢性酒精中毒、老年性痴呆、胰岛素依赖型成人糖尿病、硬皮病等。

（3）非致命性慢性病

1）急发性非致命性慢性病：包括痛风、支气管哮喘、偏头痛、胆结石、季节性过敏等。

2）渐发性非致命性慢性病：包括帕金森病、风湿性关节炎、慢性支气管炎、骨关节炎、胃溃疡、高血压、青光眼等。

（四）危险因素

目前，大多数的慢性病病因不明，且一种慢性病可由多种原因相互影响导致。常见的慢性病危险因素可分为可干预的危险因素和不可干预的危险因素。

1. 可干预的危险因素　常见的可干预危险因素主要包括不健康的生活方式、生活环境、精神心理因素等。

（1）不健康的生活方式

1）膳食不合理：平衡膳食是机体健康的基石，而不合理膳食是慢性病的主要原因之一。不合理膳食具体表现为饮食结构不合理、烹饪方法不当、不良饮食习惯等。饮食结构不合理包括高盐、高胆固醇、高热量饮食、低纤维素饮食；不当的烹饪方法包括长期食用烟熏和腌制的鱼肉和咸菜等；不良饮食习惯表现为偏食、挑食、暴饮暴食、进食不规律等。

2）缺乏身体运动：运动可以加快血液循环，增加肺活量，促进机体新陈代谢；增强心肌收缩力，维持各器官的健康。但由于科技的进步和交通、通讯工具的便利，人们常常以车代步，其活动范围变小，运动量不充足。调查显示，人群中 11% ~ 24% 属于静坐生活方式，31% ~ 51% 体力活动不足，大多数情况下每天活动不足 30 min。这是造成超重和肥胖的重要原因，也是许多慢性病的危险因素。

3）吸烟：吸烟是恶性肿瘤、慢性阻塞性肺疾病、冠心病、脑卒中等慢性病的重要危险因素；吸烟者心脑血管疾病的发病率要比不吸烟者高 2 ~ 3 倍；成人吸烟会给他人，特别是儿童造成危害。吸烟量越大、吸烟起始年龄越小、吸烟史越长，对身体的损害越大。《中国居民营养与慢性病状况报告（2020 年）》显示，近年来我国吸烟人数超过 3 亿，15 岁以上人群吸烟率为 26.6%，非吸烟者中暴露于二手烟的比例为 68.1%，每年归因吸烟和二手烟的死亡人数超过 100 万。WHO 将烟草流行作为全球最严重的公共卫生问题列入重点控制领域。

（2）生活环境：生活环境包括自然环境和社会环境。自然环境中的空气污染、噪声污染、水源土壤污染等，都与癌症或肺部疾病的发生密切相关。社会环境中健全的社会组织、教育的普及、居民居住条件、医疗保健服务体系等都会直接或间接影响慢性病的发生，影响人群的健康水平。

（3）精神心理因素：生活及工作压力会引起紧张、焦虑、恐惧、失眠甚至精神失常。长期处于精神压力下，可使血压升高、血中胆固醇增加，还会降低机体的免疫功能，增加慢性病发病的可能。

2. 不可干预的危险因素

（1）年龄：慢性病可以发生于任何年龄，但发生的比例与年龄成正比。年龄越大，机体器官功能老化越明显，发生慢性病的概率也越大。

（2）遗传因素：许多慢性病如高血压、糖尿病、乳腺癌、消化性溃疡、精神分裂症、动脉粥样硬化性心脏病等都有家族倾向，这可能与遗传因素有关。

二、慢性病病人的社区管理模式

（一）慢性病病人的社区管理原则和策略

1. 原则　WHO非传染性慢性疾病行动框架指出，要强调个人在非传染性慢性疾病防治中的责任，建立伙伴关系等。任何国家和地区在制订慢性病防治策略和选择防治措施时，都至少要考虑以下原则：

（1）强调在社区及家庭水平上减少最常见慢性病的共同危险因素，进行生命全程预防。

（2）三级预防并重，采取以健康教育、健康促进为主要手段的综合措施，把慢性非传染性疾病作为一类疾病来进行共同防治。

（3）全人群策略和高危人群策略并重。

（4）发展鼓励病人共同参与、促进和支持病人自我管理、加强病人定期随访、加强与社区和家庭合作等内容的新型慢性非传染性疾病保健模式。

（5）加强社区慢性非传染性疾病防治的行动。

（6）改变行为危险因素，预防慢性非传染性疾病时，应以生态健康促进模式及科学的行为改变理论为指导，建立以政策及环境改变为主要策略的综合性社区行为危险因素干预项目。

2. 策略

（1）环境层次：通过政策和监管干预措施。

（2）共同和中间危险因素的层次：通过人群生活方式干预。

（3）疾病早期和已明确阶段的层次：通过对全人群（筛查）、高危个体（改变危险因素）和病人（临床管理）进行干预，促使他们在三个层次发生变化。

（二）慢性病病人社区管理的工作任务

由于慢性病病种多样，进行慢性病的社区管理首先要由社区卫生服务机构通过健康体检、健康调查等方式收集健康信息，在所收集信息的基础上，确定居民的健康状况和危险因素，对患病人群和高危人群进行筛选，最后针对不同人群进行重点干预。

健康调查主要是收集人群的健康资料。健康评价则是根据所收集的健康信息对居民的健康状况及危险因素进行评估和分析。健康干预强调针对居民的健康状况和危险因素，制订并实施合理的健康改善计划，以达到控制危险因素和促进健康的目的。

（三）慢性病病人的社区管理模式

1. 群组管理模式

（1）以病人为中心的群组管理模式：该模式由Scott等于1990年在美国科罗拉多州Permente医疗合作中心的合作卫生保健门诊部（Cooperative Health Care Clinics，CHCCs）创建。最初CHCCs针对的服务对象通常是医疗资源利用较高的老年人，后来该模式逐渐发展为针对所有年龄段具有相似慢性疾病的病人，如对糖尿病、冠状动脉疾病病人进行群组管理。CHCCs模式一般每组20~25例病人，每次活动持续2~2.5 h，其中1.5 h群组活动、1 h个体诊疗。CHCCs模式中至少需要1名医生，以及其他多专业卫生人员共同参与，如护士、营养师、药剂师等可负责病人的教育部分。群组管理模式强调医生和病人共同制订行为改变的行动计划，并克服潜在困难、实现目标，从而改变病人不良行为，提高病人生活质量。

（2）自愿参与的群组诊疗模式（Drop-In Group Medical Appointments，DIGMAs）：是由 Noffsinger 于 1996 年在美国圣何塞医疗中心（San Jose Medical Center）创建。DIGMAs 模式是将每名医生服务的人群分为 1 组。每名医生开展的群组管理活动仅对自己服务的人群开放，病人在接受群组管理的过程中不但能够得到医生的支持，而且可以得到包括心理医生、社会工作者、护士和病人家属等在内的支持。DIGMAs 模式一般每周活动 1 次，每次活动持续 90 min，每组 10 ~ 15 例病人。另外，每周参加的病人可以不是同一批人。活动过程中，病人之间通过交流可以互相帮助、互相支持。活动内容比较自由，可根据病人的需求而定，包括随访、开药、预约化验检查、检查结果的解释、转诊、讨论各种健康相关问题等。

2. 全科团队管理模式　是由全科医生、社区护士、公共卫生医师等组成的专业团队，对一定数量的社区居民提供服务。该模式通过全科团队成员与其他卫生技术人员协同开展工作，充分发挥团队的优势和特长。这种一专多能的综合服务能力能满足社区群众的多方面需求，通过门诊及家庭访视等对慢性病病人进行管理，关注整个家庭及社区人群的健康状况。在社区卫生服务中心与社区人群中起到了纽带的作用，为社区早期干预慢性病的健康管理体系奠定基础。

3. COPC 模式　社区卫生定向服务（community oriented primary care，COPC）是基层医疗的一种模式，是把以个人为单位、治疗为目的的基层医疗与以社区为单位重视预防保健的社区医疗相结合的基层医疗工作。COPC 模式是由 Sindy 和 Kark 提出，其基本步骤包括：定义社区人群的范围，通过调查表或健康档案收集社区健康信息；用流行病学方法进行社区诊断，发现社区主要健康问题及影响因素；确定优先解决的健康问题，并制定解决方案；动员基层医疗单位和社区力量，实施并评价该方案。该模式对慢性病进行综合性管理与社区全科医生服务两者之间有互补性。COPC 重点在于社区医学服务，全科医生（家庭医生）服务重点在于以家庭为单位的家庭服务，二者结合从某种意义上看，更充实和完善了社区卫生服务和全科医学的内涵。

（四）慢性病的社区管理意义

1. 有利于利用慢性病的自身特点，提高治疗效果　慢性病大多是由不健康的生活方式造成，社区慢性病管理可以有针对性地帮助病人建立健康的生活方式，减少慢性病发生的危险因素，从病因上延缓慢性病的发展，提高慢性病的治疗效果。

2. 有利于降低成本和医疗费用，促进社区人群的健康　在社区开展健康管理，可以利用某些慢性病具有相同的危险因素这一特征，对居民进行群体健康管理，针对全体人群和不同目标的高危人群，预防和控制一组慢性病的共同危险因素，是一种低投入、高效益的慢性病防治规划。

3. 有利于发挥社区优势，更好地利用卫生资源　社区卫生服务机构在防治慢性病方面具有诸多优势，如机构在居民居住区域，方便居民就诊。社区居民相对稳定，机构熟悉居民情况。机构具有相对完备的设施和人力资源，且服务价格低廉。这些优势加强了社区与居民之间的沟通，有利于持续追踪病人及其病情，使慢性病病人得到持续稳定的治疗、康复和护理，促进预防和治疗。同时，也有利于分流病人，达到合理利用卫生资源的目的。

拓展阅读 9-1
开展居家医疗服务的要素

三、慢性病病人的自我管理支持

20 世纪 70 年代中期，美国俄亥俄大学心理学系 Creer TL 教授与其同事首先将自我管理模式引入儿童哮喘项目中，随后自我管理模式被广泛应用于慢性病病人的健康教育项目中，如糖尿病、高血压、关节炎、哮喘、COPD 等。

1. 慢性病自我管理（chronic disease self-management，CDSM）　指用自我管理方法来控制慢性病，即在卫生保健专业人员的协助下，个人承担一些预防性或治疗性的卫生保健活动。它通过系列健康教育课程教给病人自我管理所需知识、技能、信心及和医生交流的技巧，来帮助慢性病病人在得到医生更有效的支持下，主要依靠自己解决慢性病给日常生活带来的各种躯体和情绪方面的问题。慢性病自我管理按健康教育课程的指导者不同可分为卫生专业人员教授的自我管理项目和非卫生专业人员指导的自我管理项目。按照涉及病种的多少，可分为单一疾病的慢性病自我管理项目和覆盖多个疾病的普适性慢性病自我管理项目。

2. 自我管理支持（self-management support）　是由卫生保健专业人员有系统地提供教育和支持性干预措施。使慢性病病人能够在日常基础上管理自己的健康，提高处理健康问题的技能和信心，并在自己的医疗保健中发挥积极作用。自我管理支持包括：提供富有同情心的、以病人为中心的护理；使整个护理团队参与计划、实施和随访病人；让病人参与目标设定；使用适合不同文化和卫生素养水平的材料，提供量身定制的教育和技能培训；通过电子邮件、电话、短信或邮件跟踪病人，支持他们照顾好自己。

第二节　社区常见慢性病病人健康管理与护理

一、高血压病人的社区健康管理与护理

高血压（hypertension）是以体循环动脉血压增高［收缩压≥140 mmHg 和（或）舒张压≥90 mmHg］为主要临床表现的心血管综合征，分为原发性高血压和继发性高血压两类。其中原发性高血压（essential hypertension）简称高血压，以血压升高为主要临床表现，其病因尚未明确，占所有高血压病人的 90% 以上，是社区居民中最常见的高血压类型。在世界许多国家，高血压都是造成残疾和死亡的主要原因之一，且随着经济、生活水平的不断改善，发病率逐年增长，严重危害社区居民的健康。

（一）高血压的诊断与危险分层

1. 高血压的诊断　首次发现血压增高的病人，在未服用抗高血压药物的情况下，在不同的时点多次测量血压，非同日进行 3 次测量，收缩压≥140 mmHg（18.7 kPa）和（或）舒张压≥90 mmHg（12 kPa），可诊断为高血压。病人既往有高血压史，正在使用抗高血压药，血压虽低于 140/90 mmHg，也应诊断为高血压。

2. 高血压病人的心血管危险分层　根据中国高血压防治指南（2018 年修订版），从指导治疗和判断预后的角度，主张对高血压病人做心血管危险分层，按血压水平分级和影响预后因素的合并作用，将高血压病人分为低危、中危、高危三层，分别表示 10 年内将发生心、脑血管病事件的概率为 < 15%、15% ~ 20%、> 20%。血压升高病人心血管风险水平分层详见表 9-1。

（1）高血压的分级：根据血压水平的高血压分级，详见表 9-2。

（2）影响预后的因素：影响高血压病人预后的因素包括心血管病的危险因素、靶器官损害以及并存临床疾患。①心血管病的危险因素包括高龄（男性 > 55 岁，女性 > 65 岁）、吸烟、糖

耐量受损和（或）空腹血糖受损、血脂异常、早发心血管病家族史、腹型肥胖、血同型半胱氨酸升高。②靶器官损害包括左心室肥厚、颈动脉内膜增厚或斑块、肾功能受损。③伴随临床疾患包括脑血管病、心脏疾病、肾脏疾病、周围血管病、视网膜病变、糖尿病。对初诊病人可通过全面询问病史、体格检查及各项辅助检查，找出影响预后的因素。

表 9-1 血压升高病人心血管风险水平分层

其他心血管危险因素和疾病史	血压 /mmHg			
	SBP 130 ~ 139 和（或）DBP 85 ~ 89	SBP 140 ~ 159 和（或）DBP 90 ~ 99	SBP 160 ~ 179 和（或）DBP 100 ~ 109	SBP≥180 和（或）DBP≥110
无		低危	中危	高危
1 ~ 2 个其他危险因素	低危	中危	中 / 高危	很高危
≥3 个其他危险因素，靶器官损害，或 CKD3 期，无并发症的糖尿病	中 / 高危	高危	高危	很高危
临床并发症，或者 CKD≥4 期，有并发症的糖尿病	高 / 很高危	很高危	很高危	很高危

表 9-2 血压水平分级

级别	收缩压（mmHg）		舒张压（mmHg）
正常血压	< 120	和	< 80
高值血压	120 ~ 139	和（或）	80 ~ 89
高血压	140	和（或）	≥90
1 级高血压（轻度）	140 ~ 159	和（或）	90 ~ 99
2 级高血压（中度）	160 ~ 179	和（或）	100 ~ 109
3 级高血压（重度）	≥180	和（或）	≥110
单纯收缩期高血压	≥140	和	< 90

注：若病人的收缩压与舒张压处于不同级别时，则以较高的级别作为标准；单纯收缩期高血压也可按照收缩压水平分为 1 级、2 级、3 级。

（3）排除继发性高血压：一旦诊断为高血压，必须鉴别原发性或继发性，排除继发性高血压的可能后，才能确诊为高血压。5% ~ 10% 的高血压病人为继发性高血压。以下几种情况应警惕继发性高血压的可能性，及时转上级医院进一步检查确诊：①发病年龄 < 30 岁，重度高血压（高血压 3 级以上）；②降压效果差，血压不易控制；③夜尿增多，血尿、泡沫尿或有肾脏疾病史；④夜间睡眠时打鼾并出现呼吸暂停；⑤血压升高伴肢体肌无力或麻痹，常呈周期性发作，或伴自发性低血钾；⑥阵发性高血压，发作时伴头痛、心悸、皮肤苍白或多汗等；⑦下肢血压明显低于上肢，双侧上肢血压相差 20 mmHg 以上，股动脉等搏动减弱或不能触及；⑧长期口服避孕药等。

（二）高血压的流行病学特点

1. 患病率逐年升高 2012—2015 年的中国高血压调查发现，中国 18 岁及其以上的成年居民血压正常高值检出率为 39.1%，加权率为 41.3%，与 1958—1959 年、1979—1980 年、1991 年、2002 年和 2012 年进行过的 5 次全国范围内的高血压抽样调查比，虽然各次调查总人数、年龄和诊断标准不完全一致，但患病率总体呈增高的趋势。

2. 致残率和病死率高 中国 7 个城市脑卒中预防研究表明血压水平与脑卒中发生密切相关，收缩压每升高 10 mmHg，脑卒中危险就增加 25%。同时，高血压也是中国心血管病最重要的危险因素，血压急剧升高可诱发急性心肌梗死。有高血压史者的心力衰竭危险比无高血压史者高 6 倍。

3. 知晓率、治疗率和控制率偏低 《中国心血管病健康和疾病报告（2019）》显示，我国高血压知晓率从 1991 年的 27% 升至 2015 年的 51.6%，同期治疗率从 12.0% 升至 45.8%，控制率从 3.0% 升至 16.8%。虽然知晓率、治疗率和控制率呈上升趋势，但依旧处于较低水平。

（三）高血压的危险因素

1. 个人的遗传和生物因素 家庭遗传、年龄和性别是高血压不可改变的危险因素。高血压的发病以多基因遗传为主，有较明显的家庭聚集性，60% 的高血压病人可询问到有高血压家族史。高血压发病的危险度随年龄增长而升高，且男性发病率高于女性，但 60 岁以后性别差异缩小。

2. 不良的生活方式 主要包括不合理的饮食、吸烟饮酒、缺乏活动。

（1）高钠低钾膳食：是我国大多数高血压病人发病的主要危险因素。钠盐的摄入量与血压水平和高血压患病率呈正相关，而钾盐摄入量与血压呈负相关，膳食钠 / 钾比值与血压的相关性更强。2012 年我国 18 岁及以上居民的平均烹调盐摄入量为 10.5 g，较推荐的盐摄入量水平依旧高 75.0%。

（2）饮酒：长期过量饮酒也是高血压发病的危险因素。人群高血压患病率随饮酒量增加而升高。国内研究表明，饮白酒每日增加 100 g，高血压发病的相对危险性增高 19.0% ~ 26.0%。

（3）吸烟：是公认的心脑血管疾病发生的重要危险因素。香烟中的尼古丁可使血压一过性升高。吸烟也会导致服药后降压效果不好，增加降压药物的剂量。

（4）活动：缺少体力活动是造成超重 / 肥胖的重要原因之一，可增加高血压病人心血管病发生危险。

3. 体重超重和肥胖 超重和肥胖（特别是腹型肥胖）是血压升高的重要危险因素，同时也是其他多种慢性病的独立危险因素。男性腰围达到或超过 85 cm，女性腰围达到或超过 80 cm，其高血压患病率是腰围正常者的 2.3 倍。而我国超重和肥胖的患病率也呈现快速增长趋势，《中国居民营养与慢性病状况报告（2020 年）》显示，我国 18 岁及以上成年人超重率为 34.3%，肥胖率为 16.4%。18 岁及以上居民男性和女性的平均体重分别为 69.6 kg 和 59.0 kg，与 2015 年发布结果相比分别增加 3.4 kg 和 1.7 kg。

4. 社会心理因素 美国一项研究指出，持续暴露抑郁压力紧张者与从未暴露者相比，增加收缩压 1.8 mmHg 和舒张压 1.5 mmHg，但这种影响在男性中较明显。此外，社会经济地位和文化程度也在一定程度上影响血压。

（四）高血压的社区管理

根据《国家基本公共卫生服务规范（第三版）》的要求，高血压的社区管理服务内容如下。

1. 高血压筛查

（1）筛查对象：要求对辖区内 35 岁及以上常住居民，每年在其第一次到乡镇卫生院、村卫生室、社区卫生服务中心（站）就诊时为其免费测量血压。

（2）对第一次发现收缩压≥140 mmHg 和（或）舒张压≥90 mmHg 的居民，在去除可能引起血压升高的因素后预约其复查，非同日 3 次血压高于正常，可初步诊断为高血压。如有必要，建议转诊到上级医院确诊，2 周内随访转诊结果，对已确诊的原发性高血压病人纳入高血压病人健康管理。对可疑继发性高血压病人，及时转诊。

（3）高危人群：如有以下六项指标中的任意一项高危因素，建议每半年至少测量 1 次血压，并接受医务人员的生活方式指导。①血压高值；②超重或肥胖和（或）腹型肥胖，超重：28 kg/m^2 > BMI≥24 kg/m^2，肥胖：BMI≥28 kg/m^2。腰围：男性≥90 cm、女性≥85 cm 为腹型肥胖；③高血压家族史（一、二级家属）；④长期膳食高盐；⑤长期过量饮酒（每日饮白酒≥100 mL）；⑥年龄≥55 岁。

2. 高血压病人随访评估　对原发性高血压病人，每年要提供至少 4 次面对面的随访。随访内容包括：①测量血压并评估是否存在危急情况，如出现收缩压≥180 mmHg 和（或）舒张压≥110 mmHg、意识改变、剧烈头痛或头晕、恶心呕吐、视力模糊、眼痛、心悸、胸闷、喘憋不能平卧及处于妊娠期或哺乳期同时血压高于正常等危急情况之一，或存在不能处理的其他疾病时，须在处理后紧急转诊。对于紧急转诊者，基层卫生机构应在 2 周内主动随访转诊情况。②若不需紧急转诊，询问上次随访到此次随访期间的症状。③测量体重、心率，计算 BMI。④询问病人疾病情况和生活方式，包括心脑血管疾病、糖尿病、吸烟、饮酒、运动、摄盐情况等。⑤了解病人服药情况。

3. 分类干预

（1）对血压控制满意：一般高血压病人血压降至 140/90 mmHg 以下；≥65 岁老年高血压病人的血压降至 150/90 mmHg 以下，如果能耐受，可进一步降至 140/90 mmHg 以下；一般糖尿病及慢性肾脏病病人的血压目标可以在 140/90 mmHg 基础上再适度降低。

（2）对第一次出现血压控制不满意：即收缩压≥140 mmHg 和（或）舒张压≥90 mmHg，或出现药物不良反应的病人，结合其服药依从性，必要时增加现用药物剂量、更换或增加不同类的降压药，2 周内随访。

（3）对连续两次出现血压控制不满意或药物不良反应难以控制，以及出现新的并发症或原有并发症加重的病人，建议其转诊到上级医院，2 周内主动随访转诊情况。

（4）对所有的病人进行有针对性的健康教育，与病人一起制定生活方式，改进目标并在下一次随访时评估进展。告知病人出现哪些异常时应立即就诊。

4. 健康体检　对原发性高血压病人，每年进行 1 次较全面的健康检查，可与随访相结合。内容包括体温、脉搏、呼吸、血压、身高、体重、腰围、皮肤、浅表淋巴结、心脏、肺部、腹部等常规体格检查，并对口腔、视力、听力和运动功能等进行粗测判断。

（五）高血压病人的健康指导

1. 自我管理指导　科学的自我管理，不但可以明显降低血压，还可以预防冠心病、脑卒中、肾衰竭等并发症，应提倡高血压病人自我管理，在专业人员的指导下，认识高血压的危害，学习健康知识和防治知识，提高高血压的管理效果。学会自我监测血压，重视非药物治疗高血压，坚持合理膳食、适当运动、戒烟限酒、心理平衡，提高与医护的沟通能力和紧急情况下寻求医疗帮助的能力。

2. 生活方式指导　对正常人群、高危个体、正常高值及所有高血压病人，不论是否接受药物治疗者，均需针对危险因素进行改变不良行为和生活方式的指导。《国家基层高血压防治管理指南》指出，需要长期坚持"健康生活方式六部曲"即"限盐减重多运动，戒烟戒酒心态平"。

（1）控盐：减少钠盐摄入，注意隐性盐的摄入（咸菜、鸡精、酱油等），每人每日食盐摄取量不超过 6 g。

（2）控制体重：超重者应注意限制热量和脂类的摄入，使 BMI < 24 kg/m^2，腰围男性 < 90 cm、女性 < 85 cm。

（3）规律运动：保持中等强度运动，每次 30 min，每周 5~7 次。

（4）限酒：限制饮酒量尽量做到少饮酒或不饮酒，酗酒者逐渐减量，必要时可借助药物戒酒，特别是超重的高血压病人更应该戒酒。

（5）戒烟：尽量戒烟，同时还要避免被动吸烟。

（6）平衡心理：减轻精神压力，保持心情愉悦。有证据表明，通过每日对食盐的控制可使血压下降 2~8 mmHg、保持规律的运动使血压平均下降 4~9 mmHg、每减轻体重 10 kg 血压可下降 5~20 mmHg。

此外，高血压病人生活方式指导的内容还包括合理膳食、预防便秘、提高服药的依从性、规范监测血压等，并持之以恒，以达到预防和控制高血压及其他心血管疾病的发病危险。

3. 药物治疗的指导　高血压确诊后，病人应长期坚持药物治疗，选择证据明确、可改善预后的五大类降压药及其复方制剂，包括钙离子通道阻滞剂、血管紧张素转换酶抑制剂、血管紧张素 II 受体拮抗剂、噻嗪类利尿药、β 受体阻滞剂。药物治疗指导的主要内容包括：

（1）监测服药与血压的关系，指导病人及家属如何测量血压，并记录血压观察药物的疗效和副作用。

（2）自我监测血压 2~4 周，如果血压没有改善或者血压升高，要及时就医调整用药方案。

（3）强调遵医嘱用药的重要性，用降压药使血压降至理想水平后，应继续服用维持量，以保持血压相对稳定，忌突然换药或忽服忽停，对无症状者更应强调。如果病人根据自己感觉血压高或低来增减药物、忘记服药或试着在下次吃药时补服上次忘记的剂量，都可导致血压波动，如血压长期过高会导致靶器官损害，出现心、脑、肾并发症，如血压下降过速、过快会导致心、脑、肾等重要脏器供血不足，出现头晕，甚至发生休克、急性脑血管病、肾功能不全等。

（4）强调不能擅自突然停药，经治疗血压得到满意控制后，可逐渐减少剂量，甚至可考虑停药；但如果突然停药，可导致血压突然升高，出现停药综合征，冠心病病人突然停用 β 受体阻滞剂可诱发心绞痛、心肌梗死等。

4. 直立性低血压的预防和处理指导　通过健康教育让病人了解直立性低血压的表现和危害，尤其在联合用药、服首剂药物或加量时特别注意预防。指导病人预防的方法：避免长时间站立，尤其在服药后；改变姿势、特别是从卧、坐位起立时动作宜缓慢；服药时间可选在平静休息时，服药后继续休息一段时间再下床活动；如在睡前服药，夜间起床排尿时应注意；避免用过热的水洗澡，更不宜大量饮酒。还应指导病人在直立性低血压发生时应取头低足高位平卧，可抬高下肢超过头部，屈曲股部肌肉和活动脚趾，以促进下肢血液回流。

5. 血压监测指导　推荐使用符合国际标准的上臂式电子血压计。指导内容主要包括监测频率、血压控制目标、血压测量方法及注意事项。病人在家中应该监测以下几种情况的血压。

（1）上午 6~10 点和下午 4~8 点：这两个时间段的血压是一天中最高的，测量这两个时间段的血压可以了解血压的高峰。特别是每日清晨睡醒时，此时的血压水平可以反映服用的降压药物的降压作用是否能持续到次日凌晨。

（2）服药后：在药物的降压作用达到高峰时测量。短效制剂一般在服药后 2 h 测量；中效药物一般在服药后的 2~4 h 测量；长效药物一般在服药后的 3~6 h 测量。

（3）血压不稳定或更换治疗方案：此时应连续测量 2~4 周，掌握自身血压规律、了解新方案的疗效。高血压病人的降压目标为：普通病人的血压降至收缩压 < 140 mmHg 且舒张压 < 90 mmHg；年龄≥80 岁且未合并糖尿病或慢性肾脏疾病的病人血压降至收缩压 < 150 mmHg 且舒张压 < 90 mmHg。

二、糖尿病病人的社区健康管理与护理

糖尿病（diabetes mellitus，DM）是由于胰岛素分泌绝对或相对不足而引起的一种代谢紊乱综合征，临床以高血糖为主要特点，是一种慢性、终生性疾病。如病情控制不好，可引起酮症酸中毒、高渗性昏迷等急性代谢紊乱，也可导致眼、肾、神经、血管、心脏等器官的损害，重者可以致残、致死，给病人及其家属带来了巨大的痛苦。糖尿病是社区常见病、多发病，糖尿病的防治及其管理是社区卫生服务面临的重要任务。根据《国家基本公共卫生服务规范（第三版）》的指导，进一步帮助基层医护人员提高社区糖尿病防治水平，规范糖尿病的社区综合防治与管理。

（一）糖尿病的诊断与健康问题

1. 糖尿病的诊断标准　糖尿病症状加任意时间血浆葡萄糖水平≥11.1 mmol/L（200 mg/dl）；或空腹血浆葡萄糖（fasting blood glucose，FPG）≥7.0 mmol/L（126 mg/dl）；或口服葡萄糖耐量试验（oral glucose tolerance test，OGTT）中 2 h 葡萄糖水平（2hPG）≥11.1 mmol/L（200 mg/dl）。

2. 糖调节受损的诊断标准　糖调节受损（impaired glucose regulation，IGR）指诊断标准中划出的处于正常血糖与糖尿病血糖水平之间的状态，即血糖水平已高出正常，但尚未达到目前界定的糖尿病诊断水平，主要包括空腹血糖受损（impaired fasting glucose，IFG）和（或）糖耐量减低（impaired glucose tolerance，IGT）。空腹血糖受损的诊断标准为空腹血糖 6.1~7.0 mmol/L 和（或）口服葡萄糖试验（OGTT）2 h 血糖 < 7.8 mmol/L；糖耐量减低的诊断标准为空腹血糖 < 7.0 mmol/L 和（或）口服葡萄糖试验（OGTT）2 h 血糖为 7.8~11.1 mmol/L。

3. 常见健康问题　糖尿病常见的健康问题包括代谢紊乱症候群、急性并发症和慢性并发症。

（1）代谢紊乱症候群：糖尿病病人可无明显症状，仅于健康检查时发现高血糖。也可表现为典型的"三多一少"症状，即多尿、多饮、多食和体重减轻。除典型症状之外，由于糖代谢异常，能量利用减少，负氮平衡和失水等原因，病人常伴有疲劳、乏力。由于尿糖局部刺激，病人可出现皮肤瘙痒，尤其是女性外阴，在并发真菌感染时瘙痒更严重。血糖升高较快时可使眼房水、晶体渗透压改变而引起屈光改变致视力模糊。

（2）急性并发症

1）低血糖：多由进食量过少、药物应用剂量过大、用法不当、不适当的运动等引起，轻者表现为心悸、大汗、无力、手抖、饥饿感等，严重者可出现意识模糊、嗜睡、抽搐、昏迷甚至

死亡。部分病人在多次低血糖症发作后会出现无警觉性低血糖症，可无先兆直接进入昏迷状态，实验室检测血糖≤2.8 mmol/L（50 mg/dl）。

2）酮症酸中毒：是糖尿病的一种严重急性并发症，常见于1型糖尿病病人，多发生于代谢控制不良、伴发感染、严重应激、胰岛素治疗中断、饮食失调等情况。2型糖尿病如代谢控制差、伴有严重应激时亦可发生。糖尿病酮症酸中毒的早期表现为糖尿病症状加重，随后出现极度口渴、呕吐伴头痛、嗜睡、烦躁、呼吸深快有烂苹果味（丙酮味）等症状，后期出现严重失水、尿量减少、皮肤弹性差、眼球下陷、血压下降、四肢厥冷、血糖16.7～33.3 mmol/L、尿酮体（+～+++）等。如果没有及时得到控制，病情将进一步恶化，重者出现神志不清、昏迷。

（3）慢性并发症

1）糖尿病大血管病变：是糖尿病最严重而突出的并发症，主要表现为动脉粥样硬化。动脉粥样硬化主要侵犯主动脉、冠状动脉、脑动脉、肾动脉和肢体动脉等，引起冠心病、缺血性或出血性脑血管病、肾动脉硬化、肢体动脉硬化等。糖尿病病人发生高血压、冠心病、脑卒中等心脑血管系统疾病的概率是非糖尿病人群的2～3倍。冠心病和脑血管疾病已成为糖尿病人的主要致死原因。

2）糖尿病微血管病变：是特异性并发症，可累及全身各组织器官，主要表现在视网膜、肾、神经和心肌组织，其中以糖尿病肾病和视网膜病变尤为重要。

3）糖尿病神经病变：糖尿病导致的神经病变以多发性周围神经病变最为常见，常为对称性，下肢较上肢严重。表现为对称性肢端感觉异常，呈袜套状分布，伴麻木、针刺、灼热感，继之出现肢体隐痛、刺痛或烧灼痛，夜间及寒冷季节加重，后期累及运动神经可出现肌力减弱、肌萎缩和瘫痪。自主神经病变也较常见，表现为排汗异常、腹泻或便秘、体位性低血压、尿失禁或尿潴留等。

4）糖尿病足：指下肢远端神经异常和不同程度周围血管病变相关的足部溃疡、感染和（或）深层组织破坏，是糖尿病最严重和治疗费用最多的并发症之一，也是糖尿病非外伤性截肢的最主要原因。

（二）糖尿病的特点

1. 我国糖尿病的发病特点　以2型糖尿病为主，1型糖尿病及其他类型糖尿病少见；男性略多于女性；经济发达地区的糖尿病患病率明显高于不发达地区；未诊断糖尿病比例较高，据2013年调查显示，未诊断的糖尿病病人约占总数的63%；BMI越高，患病率越高。

2. 我国糖尿病的流行病学特点　2019年国际糖尿病联盟（IDF）发布的全球糖尿病地图显示：全球有4.63亿糖尿病病人，每11个成年人中就有1人罹患糖尿病，预计到2030年将达到5.784亿。糖尿病已成为发达国家继心血管病和肿瘤之后的第三大慢性病，我国糖尿病发病率也正呈上升趋势，18岁及以上人群糖尿病患病率为11.9%，成为世界上糖尿病病人人数较多的国家。

（三）糖尿病的危险因素

1. 个人的遗传和生物因素　包括遗传因素、年龄、先天的子宫内营养环境不良等。

（1）遗传因素：国内外报道普遍认为糖尿病具有遗传倾向性，表现为糖尿病有明显的家族聚集现象。有糖尿病家族史者的患病率比无糖尿病家族史者高，其中2型糖尿病的遗传倾向更为明显。

（2）年龄：由于身体各组织老化，功能下降，胰岛素分泌不足，加之运动、饮食、健康问题积累等，糖尿病的发病率随着年龄增长而逐渐增加。

（3）先天的子宫内营养环境不良：子宫内营养不良可致胎儿体重不足，而低体重儿在成年后肥胖则发生糖尿病及胰岛素抵抗的机会增加。

2. 不良的生活方式　包括膳食不合理、静坐生活方式、酗酒等。

（1）膳食不合理：包括高热量、高脂肪、高胆固醇、高蛋白、高糖、低纤维素食物。

（2）静坐生活方式：长期静坐，缺乏运动。

（3）酗酒：酒精和其代谢产物影响肝的糖代谢，过量饮酒导致糖代谢紊乱和胰岛功能受损，从而加重糖尿病。

3. 自然环境

（1）生物源和化学因素：病毒感染，如1型糖尿病与柯萨奇病毒、腮腺炎病毒、风疹病毒有关。有专家指出，持续性病毒感染可引起自身免疫反应，T淋巴细胞亚群的改变与2型糖尿病自身免疫致病有关。

（2）化学毒物和某些药物：噻嗪类利尿药、苯妥英钠可影响糖代谢并引起葡萄糖不耐受性，对这类药物敏感者可导致糖尿病。

4. 精神心理因素　病人焦虑、沮丧、抑郁、暴躁的心理状态，可加重糖尿病，引发各种并发症。而且糖尿病又可以加重病人心理障碍，两者之间相互影响，形成恶性循环。

5. 中间危险因素　又称伴随疾病，如高血压、血脂异常、血黏稠度高、胰岛素抵抗等。

（四）糖尿病的社区管理

根据《国家基本公共卫生服务规范（第三版）》的要求，糖尿病病人的社区管理包括以下内容。

1. 糖尿病筛查

（1）筛查：社区卫生服务机构需对辖区内35岁及以上常住居民，每年在其第一次到乡镇卫生院、村卫生室、社区卫生服务中心（站）就诊时为其免费测量血糖。

（2）对筛查的糖尿病前期病人，进行有针对性的健康教育，建议其每半年至少测量1次空腹血糖，并接受医务人员的健康指导。有条件可以开展糖尿病前期病人管理。

（3）高危人群：具有以下任何一个及以上的危险因素者，建议其每年至少测量1次空腹血糖，并接受医务人员的健康指导。有糖尿病前期（糖耐量异常、空腹血糖受损或者两者同时存在）史；超重、向心性肥胖、静坐生活方式；一级亲属有2型糖尿病家族史；有妊娠糖尿病病史的妇女、多囊卵巢综合征病人或伴有与胰岛素抵抗相关的临床状态；具有高血压、血脂异常、动脉粥样硬化性心血管疾病、一过性类固醇糖尿病病史的病人；长期接受抗精神病药物和（或）抗抑郁药物和他汀类药物治疗的病人。

2. 糖尿病病人随访　对确诊的2型糖尿病病人，每年提供4次免费空腹血糖检测，至少进行4次面对面随访。随访内容包括：

（1）测量空腹血糖和血压，并评估是否存在危急情况：①出现血糖≥16.7 mmol/L或血糖≤3.9 mmol/L；收缩压≥180 mmHg和/或舒张压≥110 mmHg；②有意识或行为改变、呼气有烂苹果样丙酮味、心悸、出汗、食欲减退、恶心、呕吐、多饮、多尿、腹痛、有深大呼吸、皮肤潮红；③持续性心动过速（心率超过100次/min）；④体温超过39℃或有其他的突发异常情况，如视力突然骤降、妊娠期及哺乳期血糖高于正常等危险情况之一，或存在不能处理的其他疾病时，须在处理后紧急转诊。对于紧急转诊者，乡镇卫生院、村卫生室、社区卫生服务中心（站）应在2周内主动随访转诊情况。若不需紧急转诊，询问上次随访到此次随访期间的症状。

（2）测量体重，计算体质指数（BMI），检查足背动脉搏动。

（3）询问病人疾病情况和生活方式，包括心脑血管疾病、吸烟、饮酒、运动、主食摄入情况等。

（4）了解病人服药情况。

3. 分类干预

（1）对血糖控制满意（空腹血糖值 < 7.0 mmol/L）、无药物不良反应、无新发并发症或原有并发症无加重的病人，预约进行下一次随访。

（2）对第一次出现空腹血糖控制不满意（空腹血糖 ≥ 7.0 mmol/L）或药物不良反应的病人，结合其服药依从情况进行指导，必要时增加现有药物剂量、更换或增加不同类的降糖药物，并且2周内随访。

（3）对连续两次出现空腹血糖控制不满意或药物不良反应难以控制及出现新的并发症或原有并发症加重的病人，建议其转诊到上级医院，2周内主动随访转诊情况。

（4）对所有的病人进行针对性的健康教育，与病人一起制定生活方式，改进目标并在下一次随访时评估进展。告诉病人出现哪些异常时应立即就诊。

4. 健康体检　对确诊的2型糖尿病病人，每年进行1次较全面的健康体检，体检可与随访相结合。内容包括体温、脉搏、呼吸、血压、身高、体重、腰围、皮肤、浅表淋巴结、心脏、肺部、腹部等常规体格检查，并对口腔、视力、听力和运动功能等进行粗略判断。

（五）糖尿病病人的健康指导

1. 健康生活方式的指导

（1）饮食指导：合理饮食是糖尿病治疗的一项基础措施，其目的是降低餐后血糖、减轻胰岛负荷、纠正代谢紊乱，达到良好的代谢控制，使血糖、血脂达到或接近正常水平，维持理想体重。糖尿病病人必须坚持严格控制饮食。饮食指导的原则包括：①根据病人的实际需求（体重、劳动强度等）合理控制总热量，均衡营养，维持理想体重为原则；②定时定量，少量多餐，以减少单次餐后胰岛 β 细胞负担；③对于使用胰岛素治疗者，可在两餐间或睡前加餐，以防低血糖的发生。

（2）运动指导：运动治疗是糖尿病治疗的另一项基础措施。规律及适量的运动可增强胰岛素敏感性，有助于控制血糖，减轻体重和改善循环，减少心血管危险因素。糖尿病病人的运动指导主要包括：

1）养成健康的生活习惯：培养活跃的生活方式，如增加日常身体活动，减少静坐时间，将有益的体育运动融入日常生活中。

2）成年2型糖尿病病人每周至少150 min（如每周运动5次，每次30 min）中等强度的有氧运动。研究发现即使进行一次短时的体育运动（如10 min），累计30 min/d，也是有益。

3）在运动前需要对血糖、糖化血红蛋白、血酮、心电图、肺活量、血压、下肢血管彩超、负荷后心率变化等进行全面的体检，对于空腹血糖 ≥ 14 mmol/L 且出现酮体者应避免运动，运动前血糖 < 5.6 mmol/L 应摄入额外的糖类后再运动。

4）运动项目要与病人的年龄、病情及身体承受能力相适应，并在运动前进行必要的评估，特别是心肺功能和运动功能，适时调整运动计划。记录运动日记，有助于提升运动依从性。

5）对于合并各种急性感染、严重糖尿病慢性并发症、有明显酮症或酮症酸中毒倾向、有较严重的周围神经病变、频发低血糖、血糖波动较大者，禁忌使用运动疗法。

6）运动时需预防低血糖的发生，并注意随身携带包括个人联系方式、糖尿病病情说明等信息的病情说明卡。

2. 药物治疗指导　糖尿病药物治疗包括口服降糖药治疗和胰岛素治疗。口服降糖药治疗主要用于2型糖尿病病人，或1型糖尿病病人由于肥胖等存在胰岛素抵抗的情况。针对口服降糖药治疗的病人，社区护士应指导病人遵医嘱服药，根据所服用药物的特点，掌握正确服药的方法，不要擅自更改降糖药及其剂量。同时熟悉药物可能引起的不良反应，并做好应对。使用胰岛素的病人，应教会病人或其家属正确的注射方法及注意事项。注射过早、过量很容易引起低血糖。如发生食欲减退、进食量少或呕吐、腹泻时，应相应减少药物剂量。活动量增加时，要减少胰岛素的用量并及时加餐。

3. 自我血糖监测　血糖监测是糖尿病管理中的重要组成部分，其结果有助于评估糖尿病病人糖代谢紊乱的程度，制定合理的降糖方案，反映降糖治疗的效果并指导治疗方案的调整。

（1）采用非药物干预控制糖尿病的病人，可根据需要有目的地通过血糖监测了解饮食控制和运动对血糖的影响来调整饮食和运动。对于糖尿病孕妇，建议每周中1~2天全天进行自我监测。对于老年糖尿病病人要教会他们正确使用简易血糖仪，并告知自我血糖监测的记录。

（2）使用口服降糖药者可每周监测2~4次FPG和（或）2hPG，或在就诊前1周内连续监测3日，每天监测7个点血糖（早餐前后、午餐前后、晚餐前后和睡前）。

（3）使用胰岛素治疗者可根据胰岛素治疗方案进行相应的血糖监测。

1）使用基础胰岛素的病人应监测空腹血糖，根据空腹血糖调整睡前胰岛素的剂量。

2）使用预混胰岛素者应监测空腹和晚餐前血糖，根据空腹血糖调整晚餐前胰岛素剂量，根据晚餐前血糖调整早餐前胰岛素剂量，如果空腹血糖达标后，注意监测餐后血糖，以优化治疗方案。

3）使用餐时胰岛素者应监测餐后或餐前血糖，并根据餐后血糖和下一餐餐前血糖调整上一餐餐前的胰岛素剂量。

4. 相关并发症的指导

（1）足部护理指导：糖尿病足是糖尿病病人致残、致死的主要原因之一，也是造成社会沉重负担的重大公共卫生问题。在日常生活中，糖尿病病人应重视足部护理，防止足部发生外伤，或发生之后能及时处理，防止足部的感染和病情进一步发展。

1）每天检查足部：检查内容包括双足有无皮肤破损、裂口、水疱、小伤口、红肿、鸡眼、胼胝等，尤其要注意足趾之间有无红肿、皮肤温度是否过冷或过热、足趾间有无变形、触摸足部动脉搏动是否正常。如发现皮肤有破损、水疱等，应去医院处理；尤其注意胼胝与嵌甲的处理应由接受过糖尿病足专业培训的医护人员进行。切勿自行用针头刺破水疱，或以锐器刮除胼胝，或用鸡眼膏等腐蚀性药物处理，这些都可能引起足部的感染。

2）养成每日用温水洗脚的良好习惯：水温不宜太冷或太热，一般不超过40℃；泡脚时间不宜过长，以10~15 min为宜。洗前用手腕掌侧测试水温，若已对温度不太敏感，应请家人代劳；洗完后用柔软的浅色毛巾（便于观察）擦干，注意擦干两脚趾缝之间的位置；如足部比较干燥，可涂抹适量的润肤乳，以保持足部皮肤润滑，防止发生皲裂。

3）定期修剪趾甲：糖尿病病人正确修剪趾甲非常重要，修剪趾甲方法不当，趾甲过短或过长折断都容易伤及甲周组织，引起甲沟炎。正确修剪趾甲的方法：一般在洗脚后，用趾甲刀横向直剪，因为洗脚后的趾甲较软，比较容易修剪，同时横着剪不容易伤及皮肤；趾甲长度与趾尖同一水平即可，不要太短；另外，对于足部感觉减退的病人，剪的时候一定要确认剪刀的两刃之间是否夹住了皮肤。

4）选择合适的鞋袜：糖尿病病人鞋袜的选择一定要非常注意，如果穿着不合脚的鞋袜，不仅不能保护足部，反而会引起足部的损伤。①袜子的选择：袜子需保持干燥、透气，应选择无接缝、无压迫性的跟帮、白色或浅色的棉袜，因其吸汗、柔软舒适，渗液易被发现。袜口不要太紧，以免影响血液循环；如袜子有破损，尽量换新的袜子，不要修补后再穿，因为修补的位置不平整，长期摩擦，容易引起足部损伤。②鞋子的选择：建议穿合适、具有足保护作用的鞋子，包括有足够的长度、宽度和深度。应选择透气、合脚的棉质布鞋或真皮皮鞋；不宜穿露出脚趾的凉鞋；不要穿鞋跟过高或鞋头过尖、过紧的鞋。病人尽量选择中午或黄昏去买鞋，因为此时双脚会比早上略大，买回来的鞋不致过紧，新鞋开始穿的时间不宜过久，第一天可穿半小时，然后逐渐延长时间。

5）防止足部损伤：糖尿病病人由于足部感觉神经病变，足部的感觉不敏感，容易受到创伤。因此，糖尿病病人在生活中应注意保护足部，避免发生冻伤、烫伤和其他外伤。冬天应注意足部保暖，但严禁用热水袋、电热毯、烤灯或火炉等取暖，谨防烫伤；每次穿鞋前注意检查鞋内有无异物等。

6）定期到专科门诊复查：一般糖尿病病程在 5 年以上的病人，至少应每年到医院检查足部血管、神经，有助于早期发现血管、神经病变，早期治疗。

（2）低血糖的预防指导：低血糖是糖尿病治疗过程中常见的急性并发症，尤其是接受胰岛素或长效磺脲类药物治疗的病人、老年病人及肾功能不全者容易发生低血糖。社区护士应指导糖尿病病人加强低血糖的预防，熟悉低血糖的症状，及时发现低血糖并处理。当病人出现饥饿感、乏力、头晕、心慌、出虚汗、双手颤抖、手足口唇麻木、视力模糊、面色苍白等症状，应高度怀疑低血糖。有血糖检测条件者，立即测定血糖以明确诊断；无血糖检测条件时，应先按低血糖处理。但老年病人发生低血糖时常可表现为行为异常或其他非典型症状。夜间低血糖常因难以发现而得不到及时处理。有些病人屡发低血糖后，可表现为无先兆症状的低血糖昏迷，应该引起特别注意。低血糖预防的原则包括：

1）遵医嘱服药：定时定量，不要擅自加大药物剂量，也不要随意调整服药时间，尤其胰岛素注射的病人，胰岛素注射的时间过早、量过大很容易引起低血糖。

2）规律饮食：定时定量，如由于各种原因引起的食欲减退、进食量少或胃肠道疾病引起呕吐、腹泻时，应相应减少药物剂量。

3）合理运动：糖尿病病人的运动最好在餐后 1~2 h 进行，选择强度适宜的运动，避免过量运动。

4）限酒：尽量减少饮酒，尤其是勿空腹饮酒，因酒精可刺激胰岛素分泌，容易引起低血糖。

5）防止低血糖：应随身携带糖果，以备发生低血糖时急用。

6）随身携带糖尿病病情卡：卡上注明姓名、诊断、电话等，一旦出现严重低血糖，便于其他人了解病情、紧急施救并通知家人。

第三节　社区康复护理

一、社区康复护理概述

1. 社区康复的概念　基于社区的康复（CBR）简称社区康复，是指在社区层面上，利用和依靠社区的各种资源和条件（人力、物力、财力、技术等）而采取的康复措施，包括依靠有残损、残疾和残障的服务对象本身、他们的家庭及所在的社区等。社区康复是我国社区卫生服务的中心任务之一。社区康复以社区康复人群为对象，以解决本社区各类康复疑难问题为工作目标，相比于基于机构的康复及延伸的康复服务，更加突出康复对象的能动。除此之外，社区康复还要求同时具有固定的转介、转诊系统，是康复体系中重要的环节。

2. 社区康复护理的意义　社区康复护理是社区卫生服务工作的重要内容之一，是对医院式康复护理的重要补充。在康复医师的指导下，社区护士依靠政府和社会力量以家庭为单位，以社区为范围，为遗留有各种身体功能障碍或残疾病人提供的一切康复护理活动，以减少其生理的、心理的和社会的功能障碍或最大限度地恢复其功能，使之重返社会，以提高其生活质量。自我管理支持采取的措施有：提供富有同情心的、以病人为中心的护理；使整个护理团队参与计划、实施和随访病人；让病人参与目标设定；使用适合不同文化和卫生素养水平的材料，提供量身定制的教育和技能培训；通过电子邮件、电话或短信跟踪病人，支持他们照顾好自己。

3. 社区康复护理的特点

（1）实用性：社区康复护理不仅包括了躯体的功能康复，更加重视康复训练对于老年人日常生活的实用性，因而在康复过程中常将康复训练与老年人日常活动训练相结合，实现维持或恢复老年人最大程度自理能力的目标。

（2）可及性：社区康复护理能够利用较少的人力、物力和财力，成本低，使对象能够享受到专业医疗服务。由于社区康复护理可惠及大多数的服务对象，因而具有成本低、覆盖率高的特点。

（3）广泛性：参考世界卫生组织的社区康复矩阵框架（CBR matrix），社区康复护理主要包括评估家庭环境和病人的活动能力等，根据病人实际情况制定康复护理计划，以及后期的计划进展、评价和反馈等。主要包括营造安静舒适的生活环境、宣教康复知识、饮食指导、个人卫生指导、残损部位的功能锻炼和指导心理护理等，在工作内容上具有广泛性的特点。

（4）参与性：不同于传统的机构康复服务，康复对象及其家庭在社区康复中应是积极主动参与的一方，要求康复服务对象主动转变角色，在确立康复目标、制定康复计划、实施康复训练、回归社会等全部环节都树立自我康复意识。

4. 康复护理评定内容

（1）运动功能评定：目前常用 Brunnstrom 运动功能评定法、上田敏评定法、FuglMeyer 评定法等方法对运动模式、肌张力、肌肉协调能力等进行评定。

1）肢体运动功能评定：Brunnstrom 运动功能评定法是目前应用较为普遍的肢体运动功能评定方法。

2）肌张力的评定：修订的 Ashworth 痉挛评定量表是目前常用的较简单、易于掌握的肌张力评定量表。

（2）平衡功能评定

1）三级平衡检测法：是临床上经常使用的方法。一级平衡：静态平衡，被测试者在不需要帮助的情况下能维持所要求的体位；二级平衡：自动动态平衡，被测试者能维持所要求的体位，并能在一定范围内主动移动身体重心后仍维持原来的体位；三级平衡：他动动态平衡，被测试者在受到外力干扰而移动身体重心后仍恢复并维持原来体位。

2）Berg 平衡评定量表（Berg balance scale）：是脑血管意外康复临床与研究中最常用的量表，共有 14 项检测内容，包括：坐站、无支撑站立、足着地，无支撑坐位、站坐、床椅转移、无支撑闭眼站立、双足并拢，无支撑站立、上肢向前伸、从地面拾物、转身向后看、转体 360°、用足交替踏台阶、双足前后位，无支撑站立、单腿站立等。每项评分 0~4 分，满分 36 分。得分高表明平衡功能好，得分低提示平衡功能差，低于 40 分表明有摔倒的危险。

（3）日常生活能力量表：包括躯体性生活自理量表（physical self-maintenance scale，PSMS）和工具性日常生活活动量表（instrumental activities of daily living scale，IADL）两部分 14 项内容。其中，PSMS 包括了进食、穿衣、如厕、梳洗、行走、洗澡共 6 项内容，IADL 包括了购物、使用电话、整理家务、备餐、洗衣、服药、利用交通工具、自理经济共 8 项内容。该工具简明易懂，便于操作实施，社区卫生人员、老年人主要照顾者均可掌握使用，可早期用以评定老年人主要功能状况。

（4）康复护理日常生活活动（rehabilitative nursing activities of daily living，RNADL）评定量表：是以康复护理为视角开发的日常生活活动评估工具，该量表包括了衣（穿脱上衣、穿脱鞋袜、穿脱裤子、拉拉链、晒叠衣物）、食（持筷进食、用勺进食、使用刀叉、自备食物、倒水服药）、住（体位转移、使用开关、床上活动、使用家电、整理家务）、行（上下楼梯、坐站平衡、行走能力、外出购物、社交活动）、个人卫生（整洁修饰、洗脸刷牙、控制排便、入浴洗澡、如厕处理）等五个方面共计 25 个项目，各项目均采用 0~4 分评定。其中 0 分表示完全不能独立完成，需要 100% 帮助；1 分表示在他人帮助下只能完成一部分，需要 75% 帮助；2 分表示在指示、指导、借助辅助器下能独立完成大部分，需要 50% 帮助；3 分表示能独立完成但时间延长或动作欠协调，需要 25% 帮助；4 分表示在合理时间内能够独立、安全完成。该工具满分为 100 分，0~25 分表示存在极严重的功能障碍，26~50 分表示存在严重的功能障碍，51~75 分表示存在中度功能障碍，76~95 分表示 ADL 基本自理，96~100 分表示 ADL 完全自理。RNADL 评定量表不仅对于日常生活活动评定具有良好的性能，对于康复疗效的评价也具有很好的敏感性。

（5）家庭环境量表：其所评价的家庭特征主要包括情感表达、亲密度、矛盾性、独立性、成功性、知识性、娱乐性、道德及宗教重视程度、组织性、控制性等 10 个方面。家庭环境量表可用来考察有康复需求状态下的家庭状况，或是用以评价社区康复干预下家庭环境的变化情况。

二、脑血管意外病人的社区康复护理与管理

（一）概述

脑血管意外（cerebrovascular accident，CVA）又称脑卒中、中风，以突然发病、迅速出现局限性或弥散性脑功能缺损为共同临床特征，为一组器质性脑损伤导致的脑血管疾病。《中国脑卒中防治报告（2018）》显示中国卒中死亡率为 149.49/10 万，占我国居民总死亡率的 22.3%。近年来我国脑血管意外防治工作仍面临严峻的挑战，因此开展社区脑血管意外康复护理对改善病人的功能障碍、提高病人自理能力、帮助其最大限度地回归社会具有重要意义。

（二）常见的功能障碍

脑血管意外病人由于病变性质、部位、大小等不同，可能单独发生一种或同时发生多种障碍，偏瘫和失语是脑血管意外病人最常见的功能障碍。

1. 运动障碍　是最常见功能障碍之一，主要包括瘫痪和共济失调，是致残的重要原因。其功能恢复一般经过软瘫期、痉挛期、相对恢复期和后遗症期。其中由于运动功能障碍，口腔周围肌群协调能力、摄食和吞咽运动控制失调，常表现为流口水、喝水呛咳、食物在口腔中难以下咽等。

2. 感觉障碍　约65%的脑血管意外病人有不同程度的感觉功能障碍，主要有痛觉、温度觉、触觉、本体觉和图形觉的减退或消失。

3. 认知障碍　认知功能属于大脑皮质的高级活动范围，包括感觉、知觉、记忆、注意、识别、理解和智能等。约有35%的脑血管意外病人会发生认知功能障碍，主要表现为注意力、定向力、计算力、处理问题能力等水平下降。认知功能障碍损害的程度不仅对脑血管意外病人预后有明显的影响，还影响病人的康复训练过程。

4. 言语障碍　40%～50%的脑血管意外病人会发生言语功能障碍，包括失语症、构音障碍和言语失用症。

5. 日常生活能力障碍　脑血管意外病人由于运动功能、感觉功能、认知功能等多种功能障碍并存，导致日常活动能力下降或丧失。

6. 心理障碍　脑血管意外病人由于脑组织受损，常导致情绪障碍、行为障碍、躯体化不适主诉增多、社会适应不良和日常生活无规律等心理问题。

7. 其他　可因面神经功能障碍出现额纹消失，口角歪斜及鼻唇沟变浅等表情肌运动障碍，可影响发音和饮食；还能出现大小便功能障碍和自主神经功能障碍。

（三）康复护理措施

康复护理最重要的目标就是让病人最大程度地恢复或者重建身体的功能，有效地防治相关并发症，调整病人的心态，提高生活自理能力，使其回归正常的社会生活。

1. 软瘫期的康复护理　软瘫期是指发病1～3周内（脑出血2～3周，脑梗死1周左右），病人意识清楚或有轻度意识障碍，生命体征平稳，但患肢肌力、肌张力低下，腱反射减弱或消失。在不影响临床抢救、不造成病人病情恶化的前提下，应及时介入康复护理措施，以预防并发症和继发性损害的发生。

2. 痉挛期的康复护理　在软瘫期2～3周，肢体开始出现痉挛并逐渐加重且常持续3个月左右。此期的康复护理目标是通过抗痉挛姿势的摆放来预防痉挛模式和控制异常的运动模式，促进分离运动恢复，加强偏瘫肢体的主动活动并与日常生活活动相结合。

3. 恢复期康复护理　此期一般是指发病后的4～6个月。此期肢体肌肉痉挛基本消失，分离运动平衡，协调性良好，但速度较慢。因此，此期的康复护理目标是进一步进行选择性主动运动和运动速度的恢复，掌握日常生活活动技能，提高生活质量。

（1）上肢和下肢功能训练：进一步加大痉挛阶段中各种训练的难度，抑制共同运动，提高运动速度，促进手的精细动作及下肢运动的协调性。可通过作业性功能训练如绘画、编织等训练手的协调能力；通过打字、拧螺丝等训练手的精细动作；通过步行训练，进一步增加下肢的负重能力。

（2）ADL训练：进行ADL训练应先将日常生活活动作分解成若干简单运动方式，由易到难，结合护理特点进行床旁训练；然后根据病人的残存功能情况选择适当的方法完成每个动作：训练要以能完成实际生活情况为目标，如拿筷子、端碗；若病人肌力不足或协调能力缺乏，可先做一些如加强手指肌力、增强协调能力的准备训练；在某些特定情况下，指导病人使用自助具（为残疾者特制的辅助工具、器皿等）做辅助。

（3）发音动作训练：发音肌群与吞咽肌群有共同的作用，吞咽困难的同时常伴有言语障碍。训练时先利用单音单字进行康复训练，如嘱咐病人张口发"ɑ"音，并向两侧运动发"yi"音，然后再发"wu"音，也可嘱病人缩唇然后发"f"音，像吹口哨动作，通过张闭口动作促进口唇肌肉运动。

（4）咀嚼、吞咽动作训练：吞咽障碍可由多种原因引起，首先评估引起病人吞咽障碍的原因，积极治疗原发病。对于有吞咽困难但无误吸的病人可个别指导经口进食，进食时增加咀嚼次数，每口量不宜过多，速度不宜过快，循序渐进增加每口进食量及进食速度，食物可从便于吞咽的流质、半流质逐步过渡到普食。

4. 后遗症期康复护理 脑损害导致的功能障碍，受损的功能在相当长的时间内不会有明显的改善，此时进入后遗症期，一般在发病后1~2年。主要表现为偏瘫侧上肢运动控制能力差和手功能障碍、失语、构音障碍、运动姿势异常等。此期康复护理目标为指导病人继续训练和利用残余功能，使用健侧肢体代偿部分患侧肢体的功能，同时指导家属尽可能改善病人的周围环境，以实现最大程度的生活自理。包括：①继续维持各功能的训练，防止异常肌张力和挛缩的进一步加重。②进行各种代偿性功能训练，包括矫形器、轮椅等的应用，以补偿患肢功能。③对家庭环境进行必要的改造，如台阶改成斜坡，浴室、走廊加扶手等。

（四）社区康复管理

1. 健康教育 社区护士通过对病人的健康宣传与教育，针对危险因素来对社区居民进行一级预防。

（1）防治高血压：长期口服降压药、限制盐的含量、减少膳食中脂肪含量、减轻体重、戒烟戒酒、保持乐观情绪、适当体育锻炼。

（2）防治心脏病：心房颤动及心脏瓣膜病等均为脑血管病的危险因素，可引起栓塞性脑卒中。主要的预防措施是应用华法林抗凝或阿司匹林抗血小板聚集。

（3）防治血脂异常：控制饮食和体育锻炼，辅助以他汀类药物治疗并定期检查血脂水平。

（4）防治糖尿病：对糖尿病病人进行疾病的基础知识教育，使其合理饮食、进行适当体育锻炼和药物治疗。

（5）其他：将BMI控制在 $< 28 \, kg/m^2$ 或腰围/臀围 < 1，波动范围 $< 10\%$。

2. 高危人群的干预 高血压是脑血管疾病最重要的危险因素，控制血压是预防脑血管意外的重要措施之一。此外，心脏病、冠心病、糖尿病、吸烟酗酒、体力活动少、超重、感染和高血脂等也是脑血管疾病的高危因素，社区护士可通过定期监测体重、血压、血脂、血糖等指标对社区居民进行筛查，以早期发现高危人群和可疑人群，做到早发现、早诊断、早治疗，此为脑血管意外的二级预防。

3. 病人随访与指导 对社区脑血管意外病人建立个人健康档案和家庭档案，通过定期随访，指导病人积极治疗和康复锻炼，帮助树立战胜疾病的信心，尽可能减少后遗症和并发症的发生。如定期评估病人功能状况、精神状况和用药情况，与病人和家属共同制定康复计划，指导其掌握常用康复护理技术，鼓励家属支持并配合病人的康复治疗。

三、精神障碍病人的社区康复护理与管理

（一）概述

1. 精神障碍（mental disorder）　是在各种因素的作用下造成大脑机能活动发生紊乱，而出现感知、思维、情感、行为、意志以及智力等精神运动方面的异常，需要用医学方法进行治疗的一类疾病。近年来，我国精神疾病发病率呈上升趋势，并且有着高致残率、高复发率、高自杀率的特征。

2. 精神障碍的分类　精神障碍主要包括器质性精神障碍，使用精神活性物所致的精神与行为障碍，精神分裂症、分裂型障碍和妄想性障碍，心境（情感）障碍，神经症性、应激相关的及躯体形式障碍，伴生理紊乱及躯体因素的行为综合征，成人人格及行为障碍，精神发育迟缓，心理发育障碍、通常起病于童年或少年的行为与情绪障碍，未特定的精神障碍等。

精神障碍者的社区康复是精神医学的重要组成部分，它是以社区为单位，研究精神疾病的预防、治疗、康复及社会适应的统筹安排和管理，通过严密的组织管理，有效地实施精神卫生保健工作，延缓精神疾病的复发，促进精神疾病病人的康复。本章将以精神分裂症为代表介绍其社区管理和社区康复。精神分裂症是一种病因不明的常见严重精神疾病，以思维、情感、行为的分裂，整个精神活动与周围环境的分裂（不协调）为主要特征，常伴有认知和社会功能严重受损。该病病程漫长，病情缓慢持续进展，可导致社会适应能力下降甚至精神衰退。若能早期发现，早期给予充分合理的治疗，多数病人可取得不同程度的疗效。因此，开展社区康复护理对精神分裂症病人的康复有重要意义。

（二）康复护理措施

1. 基础护理　对病人进行全面评估，协助病人做好生活基础护理。

（1）饮食护理：注意维持营养均衡。对于不愿进食的病人，应根据不同的原因，诱导其进食；而对于暴食、抢食的病人，应安排其单独进食并控制食量。

（2）睡眠护理：为病人创造良好的睡眠环境，房间布置简单、光线柔和，温度适宜，床铺整洁、舒适；制定适宜的作息时间；睡前忌服兴奋性饮料（酒、浓茶），尽量避免参加容易引起兴奋的谈话或活动；有失眠现象发生时，应寻找原因，及时给予安慰和帮助。

（3）排泄护理：病人因疾病可能有饮食不正常，活动量减少的生活方式，同时又服用抗精神病药物，可能发生排尿或排便障碍。应经常指导家属观察病人的排泄情况，如有异常应及时寻找原因进行处理。

2. 用药护理　与家属合作做好病人的用药管理。对病人及家属进行健康教育，使其了解药物治疗的重要性及疾病复发的严重性。药物可由家属保管，口服药物应有专人督促检查，确保病人把药服下，监督病人用药期间勿饮酒，勿擅自减药停药。并通过家庭访视，了解病人服药情况、治疗效果，及时给予合理化建议以提高服药依从性。

3. 安全护理　病人受疾病的影响会产生幻觉、妄想等，可能出现伤害自己或他人的行为。因此应特别注意创造一个安全的社区、家庭环境。尽量不与病人争辩，减少外界环境的刺激，避免病人接触剪刀、火、绳子等危险物品，尽量避免让病人单独留在家里。病情严重时，建议并协助亲属将病人送医院治疗。

4. 躯体管理护理　精神障碍病人由于精神症状和药物的不良反应等因素，导致运动较少、体能下降、体重增加及血脂、血糖升高。社区护士应和家属共同制定个体化躯体管理计划，对超重病人制定训练计划，控制体重。

5. 社会功能康复训练　在对病人进行药物治疗的同时，应对病人进行生活技能的康复训练：营造良好的社区环境，理解、接纳和支持病人，鼓励病人多与他人交往，适当参加社会活动，防止社会功能的衰退；开展生活技能、基本职业技能、人际交往能力的训练，促进病人早日回归社会。

6. 复发识别护理　社区护士通过专题讲座或一对一指导等形式开展健康教育，主要内容包括帮助病人及家属掌握复发先兆的表现以及如何寻求帮助。如病人病情平稳后又出现失眠、食欲减退、烦躁不安、敏感多疑、遇小事易发脾气、不愿与人沟通、不愿按时服药、近期有重大应激事件导致病人难以应对等。出现上述表现时，病人和家属应当及时与社区医生联系，或尽早至医院就诊。

7. 心理支持　与病人及其家属建立良好的护患关系，通过电话随访、家庭访视等方式，根据家庭成员的文化程度及心理状态进行针对性心理疏导，使家庭成员适应角色转变，建立正确的应对方式。

（三）社区康复管理

精神障碍病人在疾病恢复期及缓解期可以回归家庭。对回归家庭及社区的精神分裂症病人进行统一管理，以利于早期发现疾病复发先兆，及时处理。

1. 疾病识别　了解社区常住居民中重点人群的情况，识别精神行为异常的表现。对于无故冲动，伤人、毁物，无故离家出走，行为举止古怪，在公共场合蓬头垢面或赤身露体，经常无故自语自笑，过分兴奋话多、活动多、爱惹事、到处乱跑等，变得冷漠、孤僻、懒散，无法正常学习、工作和生活，有过自杀行为或企图者，应当建议其至精神卫生医疗机构进行诊断。

2. 信息管理　为辖区内新发现的重型精神障碍病人建立一般居民健康档案，并按要求填写精神疾病病人个人信息补充表。积极与家属和原治疗单位取得联系，获取疾病诊疗相关信息，在有可能的情况下为病人进行一次全面评估，完善健康档案相关内容。

3. 病人随访　社区护士可采取预约就诊、电话随访及家庭访视等多种途径进行病人随访。每次随访的内容为危险性评估、社会功能、康复措施、躯体状况及生活事件等。对病人和家属进行针对性生活技能训练和健康教育，以帮助其参与社会活动，对家属进行心理辅导，提供支持和帮助。

4. 分类干预　根据《严重精神疾病管理治疗工作规范（2018 版）》将病人分为病情稳定、基本稳定和不稳定 3 大类，并进行分类干预。

（1）病情稳定病人：指危险性为 0 级，且精神症状基本消失、自知力基本恢复，社会功能处于一般或良好，无严重药物不良反应、无严重躯体疾病或躯体疾病稳定、无其他异常的病人。要求社区门诊继续执行上级医院制定的治疗方案，3 个月时随访。

（2）病情基本稳定病人：指危险性为 1~2 级或精神症状、自知力、社会功能状况至少有一方面较差者。社区医生应首先判断是病情波动或药物疗效不佳，还是伴有药物不良反应或躯体症状恶化。若判断为病情波动或药物疗效不佳所致者，社区护士应在专业医师指导下调整药物剂量，观察 2 周，如情况趋于稳定，则维持目前治疗方案并于 3 个月时随访；若为药物不良反应或躯体疾病所致者，应查找相关原因，对症处理，如若无效，则建议转诊到上级医院并 2 周内随访。

（3）病情不稳定病人：指危险性为 3～5 级或精神症状明显、自知力缺乏、有严重药物不良反应或严重躯体疾病者。社区门诊对其进行对症处理后需立即转诊到上级医院，必要时报告当地公安部门，协助转送就医。对未住院病人，社区护士应在精神专科医师、公安民警社区工作人员等的协助下，进行系统、规范治疗，1～2 周内随访。

5. 健康体检　依据病人病情，在监护人和病人本人同意后，对病人每年进行一次健康体检，检查项目包括一般体格检查、体重、血压、血糖、血常规、肝肾功能检查等。

第四节　社区临终关怀

一、临终关怀概述

（一）定义

临终关怀（hospice care）指由医生、护士、社会工作者、志愿者及政府人员等多学科、多层次人员组成的团队对临终病人及其家属提供全面的支持与照料。临终关怀的宗旨是提高临终病人的生活质量，使其舒适、无痛苦、有尊严地走完人生最后的旅程，同时使临终病人家属的身心健康得到维护和增强。

（二）理念

1. 以临终者为中心的人道主义　社区的医护人员应该注意维护临终者保持人的尊严和价值，在日常照护中维持临终者以往的生活习惯，满足临终者合理的需求。

2. 尊重临终者权利　保护临终者的个人隐私和权利，为临终者提供医疗护理信息，包括护理计划，允许病人及其家属参与医疗护理决策、医疗护理过程。

3. 尊重临终者生命　提高临终者的生命质量，对临终者进行死亡教育，将健康教育和死亡教育结合起来，使临终者意识到死亡是生命必然的过程，能够坦然面对死亡。

4. 全面关怀　全面关怀意味着提供全方位的照顾，社区医护人员不仅要减轻临终者痛苦的症状，还要保持生活环境的舒适，更重要的是给予心理关怀和社会支持。

二、社区临终关怀的服务对象与内容

（一）服务对象

1. 临终病人　社区临终关怀的直接服务对象是诊断明确且病情不断恶化、现代医学手段不能治愈、不可逆转的疾病终末期、预期生存期 3～6 个月者。常见的社区临终关怀对象包括晚期癌症病人、严重心肺疾病临终病人等。临终关怀的对象涵盖了所有年龄段的生命，包括临终老年人、临终儿童等。

2. 临终病人的家庭　临终关怀在时限上始于确诊病人预期生存期 3～6 个月时，止于病人死亡后的居丧期，因而临终病人的家庭也是社区临终关怀不可忽视的服务对象。

（二）服务内容

1. 症状控制 对生命末期病人的各种症状，社区医务人员应全心对待，以减低病人的痛苦为首要，而不是以治愈疾病延长生命为目标。主要包括疼痛、呼吸困难、咳嗽、咳痰、咯血、恶心呕吐、腹胀、水肿和发热等症状的控制。

2. 舒适照护 以社区病人为中心，不但要减少病人身体上的痛苦，还要保持病人生活环境的整洁，使病人感到舒适。主要包括生活环境管理、口腔护理、肠内外营养的护理、静脉导管的维护及留置导尿的护理等。

3. 心理支持与人文关怀 社区的医务人员要应用沟通技巧与病人建立信任关系，引导病人面对和接受疾病状况，尊重病人的意愿做出决策，让其保持乐观顺应的态度度过生命终期，从而舒适、安详、有尊严离世。主要包括心理社会评估、医患沟通、帮助病人应对情绪反应、死亡教育及哀伤辅导等。

三、社区临终病人常见症状的护理

（一）疼痛

疼痛是临终病人最主要的躯体症状，能否有效控制临终病人的疼痛问题直接关系到病人的生活质量。疼痛以慢性疼痛为主，常伴有疼痛综合征，随时间变化表现为进行性加重，会伴有爆发性疼痛，造成严重的心理障碍。

1. 评估 常使用的疼痛评估工具包括疼痛文字描述评分量表（verbal descriptors scale，VDS）、数字评分法（numerical rating scale，NRS）、视觉模拟评分法（visual analogue scale，VAS）、面部表情量表，以及专门针对儿童的指距评分法（finger span scale，FSS）等。在进行疼痛评估时，要评估疼痛的时间、部位、程度、性质、持续时间、减轻或加重因素、疼痛产生的影响等，在评估的同时要注重病人的主诉，并注意病人的精神状态及有关心理社会因素。

2. 护理

（1）药物干预：药物干预三阶梯方法（a three-step analgesic ladder）是癌性疼痛最常使用的药物干预方法。

1）轻度疼痛：主要选用非阿片类（非甾体抗炎药）加减镇痛辅助药。常用的非阿片类药物包括阿司匹林、乙酰氨基酚、布洛芬、吲哚美辛等。非甾体抗炎药存在天花板效应即最大效剂量问题。

2）中度疼痛：主要选用弱阿片类药物加减非甾体抗炎药和镇痛辅助药。常用的弱阿片类药物包括可待因、布桂嗪、曲马多等。WHO推荐的代表药物是可待因，其持续时间与吗啡相似，对呼吸中枢抑制轻微，无明显便秘、体位性低血压、尿潴留等不良反应。

3）重度疼痛：主要选用强阿片类药物加减非甾体抗炎药和镇痛辅助药。WHO推荐的强阿片类代表药物是吗啡。在三阶梯药物干预中，镇痛辅助药贯穿其中，常使用的镇痛辅助药包括皮质激素、抗抑郁药、抗惊厥药等。在进行疼痛的药物干预时，需根据临终病人个体差异确定药物使用剂量，首选口服镇痛药，及时、有效地预防和处理药物引起的便秘、恶心与呕吐等副作用，并密切观察临终病人的病情发展，及时调整药物方案。

（2）非药物干预：疼痛的非药物干预是指对引起疼痛的非躯体因素进行干预，包括治疗性干预、教育性干预、针刺治疗等。常使用的治疗性非药物干预包括：

1）认知 – 行为干预：即通过帮助临终病人建立正确的疼痛认知方法，教会病人自我行为训练的程序与方法，帮助病人改变对疼痛的不正确认知、不良止痛行为。认知 – 行为干预强调向病人提供学习和应对疼痛有效的策略、解决问题的技巧等。认知 – 行为干预的具体方法包括放松训练、认知疗法、生物反馈、音乐疗法与艺术疗法、暗示等。

2）支持 – 表达干预：即通过为临终病人提供讨论的场所和机会，使病人能表达其所关心的疼痛问题，以及由于疼痛所致的悲伤、害怕、愤怒等负性情绪，利用积极的心理情感，减轻疼痛带来的影响。教育性干预指的是通过健康教育等途径，澄清临终病人对于疼痛的错误认识，向临终病人介绍疼痛的应对方式，提供必要的支持。针刺治疗中目前应用较多是经皮神经电刺激。

（二）恶心与呕吐

恶心与呕吐是临终病人常见的症状之一。常见的疾病因素有胃肠道梗阻、中枢神经系统的原发或转移性肿瘤、感染、高血糖或低钠血症等代谢异常等。治疗因素如抗癌治疗有关的细胞毒性药物对呕吐中枢的刺激导致的预感性恶心呕吐和药物引起的急性与延期性呕吐，疼痛管理中强阿片类药物引起的恶心与呕吐，便秘治疗中药物因素造成的恶心与呕吐等。病人自身因素包括既往是否有恶心与呕吐史、是否存在焦虑或抑郁情绪等。

1. 评估　社区护士需评估病人恶心与呕吐的发作时间、频率、性质、呕吐的性状、加重或缓解因素及疾病因素、治疗因素、病人相关因素等可能导致恶心与呕吐发作的因素进行综合评估。

2. 护理

（1）掌握合适的给药时机：对于化疗药物导致的恶心与呕吐，应尽可能在病人餐后 3~4 h 或睡眠中给药，餐后 3~4 h 胃充盈度较小，胃内压力较低，而在睡眠时胃肠蠕动减慢，发生恶心与呕吐的几率相对相小。止吐药是控制恶心与呕吐的主要措施，在使用止吐药时需加强病情观察并及时反馈医生。

（2）做好饮食护理：化学治疗时恶心与呕吐会导致病人交感神经兴奋性增高，抑制胃肠平滑肌的蠕动以及消化腺的分泌，直接影响病人的消化功能。病人的饮食应以清淡易消化的高维生素、高营养食物为主，少食多餐，避免大量饮水。由于清晨是一天之中最不容易发生恶心与呕吐的时间，因而病人的早餐应摄入全天所需营养的大部分，尽可能在清晨 7 点之前进食早餐，这样可以保证在化学治疗前胃基本排空。

（3）关注水电解质平衡：记录每日的液体出入量、尿比重、体重及电解质情况。

（4）要保持病人居住环境安静、清新：避免食物或其他气味过重、室内物品过多等，在病人出现呕吐时，协助病人取坐位或侧卧位，预防误吸，及时协助病人漱口并清理呕吐物，适时开窗通风换气。

（5）给予心理支持：恶心与呕吐的发生常导致病人出现或加重恐惧、紧张等负性情绪，影响病人临终关怀的开展，因而需要加强与病人的沟通交流，告知病人恶心与呕吐发生的常见原因，使病人有充分的心理准备，积极面对恶心与呕吐。

（三）睡眠障碍

由于各种因素影响而出现睡眠量不正常、睡眠质量的改变，或是睡眠过程中出现异常行为均称为睡眠障碍。临终病人睡眠障碍产生的原因主要有药物因素、环境因素、病人个体相关因素等。其中，β受体阻滞剂、甲基多巴、氨茶碱、某些抗抑郁药物等，常会引起睡眠障碍，为了治疗睡眠障碍而使用的药物尤其是苯二氮䓬类药物，可以产生日间遗留效应。环境因素比较常见的有环境中室温过高或过低、噪声过大、光线刺激。病人个体相关因素多见于老年临终病人，老年临终病人一方面由于生物节律的改变，通常表现为睡眠能力减退，睡眠时相提前，唤醒阈值降低等；另一方面，由于老年人可能同时患有多种躯体疾病，尤其是受到疼痛、活动受限、皮肤瘙痒、尿急、尿频等的影响产生睡眠障碍。

1. 评估

（1）睡眠日记：睡眠日记作为一种经济、实用的睡眠评估方法，常用于睡眠的连续性评估，主要记录在床上的时间、自估的睡眠时间、睡眠过程中的觉醒次数（起床次数）、清晨起床后精神状况、夜间发生的相关症状，以及日间饮用浓茶、酒精、咖啡情况和入睡前1h活动情况等。

（2）睡眠调查：如使用美国国立卫生研究院睡眠障碍共识报告推荐的睡眠调查问题"个体是否对自己的睡眠满意""睡眠或疲劳是否影响个体的日间活动""是否有其他人是抱怨过睡眠时的异常行为（打鼾、呼吸中断或腿部异常活动）"等。

（3）睡眠监测：必要时使用多导联睡眠监测、体动记录仪等进行睡眠监测。

2. 护理

（1）药物治疗的护理：睡眠障碍的常用药物包括抗抑郁药、苯二氮䓬类、非苯二氮䓬类、非巴比妥类非苯二氮䓬类及激素类等。使用药物治疗时需要注意应用间隔给药方法，通常为每周2~4次，应用短期给药时，一般不超过3~4周。在停药时需注意逐渐停药，注意撤药反应，避免出现戒断综合征。

（2）睡眠环境刺激控制：主要包括日间控制和睡眠时间的控制，其中日间控制强调不管夜间睡眠时间长短做到清晨固定时间起床、日间充分暴露在明亮环境中、除非必需时减少日间小憩次数等。睡眠时间的控制强调建立并保持良好睡眠行为习惯，如不要床上看电视、睡前如厕等，并控制睡眠时温度，保持睡眠环境暗化，在安抚性声音有助入睡时可适当采用。

（3）认知-行为疗法：主要包括身体放松训练、精神放松训练、睡眠限制等。其中，睡眠限制通过限制卧床时间，减少卧床的非睡眠时间，从而提高睡眠效率。

（四）排便失禁

临终病人的排便失禁主要是疾病或者临终期的肌肉松弛等原因。

1. 评估　主要评估病人心脑血管、消化系统病情，排便次数及量、排便的习惯、粪便的性质及饮食用药情况等。

2. 护理

（1）饮食护理：增加食物中纤维素含量的摄入，适当增加饮水量。注意记录出入量。

（2）保持清洁：及时清洁被粪便污染的被褥和衣物，保持室内清新。

（3）心理支持：临终病人在出现排便失禁时，常存在害怕被发现、难以启齿等心理，因而需加强与病人的沟通，了解失禁病人的心理需求，有针对性地进行心理疏导。

（4）皮肤护理：及时用温水清洗肛周及臀部皮肤并轻拭擦干，保持局部皮肤干燥，必要时使用润肤油剂或凡士林。

（5）指导排便：根据病情和以往的排便习惯，定时排便，进行肛门括约肌的收缩训练。

（五）压力性损伤

大部分病人在终末期会出现恶病质、极度消瘦等情况，同时长期卧床、被动体位增加了皮肤发生压力性损伤（也称压疮）的危险。特别是伴有大小便失禁、腹泻、肠瘘、阴道膀胱瘘等的病人更容易发生。

1. 评估　主要评估病人出现压力性损伤的危险因素、部位、压疮的大小与分期等。目前常用的评估工具有 Norton 评分表、Braden 评分表等。

2. 护理

（1）定时翻身：对于有高危风险的病人，护理方面应及早采取预防措施，定时翻身是预防的措施，协助病人变换合适的体位，建立翻身卡或翻身记录督促连续执行。

（2）使用减压产品：在骶尾部、骨隆突处及其他受压部位使用减压用品，如海绵垫、小枕头、小棉垫气圈或软垫，以减轻压迫。长期卧床无多发骨破坏的病人可使用气垫床，以减轻身体受压程度，改善局部血液循环，有效预防压力性损伤。

（3）合理使用敷料：目前临床应用的多种敷料对于早期预防和促进疮面的愈合起了很大作用。另外，保持皮肤的清洁干燥以及改善病人的营养状态对于预防压力性损伤也非常重要。

四、社区临终病人的心理支持

心理支持的目的是恰当应用沟通技巧与病人建立信任关系，引导病人面对和接受疾病状况，帮助病人应对情绪反应，鼓励病人和家属参与，尊重病人的意愿做出决策，让其保持乐观顺应的态度度过生命终期，从而舒适、安详、有尊严离世。

（一）心理社会评估

1. 评估　评估病人的病情、意识情况，理解能力和表达能力。收集的病人一般资料包括年龄、性别、民族、文化程度、信仰、婚姻状况、职业环境、生活习惯、嗜好等。此外，还应收集病人的认知能力、情绪状况及行为能力，社会支持系统及其利用；对疾病的主观理解和态度以及应对能力；睡眠及饮食改变等。

2. 护理　通过与病人交谈时确立明确的目标，获取有效信息。在沟通时多采用开放式提问，鼓励病人主动叙述，交谈后简单小结，核对或再确认交谈的主要信息。在交谈时，与病人保持适度的目光接触，注意倾听，并保护病人的隐私权与知情权。

（二）帮助病人应对情绪反应

1. 评估　评估病人的心理状况和情绪反应，并应用恰当的评估工具筛查和评估病人的焦虑、抑郁程度及有无自杀倾向。

2. 护理　鼓励病人充分表达感受，恰当应用沟通技巧表达对病人的理解和关怀（如倾听、沉默、触摸等）。指导病人使用放松技术减轻焦虑，如深呼吸、放松训练、听音乐等。鼓励家属陪伴，促进家属和病人的有效沟通。在病人出现愤怒情绪时，帮助查找引起愤怒的原因，给予有针对性的个体化辅导。若病人有明显抑郁状态，请心理咨询或治疗师进行专业干预。若病人出现自杀倾向，应及早发现，做好防范，预防意外发生。

（三）死亡教育

尊重病人的知情权，引导病人面对和接受当前疾病状况。帮助病人获得有关死亡、濒死相关知识，引导病人正确认识死亡。鼓励病人回顾人生，肯定生命的意义。同时对病人家属进行健康教育，使他们接受家人即将离去。

1. 评估　主要评估病人受教育程度、对死亡的态度、疾病状况、应对能力、家庭关系等因素。

2. 护理　尊重病人的知情权，引导病人面对和接受当前疾病状况；帮助病人获得有关死亡、濒死相关知识，引导病人正确认识死亡；评估病人对死亡的顾虑和担忧，给予针对性的解答和辅导；鼓励家属陪伴和坦诚沟通，适时表达关怀和爱。

（四）哀伤辅导

悲伤具有个体化的特征，家属的表现因人而异，社区的医务人员能够识别正常的悲伤反应。在家属的居丧期发挥社会支持的作用。

1. 评估　主要评估病人家属心理状态、意识情况、理解能力、表达能力及对悲伤情绪反应及表现。

2. 护理　提供安静、隐私的环境，鼓励家属充分表达悲伤情绪。在尸体料理过程中，尊重逝者和家属的习俗，允许家属参与，采用适合的悼念仪式让家属接受现实。鼓励家属参与社会活动，顺利度过悲伤期，开始新的生活；采用电话或网络等形式提供居丧期随访支持，表达对居丧者的慰问和关怀。

（李现文）

【案例分析】

案例：糖尿病合并症病人的社区管理与护理

王护士是北山社区卫生服务中心负责糖尿病管理的专科护士。在上个月社区开展的糖尿病病人健康筛检中，王护士发现有54例糖尿病病人存在糖尿病视网膜病变，其中糖尿病视网膜病变Ⅰ期21例、Ⅱ期27例、Ⅲ期6例。在全部54例病人中，男性30例，女性24例，平均年龄（66.3±3.1）岁，患有糖尿病的平均病程为（6.2±1.4）年，文化程度小学及以下者18例、初中或高中者29例，大学及以上者7例。王护士和同事一起通过护理评估提出了护理诊断，并制定了护理计划，并在实施后开展了护理评价。

一、护理评估

王护士和同事首先利用糖尿病病人视网膜病变知识问卷对54例病人进行了疾病防治知识知晓程度的问卷调查，内容涉及视网膜病变病因、危害、防治方法、定期眼科检查、激光知识等。然后，社区护士使用病人低视力者生活质量量表评估了病人日常生活、阅读与精细动作、远视力、移动和光感等。此外，他们还对病人的糖尿病自我管理行为、院外遵医行为等进行了评估，同时查阅了本社区卫生服务中心近三年的糖尿病管理情况及相关支持资源。

通过数据分析，王护士发现这54例病人对于视网膜病变防治方法（7/54，13.0%）、定期眼科检查知识（12/54，22.2%）知晓率不高；生活质量水平普遍较低，对其阅读与精细动作，远视力、移动、光感等均造成了一定的影响；糖尿病自我管理能力得分为 45.3±6.2（总分 77），遵医嘱行为得分为 80.2±5.3（总分 125），表明自我管理能力和遵医嘱行为相对良好。目前家属参与糖尿病视网膜病变防治率约为 38%。社区对于糖尿病病人的常规管理包括提供每年 4 次的免费空腹血糖监测服务、每年 2 次的面对面随访和 2 次电话随访，随访一般仅针对病人的糖尿病管理内容、用药情况、生活方式、进行询问并进行相对应的健康教育指导，针对一系列并发症如糖尿病眼部并发症、糖尿病肾病、糖尿病足等并发症的针对性防治指导、健康宣教等有待强化。

二、护理诊断

1. 知识缺乏　缺乏糖尿病视网膜病变防治知识。

2. 社区应对无效　与缺乏足够的糖尿病视网膜病变社区支持服务有关。

三、护理计划

王护士和同事在护理评估后，召开了小组专题讨论会，并邀请了糖尿病合并视网膜病变病人及家属共同参与了讨论会。经过头脑风暴，决定开展糖尿病合并视网膜病变专项管理，内容包括完善随访制度、提高视网膜病变筛查，提供针对性防治健康教育，提升家庭在疾病管理中的支持作用等内容，希望在一年内社区对确诊糖尿病病人的面对面随访次数可达 4 次，随访过程中提供糖尿病视网膜病变针对性的评估和指导教育；半年内糖尿病视网膜病变病人对视网膜病变防治方法、定期眼科检查知识等内容的知晓率提升至 85% 以上，家属参与糖尿病视网膜病变防治率提升至 65%。

四、护理实施

1. 完善随访制度、提高视网膜病变筛查　对确诊 2 型糖尿病病人，每年除提供 4 次免费空腹血糖检测，至少进行每月电话随访和每年 4 次面对面随访。随访内容根据《国家基本公共卫生服务规范（第三版）》中的随访内容进行完善。对确诊的 2 型糖尿病病人，每年进行 1 次较全面的健康体检，内容包括体温、脉搏、呼吸、血压、身高、体重、腰围、皮肤、浅表淋巴结、心脏、肺部、腹部等常规体格检查，并对口腔、视力、听力和运动功能等进行判断。王护士在对54 例糖尿病合并视网膜病变者管理中，尤其注意对视力的评估检查，联系了社区卫生服务中心的眼科医生负责对糖尿病病人进行视网膜病变分期及筛查。

2. 提供针对性健康教育、提高视网膜病变防治能力　王护士在随访过程中对糖尿病病人进行个体化健康教育指导，与这些病人一起制定生活方式改进目标，并在下一次随访时评估进展。内容主要包括饮食、运动、血糖自我监测等健康生活方式的指导，此外还进行了糖尿病视网膜病变防治知识的健康教育。教育包括通过糖尿病小课堂的形式向病人介绍糖尿病视网膜病变的病程、视网膜病变的过程、定期眼科检查知识，并在每月的随访中发放糖尿病视网膜病变防治知识问卷，评估病人防治知识掌握情况，对掌握不佳的病人强化教育直到病人掌握。

此外，王护士还借助每月社区卫生服务中心固定的糖尿病病人活动日，通过小比赛的形式对54 例病人中自我管理行为和遵医行为改善者进行激励。

3. 发动家属参与、提升家庭在疾病管理中的支持作用　在 54 例糖尿病合并视网膜病变病人管理中，王护士邀请了病人家庭成员共同参与了健康教育活动。此外，王护士还利用病人参加活动日小比赛的时间，专门为病人家属进行了提供糖尿病合并视网膜病变家庭支持的常用策略，提升病人并发症防治的支持服务。

五、护理评价

1. 一年内社区对于确诊糖尿病病人的面对面随访次数均达 4 次，随访过程中可提供糖尿病并发症针对性的指导教育、干预措施。

2. 半年内糖尿病视网膜病变病人对视网膜病变防治方法、定期眼科检查知识等内容的知晓率提升至85%以上，病人能够知晓相关防治知识，家属参与糖尿病视网膜病变防治率提升至80%。

总结：

视网膜病变仅是糖尿病并发症的一种，对于糖尿病其他并发症的防治管理在糖尿病管理中也需同样关注。本案例针对糖尿病视网膜病变这一糖尿病的并发症开展的案例讨论，着重从改善社区糖尿病管理的支持服务这一外部环境角度强调了对个人糖尿病管理的重要性。

思考题

1. 请陈述高血压、糖尿病社区管理的内容。
2. 简述脑血管意外病人的社区康复护理措施。

数字课程学习

📥 教学 PPT   📝 自测题

第十章

社区传染病及突发公共卫生事件管理与护理

【学习目标】

知识：

1. 掌握传染病和突发公共卫生事件的概念，社区传染病和突发公共卫生事件管理的内容，社区传染病和突发公共卫生事件管理的特点。

2. 熟悉社区传染病和突发公共卫生事件管理的工作方法、社区护士在社区传染病及突发公共卫生事件处理中的角色与职责。

3. 了解突发公共卫生事件预防与应急管理。

技能：

能够发挥社区护士的核心能力开展传染病、突发公共卫生事件的社区护理。

素质：

能够明确社区护士的角色与职责范围，树立正确的职业价值观并提高职业认同和职业使命感。

【关键词】

社区传染病；社区突发公共卫生事件

第一节 概 述

情境导入

近年来，我国公共卫生事件频繁发生，其破坏性、突发性、不可预知性受到各级政府和广大学者的普遍关注。随着世界各国对传染病和突发公共卫生事件认识的不断加深，以及社区护士在传染病和突发公共卫生事件中发挥的作用日益凸显，社区对传染病防控和突发公共卫生事件的处置能力逐渐提高。如何有效应对与防范突发公共卫生事件，运用科学、合理的应急管理机制将危害程度降到最低，成为社区亟待解决的棘手问题和现实困境。

请思考：

1. 社区传染病的预防、控制措施有哪些？

2. 在控制传染病的社区传播和应对突发公共卫生事件中，社区护士的职责和应具备的能力有哪些？

一、社区传染病概述

（一）传染病的定义和特征

传染病（infectious diseases）是指由各种病原体引起的能在人与人、动物与动物或人与动物之间相互传播的一类疾病。病原体中大部分是微生物，小部分为寄生虫，寄生虫引起者又称寄生虫病。传染病包括以下 4 个基本特征。

1. 具有病原体 传染病是由病原体感染引起的，常见的病原体有病毒、细菌、衣原体、立克次体、支原体、螺旋体、真菌、原虫、蠕虫等，其中以病毒和细菌最为常见，临床上检出病原体对明确诊断有重要意义。

2. 具有传染性 传染性是传染病与其他感染性疾病的主要区别，传染病意味着病原体能够通过各种途径传染给其他宿主。病原体由宿主体内排出体外，经一定的途径传染给另一个宿主，称之为传染性。各种传染病都具有一定传染性，但不同传染病的传染性强弱不等，即使同一种传染病，处于不同的时期时，其传染性强弱亦各不相同，且传染强度与病原体的种类、数量、毒力及易感人群的免疫状态等有关。

3. 具有流行病学特征

（1）流行性：按传染病流行病过程的强度和广度分为：①散发：指传染病在人群中散在发生。②流行：指某一地区或某一单位在某一时期内，某种传染病的发病率超过了历年同期的发病水平。③大流行：指某种传染病在短时期内迅速传播、蔓延，超过了一般的流行强度。④暴发：指某一局部地区或单位，在短期内突然出现众多相似症状的病人。

（2）地方性：是指某些传染病，其中间宿主受地理条件、气候条件变化的影响，常局限于一定的地理范围内发生，也称为地方性传染病。以野生动物为主要传染源的疾病称为自然疫源性疾病，如鼠疫、钩端螺旋体病，存在这种疾病的地区称自然疫源地，人只要进入这个地区就有受感染的可能。

（3）季节性：某些传染病的发生和流行受季节的影响，在每年一定季节出现发病率升高的现象称为季节性。如冬春季节，呼吸道传染病发病率升高；夏秋季节，消化道传染病发病率升高。虫媒传染病的明显季节性主要与媒介节肢动物活跃季节相一致，如夏秋季属于蚊子活动活跃期，疟疾、登革热、黄热病发病率升高。

4. 感染后免疫　传染病痊愈后，人体对同一种传染病病原体产生的不感受性，称为感染后免疫。不同的传染病，病后免疫状态有所不同，有的传染病患病一次后可终身免疫，有的还可感染。感染后免疫属于主动免疫，通过抗体转移而获得的免疫属于被动免疫。不同病原体的感染后免疫持续时间和强弱不同。病毒性传染病（如麻疹、脊髓灰质炎）的感染后免疫时间最长，但也有例外（如流感）。细菌、螺旋体、原虫性传染病感染后免疫时间较短，仅为数年或数月。蠕虫感染后一般不产生保护性免疫，因此易发生重复感染。

（二）传染病的分类

随着传染病的不断出现及对传染病认识的逐渐深入，传染病的分类在不同时期亦有所不同。我国传染病立法及传染病分类变化见表 10-1。

表 10-1　我国传染病立法及传染病分类

日期	立法	传染病分类与调整
1989 年 9 月 1 日	《中华人民共和国传染病防治法》 甲类：2 种 乙类：22 种 丙类：11 种	甲类 2 种：鼠疫、霍乱 乙类 22 种：病毒性肝炎、细菌性和阿米巴性痢疾、伤寒和副伤寒、艾滋病、淋病、梅毒、脊髓灰质炎、麻疹、百日咳、白喉、流行性脑脊髓膜炎、猩红热、流行性出血热、狂犬病、钩端螺旋体病、布鲁氏菌病、炭疽、流行性和地方性斑疹伤寒、流行性乙型脑炎、黑热病、疟疾、登革热 丙类 11 种：肺结核、血吸虫病、丝虫病、包虫病、麻风病、流行性感冒、流行性腮腺炎、风疹、新生儿破伤风、急性出血性结膜炎、除霍乱、痢疾、伤寒和副伤寒以外的感染性腹泻病
2004 年 12 月 1 日	修订后的《传染病防治法》 甲类：2 种 乙类：25 种 丙类：10 种	甲类 2 种不变 乙类传染病增加了传染性非典型肺炎和人感染高致病性禽流感 肺结核、血吸虫病、新生儿破伤风由丙类变为乙类 流行性和地方性斑疹伤寒、黑热病由乙类变为丙类
2008 年 5 月 2 日	《手足口病预防控制指南（2008 年版）》	手足口病纳入丙类传染病管理
2009 年 4 月 30 日	中华人民共和国卫生部公告 2009 年第 8 号	甲型 H1N1 流感（原称人感染猪流感）纳入传染病防治法规定管理的乙类传染病，并采取甲类传染病的预防、控制措施（按甲类管理的乙类传染病还有传染性非典型肺炎、炭疽中的肺炭疽和人感染高致病性禽流感）

续表

日期	立法	传染病分类与调整
2013 年 10 月 28 日	国家卫生计生委发布《关于调整部分法定传染病病种管理工作的通知》（国卫疾控发〔2013〕28 号）	人感染 H7N9 禽流感纳入法定乙类传染病；将甲型 H1N1 流感从乙类调整为丙类，并纳入现有流行性感冒进行管理；解除对人感染高致病性禽流感采取的传染病防治法规定的甲类传染病预防、控制措施
2020 年 1 月 20 日	根据《传染病防治法》的相关规定，基于对新型冠状病毒感染的肺炎的病原、流行病学、临床特征等特点的认识	将新型冠状病毒感染的肺炎纳入法定传染病乙类管理，采取甲类传染病的预防、控制措施

截至 2020 年 2 月 4 日，法定传染病共 40 种，其中甲类传染病 2 种，乙类传染病 27 种，丙类传染病 11 种。

甲类传染病也称为强制管理传染病，包括鼠疫和霍乱，共 2 种。对此类传染病发生后报告疫情的时限，对病人、病原携带者的隔离、治疗方式及对疫点、疫区的处理等均强制执行。

乙类传染病也称为严格管理传染病，包括：新型冠状病毒感染、传染性非典型肺炎、艾滋病、病毒性肝炎、脊髓灰质炎、人感染高致病性禽流感、麻疹、流行性出血热、狂犬病、流行性乙型脑炎、登革热、炭疽、细菌性痢疾和阿米巴性痢疾、肺结核、伤寒和副伤寒、流行性脑脊髓膜炎、百日咳、白喉、新生儿破伤风、猩红热、布鲁氏菌病、淋病、梅毒、钩端螺旋体病、血吸虫病、疟疾、人感染 H7N9 禽流感，共 27 种。对此类传染病要严格按照有关规定和防治方案进行预防和控制。

丙类传染病也称为监测管理传染病，包括流行性感冒（包括甲型 H1N1 流感）、流行性腮腺炎、风疹、急性出血性结膜炎、麻风病、流行性斑疹伤寒和地方性斑疹伤寒、黑热病、包虫病、丝虫病，除霍乱、细菌性和阿米巴性痢疾、伤寒和副伤寒以外的感染性腹泻病、手足口病，共 11 种。对此类传染病要按国务院卫生行政部门规定的监测管理方法进行管理。

（三）传染病流行的基本环节和影响因素

1. 传染病流行过程的基本条件　传染病的流行过程是指传染病在人群中发生、发展和转归的过程。传染病的流行必须具备三个基本环节，包括传染源、传播途径和易感人群。三个环节必须同时存在，方能构成传染病流行。缺少其中的任何一个环节，新的传染不会发生，不可能形成流行。

（1）传染源：是指体内带有病原体，并不断向体外排出病原体的人和动物。主要有：①病人：对于大多数传染病而言，病人是重要传染源，处于不同病期的病人，传染性的强弱有所不同，一般发病期传染性最强。②隐性感染者：是指病原体侵入人体后，只诱导机体产生了特异性的免疫应答，并未出现任何临床症状或体征，只有通过免疫学检查才能够被发现的感染者。③病原携带者：按照病原携带状态与临床分期，将其分为潜伏期病原携带者、恢复期病原携带者和健康病原携带者三类。其中，潜伏期病原携带者是指在潜伏期内携带病原体的人；恢复期病原携带者是指临床症状消失后，仍能持续排出病原体的人；健康病原携带者是指既往未曾出现明显临床症状和患病史，却能排出病原体的人。病原携带不易发现，具有重要流行病学意义。

④受染动物：是指体内能够排出病原体传播疾病的动物。以动物作为传染源传播的疾病，称为动物源性传染病，如狂犬病、布鲁菌病等；野生动物为传染源的传染病，称为自然疫源性传染病，如鼠疫、钩端螺旋体病、流行性出血热等病。

（2）传播途径：是指病原体被传染源排出体外后，经过一定的传播方式，到达新的易感者的过程。可分为四种传播方式：①水与食物传播：病原体随排泄物（呕吐物、粪便等）排出体外，污染水和食物，使易感者通过进食行为受染。如细菌性痢疾和阿米巴性痢疾、伤寒、霍乱、甲型病毒性肝炎等。②空气飞沫传播：病原体存在于传染源咳嗽、喷嚏、谈话时从鼻咽部排出的分泌物和飞沫中，使易感者吸入受染，如流脑、猩红热、百日咳、流感、麻疹等。③虫媒传播：病原体在昆虫体内繁殖，完成其生活周期，通过不同的侵入方式使病原体进入易感者体内。虫媒传播分为生物性传播和机械性传播。生物性传播是指病原体在昆虫体内的繁殖周期中的某一阶段才能造成传播，如蚊传播疟疾、丝虫病等。机械性传播是指病原体可附在节肢动物的体表、口器或通过消化道散播，但其形态特征不发生变化，这种通过节肢动物携带或运输，机械性地从一个宿主传给另一个宿主的方式，如细菌性痢疾和阿米巴性痢疾、伤寒等。④接触传播：有直接接触与间接接触两种传播方式。如皮肤炭疽、狂犬病等均为直接接触传播；乙型肝炎的注射感染，血吸虫病、钩端螺旋体病为接触疫水传染，均为直接接触传播。多种肠道传染病通过污染的手传染，称为间接传播。

（3）易感人群：指对某种传染病缺乏免疫力和对传染病病原体缺乏特异性免疫力，易受感染的人群。人群对传染病的易感性是可变的，当人群免疫人口相对减少时，则人群易感性高，容易发生传染病流行。反之，则不易发生传染病流行。造成人群易感性增加的因素有：新生儿增加、易感人口的输入、免疫人口减少和死亡及免疫人口的免疫力降低等；造成人群易感性降低的因素有：预防接种、传染病流行后及隐性感染后等。

2. 影响流行过程的因素

（1）自然因素：包括地理因素与气候因素。大部分虫媒传染病和某些自然疫源性传染病有较严格的地区和季节性，如气候温和、雨量充沛、草木丛生适宜于啮齿动物和节肢动物的生存繁衍和活动。例如，长江流域湖沼地区有适合钉螺生长的地理、气候环境，从而形成了血吸虫病的地区性分布特点；寒冷可减弱呼吸道抵抗力，故呼吸道传染病多发生于冬春季节；炎热的夏季使人体分泌胃酸减少，易于诱发消化道传染病。某些自然生态环境为传染病在野生动物之间的传播创造条件，人类进入这些地区亦可受感染。

（2）社会因素：主要与社会制度、经济、人民的生活水平、文化水平、风俗习惯、宗教信仰、社会卫生保健事业的发展，以及预防普及密切相关。生活水平低、工作与卫生条件差，可致机体抗病能力低下，无疑增加感染的机会，亦是构成传染病流行的条件之一。随着我国卫生防疫工作的不断发展，许多传染病的控制已经取得很好的成效，如非典、禽流感、新型冠状病毒感染等。

二、突发公共卫生事件概述

（一）突发公共卫生事件的定义和特征

《突发公共卫生事件应急条例》第二条指出突发公共卫生事件，是指突然发生，造成或者可能造成社会公众健康严重损害的重大传染病疫情、群体性不明原因疾病、重大食物中毒和职业危害及其他严重影响公众健康的事件。突发公共卫生事件具有以下特点。

1. 成因的多样性 指事件的产生没有先兆，即什么时候出现、在哪出现、会带来什么样的影响，均不可预测，总是在突然之间发生疫情或事故，如传染病、地震、水灾、火灾等。

2. 分布的差异性 在时间的分布差异上，不同季节传染病的发病率也会不同，如非典型肺炎往往发生在冬、春季节，肠道传染病则多发生在夏季。分布差异性还表现在空间的分布差异上，传染病的区域分布不同，如南方受温热气流的影响，降雨丰沛，湿热的环境中比北方更易滋生寄生虫。此外还有人群的分布差异等，如新冠疫情中，大多数为轻症或一般肺炎病例，总体病死率低，而重症病例中，绝大多数为 60 岁及以上老年病人。

3. 事件的公共性 突发公共卫生事件不是个体事件而是群体性事件，往往波及广大人群，造成公众社会生活、秩序的紊乱。尤其是当前正处于全球化时代，某一种疾病可以通过现代交通工具跨国流动，造成全球性的传播，如新冠疫情的全球化传播。

4. 事件的危害性 突发性公共卫生事件一旦爆发，破坏态势会迅速蔓延，造成不同程度的社会混乱和人员伤亡，并严重影响社会经济的正常运行和发展，人们的人身健康与安全也受到巨大威胁。

5. 事件处理的综合性和系统性 突发公共卫生事件的突发性、公共性、危害性等特点使其处于牵一发而动全身的复杂状态，事件处置不当便会加大危害的程度和波及范围。

（二）突发公共卫生事件的分级和分类

《突发公共卫生事件应急条例》指出，根据突发公共卫生事件的性质、危害程度、涉及范围，突发公共卫生事件可划分为特别重大（Ⅰ级）、重大（Ⅱ级）、较大（Ⅲ级）和一般（Ⅳ级）的四个级别。其中，Ⅰ级突发公共卫生事件主要包括：

1. 肺鼠疫、肺炭疽在大、中城市发生并有扩散趋势，或肺鼠疫、肺炭疽疫情波及 2 个以上的省份，并有进一步扩散趋势。

2. 发生传染性非典型肺炎、人感染高致病性禽流感病例，并有扩散趋势。

3. 涉及多个省份的群体性不明原因疾病，并有扩散趋势。

4. 发生新传染病或我国尚未发现的传染病发生或传入，并有扩散趋势，或发现中国已消灭的传染病重新流行。

5. 发生烈性病菌株、毒株、致病因子等丢失事件。

6. 周边及与中国通航的国家和地区发生特大传染病疫情，并出现输入性病例，严重危及我国公共卫生安全的事件。

7. 国务院卫生行政部门认定的其他特别重大突发公共卫生事件。

三、社区护士在社区传染病及突发公共卫生事件处理中的角色与职责

（一）社区护士在社区传染病及突发公共卫生事件处理中的角色

社区传染病和突发事件具有变化迅速、涉及面大、危害严重的特点。突发公共卫生事件直接影响公众整体的生活质量和健康水平，关系着政治生活、经济发展及社会稳定。社区是接触、发现、报告、防护、治疗病人的最广泛的前沿阵地，社区防控是公共卫生体系中重要的基层网络。社区护士角色被定义为社区护理服务中社区护士所特有的位置和职能，社区护士已不再是传统意义上的疾病照护者，而是多重角色的综合体。社区护士在传染病和突发公共卫生事件中承担着照顾者、管理者、教育者、咨询者、协调者等一系列关键角色。

1. 照顾者 在社区临床工作中,照顾病人,为病人提供直接的护理服务,满足病人生理、心理和社会各方面的需要,是护士的首要职责。照顾者角色是社区护士最基本、最重要、最熟悉的角色。在发生传染病或突发公共卫生事件时,社区开展的各项基本公共卫生服务需求都需要护士完成照顾者角色,如分诊引导、协助处理抢救伤病病人、应急疫苗接种等。

2. 管理者 社区护士所担任的管理职能体现在社区服务中组织有关人员共同工作,制定计划,对社区护理工作的进展情况进行控制等。管理的目的是提高护理的质量和效率,以促进病人早日康复。如开展社区突发卫生公共事件风险管理工作和制定防范措施;建立社区应对突发公共卫生事件的应急准备体系,包括组织制定社区各类突发公共卫生事件的应急预案,并进行管理和评审改进。

3. 教育者 社区护士在多种场合行使教育者的职能。在社区,一方面对社区居民提供各种健康卫生宣教,有关疾病的治疗护理和针对健康人群的疾病预防和健康生活方式等。另一方面是以护理专业学生、新入职护士、进修护士、社区突发公共卫生志愿者等为对象的实践教学工作,传授专业知识和技能,如实际工作指导、案例讨论、实习评价、开展社区护士和社区突发公共卫生事件志愿者等人员的卫生应急知识培训等。

4. 咨询者 咨询是指社区居民、病人向护士提出问题,寻求解决办法。护士有责任为护理对象提供健康信息,给予预防保健等专业指导。

5. 协调者 社区护士面对的是开放、复杂的社区,在工作中需要协调各类人群、各类机构间的关系,如社区卫生服务团队中的其他成员、街道办事处、志愿者团体等。协调组织社区开展突发公共卫生事件应急演练;制定各项公共卫生应急管理制度和工作规范及流程;负责社区突发公共卫生事件的脆弱性评估;突发公共卫生事件应急物资管理;编制社区重点单位与应急资源有关的联络名册,定期协调走访,负责项目的质量控制、日常管理。

(二)社区护士在社区传染病及突发公共卫生事件处理中的职责

社区护士在应对传染病和突发公共卫生事件时要继续做好居民健康的守门人,为社区居民提供高质量、综合的、持续的和个体化的保健和健康教育服务。

1. 承担社区健康护理工作 针对医疗设施调整、传染病病人就医不便、疫情防控期间特殊的心理问题和生活方式改变等问题,社区护士应积极发挥社区服务优势,加强对病人的咨询和指导,及时发现和尽可能地解决病人可能存在的健康问题,提供适宜的社区护理服务。

2. 参与社区传染病预防与控制工作 社区护士需做好突发公共卫生事件防控的守门人,早发现早报告,承担防控相关任务。如重点人群的排查与健康指导、隔离观察人员的规范管理、宣传科学防护知识、发现并协调处理社区中存在的风险点等。社区护士在参与社区传染病的预防和控制工作时,需以政府为主体,充分调动和发挥社会力量的协同作用,构建社区传染病和突发公共卫生事件防控的基层治理共同体。同时,通过有针对性的继续教育、建立可共享信息的网络等途径,进一步提升社区居民应对传染病和突发公共卫生事件的能力。

社区护士是应对社区传染病和突发公共卫生事件不可缺少的专业人才力量和主力军,在社区中承担着重要的责任。在传染病等公共卫生突发事件中,应充分调动社区护士人员的角色和职责,为病患和医护人员的安全健康提供更好的保障。

第二节　社区传染病预防与控制管理

一、社区传染病的预防

传染病的社区管理重点是实行预防为主的方针，防治结合、分类管理、依靠科学、依靠群众，贯彻三级预防原则。传染病流行的三个环节，包括传染源、传播途径及易感人群。社区针对传染病流行的三个环节，采取有效措施管理传染源，切断传播途径，保护易感人群，对降低传染病的发病率、死亡率和致残率具有重要意义。

（一）一级预防

一级预防是指通过健康促进、健康教育、免疫接种等进行的病因预防，以降低传染病的发病率。

1. 健康教育　《中华人民共和国传染病防治法》第十三条指出：各级人民政府组织开展群众性卫生活动，进行预防传染病的健康教育，倡导文明健康的生活方式，提高公众对传染病的防治意识和应对能力，加强环境卫生建设，消除鼠害和蚊、蝇等病媒生物的危害。通过社区的健康教育宣传和普及传染病的基本知识，包括各种传染病的症状、预防、隔离、消毒、疫情报告等知识。在社区传染病中，艾滋病、结核病、病毒性肝炎等传染性疾病是目前严重危害群众健康的传染病，应加强对其传染源、传播途径和防治方法的宣传教育，提倡锻炼身体，提高抵抗力。

2. 管理传染源　建立健全的医疗卫生防疫机构，开展传染病卫生宣传教育，提高人群对传染病识别能力，对早期发现、早期诊断传染病有重要意义。应提前干预，尽量避免易感人群成为感染源。另外，对于动物源性传染病，应消除或减少易成为感染源的动物。一旦发现传染病病人或疑似病人，应立即隔离治疗，以避免传染病呈扩散趋势。凡是接触过传染源的人、有传染病病史者、流行区居民及服务性行业从业者应定期普查，检出病原携带者。

3. 切断传播途径　主要措施有隔离和消毒。隔离传染病病人和病原携带者，使易感人群接触不到传染源，就不会被传染。每种传染病都有其相对固定的传染期，在传染期内传染源是需要隔离的。根据传染性强弱和传播途径，采取不同的隔离措施。对于传染性强、病死率高的传染病要进行严密隔离，如鼠疫、霍乱等。对于呼吸道传染病，如麻疹、肺结核等，要进行呼吸道隔离。此外，隔离种类还有消化道隔离、血液或体液隔离、接触隔离、昆虫隔离和保护性隔离。消毒是切断传播途径的重要措施，根据不同传染病采用不同的消毒方法。

4. 保护易感人群　通过提高人体对传染病的免疫力，从而降低传染病的发病率。社区护士可有计划、有目的地教育居民加强体育锻炼，养成良好、规律的生活习惯、改善居住条件，协调人际关系，保持心情愉快，以及加强个人防护，如开窗通风、勤洗手、戴口罩、使用安全套等，以提高社区居民的非特异性免疫能力。还可以通过有计划的社区预防接种，提高社区居民的主动和被动特异性免疫能力。

（二）二级预防

二级预防是指做到早发现、早诊断、早报告、早隔离、早治疗。做到"五早"，一方面是为了及时发现并救治病人，另一方面是可通过尽早隔离确诊病例、疑似病例和无症状感染者，达到控制传染源的目的，进而降低疫情更大范围传播和扩散的风险，保护更广大人群的健康。早发现、早报告不仅可使传染病病人得到及时的救治，也可为卫生健康部门及早对疫情进行科学研判，精准施策，为防止疫情扩散赢得宝贵的时间。

1. 早发现、早诊断　诸多传染病早期传染性很强，故早期发现传染源是预防传染病蔓延的重要措施。应当建立健全城乡三级医疗防疫卫生网络，方便社区居民就医，提高社区医务人员的业务水平，开展社区卫生宣传教育，提高群众对传染病的识别能力，有计划地对集体单位和学生进行健康体检和筛查，对早期发现、早期诊断传染病具有重要的意义。

2. 早报告　《中华人民共和国传染病防治法》规定，任何单位、个人都是传染病的义务报告人，发现传染病病人或疑似病人均应及时向当地疾病预防控制机构或医疗机构报告。全面、迅速、准确地报告传染病情况是各级卫生人员的重要职责，也是防疫部门掌握疫情、作出判断、制定控制疫情策略及采取控制措施的重要依据。

3. 早隔离、早治疗　社区应当设置集中医学隔离观察点，一旦发现相关病例后，立即采取隔离措施，追踪密切接触者，落实可疑病例就地医疗救治和疫情防控的属地化管理，防止疫情扩散蔓延。按照集中病人、集中专家、集中资源、集中救治的"四集中"原则，集中确诊病例到定点医院早期救治。同时，做好医务人员防护措施，严防社区隔离点感染。

（三）三级预防

三级预防是指传染病发生后，积极治疗，预防伤残，做好康复工作。对于已转为慢性传染病的病人和病原携带者要登记、定期随访、检查、治疗，防止其作为传染源再传播。对于重症传染病病人，这类人群可出现一系列并发症，如艾滋病病人晚期可出现细菌性肺炎等并发症，应该密切观察病人有无并发症的发生，争取早发现、早治疗。某些传染病如脊髓灰质炎和脑膜炎等可引起一定程度的后遗症，要采取针灸、理疗等康复治疗措施，促进机体康复。

二、社区传染病疫情的报告

我国先后出台了《传染病防治法》《突发公共卫生事件应急条例》《传染病信息报告管理规范》等相关法律法规，就传染病信息报告规定了5种渠道，包括疫情报告、通报、公布、预警和举报。

（一）传染病疫情信息报告制度

1. 属地管理原则和首诊负责制　《中华人民共和国传染病防治法》中指出疾病预防控制机构、医疗机构和采供血机构及其执行职务的人员发现本法规定的传染病疫情或者发现其他传染病暴发、流行以及突发原因不明的传染病时，应当遵循疫情报告属地管理原则，按照国务院规定的或者国务院卫生行政部门规定的内容、程序、方式和时限报告。我国传染病疫情信息报告遵循属地管理原则，实行首诊负责制。

2. 报告义务　卫生健康行政部门、疾病预防控制机构、医疗机构和采供血机构及其执行职务的人员，发现疫情的任何单位和个人均有传染病报告义务。

3. 报告时限　省级（含自治区、直辖市）人民政府对于传染病可能或已经暴发、流行的，不明原因的群体性疾病向国务院卫生健康行政部门的报告时限为1 h内。突发事件监测机构、医疗卫生机构和有关单位报告时限为2 h内，报告对象为属地县级人民政府卫生健康行政部门。接到报告的县级人民政府卫生健康行政部门向本级人民政府、上级人民政府卫生健康行政部门和国务院卫生健康行政部门报告的时限均为 2 h 内。接到报告的县级和设区的市级人民政府应当在 2 h 内向上一级人民政府报告。

4. 正确履行疫情信息报告义务 任何单位和个人发现疫情时应当及时向就近的疾病预防控制机构或者医疗机构报告。传染病疫情信息报告、披露的责任单位和个人，如若不正确履行疫情信息报告义务（包括不报告、不通告、不公布、隐瞒、谎报、缓报、漏报疫情情形）要承担相应的法律责任。《传染病防治法》规定地方各级人民政府（未报告或隐瞒、谎报、缓报疫情）和县级以上人民政府卫生健康行政部门（未通报、报告、公布、隐瞒、谎报、缓报疫情）的法律责任为责令改正、通报批评、行政处分（造成严重后果且对负有责任的主管人员和其他直接责任人）、刑事责任（涉及的罪名有传染病防治失职罪、滥用职权罪、玩忽职守罪等）。疾病预防控制机构（未报告、通报、隐瞒、谎报、缓报疫情）、医疗机构、采供血机构（未报告、隐瞒、谎报、缓报疫情）、国境卫生检疫机关、动物防疫机构（未通报）的法律责任为责令限期改正、通报批评、给予警告、行政处分（降级、撤职、开除）、吊销执业证书（有关责任人员）、刑事责任。

5. 赔偿责任 《传染病防治法》第七十七条规定了单位和个人违法导致传染病传播、流行的单位和个人要承担赔偿责任。

（二）传染病疫情信息通报制度

根据立法，国务院卫生健康行政部门应当及时向同级其他有关部门和省级（含自治区、直辖市）人民政府卫生健康行政部门通报全国传染病疫情相关信息。解放军卫生主管部门发现传染病疫情时向国务院卫生行政部门通报。地方政府卫生健康行政部门向属地疾病预防控制机构和医疗机构通报传染病疫情相关信息，接到通报的单位及时告知本单位的有关人员。同级人民政府部门发现传染病疫情及时向同级卫生健康行政部门通报。毗邻地以及相关的地方政府卫生健康行政部门及时相互通报所属地传染病疫情相关信息。

（三）传染病疫情信息公布、预警制度

我国传染病疫情信息公布包含两种方式，一种为定期公布，另一种为传染病暴发、流行期的公布。定期公布由省级以上卫生健康行政部门在其各自的管辖范围内公布；传染病暴发、流行时的传染病疫情信息，由国务院卫生健康行政部门向社会公布或其授权省级（含自治区、直辖市）政府卫生健康行政部门公布本行政区域的传染病疫情信息。另外，《传染病防治法》第十九条规定国务院卫生健康行政部门和省、自治区、直辖市人民政府是公布传染病预警的行政主体，要及时预警，根据情况予以公开。

（四）重大传染病疫情举报制度

《突发公共卫生事件应急条例》第二十四条规定了突发公共卫生事件举报制度，指出国家建立突发事件举报制度，公布统一的突发事件报告、举报电话。任何单位和个人有权向人民政府及其有关部门报告突发事件隐患，有权向上级人民政府及其有关部门举报地方人民政府及其有关部门不履行突发事件应急处理职责，或者不按照规定履行职责的情况。接到报告、举报的有关人民政府及其有关部门，应当立即组织对突发事件隐患、不履行或者不按照规定履行突发事件应急处理职责的情况进行调查处理。对举报突发事件有功的单位和个人，县级以上各级人民政府及其有关部门应当予以奖励。

突发公共卫生事件包含了重大传染病疫情情形。举报制度分为疫情报告、举报（向人民政府及其有关部门），疫情应对违法行为举报（针对行政不作为或行政违法，向上级人民政府及有关部门），以及举报奖励制度 3 种。有关人民政府及其有关部门接到报告、举报后应进行调查处理。对举报有功的单位和个人，县级以上各级人民政府及其有关部门应当予以奖励。

三、社区传染病的控制与监督管理

（一）强化疫情的管理及访视

乙类和丙类传染病与甲类传染病存在明显差异，前者病人无需住院治疗，而后者需要住院治疗。针对荨麻疹、风疹及水痘等疾病的病人，护士应于病人发病的第一天内开展第一次访视。根据病人基本病情、病症表现及相关实验室检查结果，对病人病情进行确诊，并详细记录真实的访问内容。在社区、家庭实施消毒隔离是有效的防疫措施，能够贯彻落实传染性疾病的防控工作。

（二）监测社区疫情

监测社区疫情首先体现于居民健康教育和危险因素控制的源头治理，对临床上常见的传染性疾病进行归纳总结，了解传染病在人群中的流行模式和疾病趋势变化，对其高发时期进行分析，采取尽早监测、发现、治疗等工作。建立传染病监测预警系统，确定疾病的常见症候群及监测指标。以既往传染病发病特点的分析结果为依据，选择可能造成暴发流行的传染病，将流感、不明原因肺炎、感染性腹泻、发热、其他呼吸道症状等作为重点监测的传染病。以确定的传染病常见症候群为主要监测指标，主要有发热、呼吸道综合征、流感综合征、腹泻综合征、新型冠状病毒综合征。此外，对社区周围药店与呼吸道传染病治疗有关的药品销售情况进行监测也能起到一定监测作用。

（三）加强社区环境卫生管理

传染性疾病的传播与环境密切相关，故营造良好的社区环境对传染性疾病的防控具有辅助功效，能够有效切断传播途径，预见性防控传染性疾病。社区环境卫生分成两种，分别是环境卫生和个人卫生。环境卫生应保持卫生死角干净清洁，及时清除生活和建筑垃圾等。个人应养成良好卫生习惯，以此阻断传染性疾病。

（四）加强流动人口管理

完善社区居民健康信息的监督共享体系。流动人口具有分布广泛、数量庞大、统计难度大等特点，是社区传染性疾病防控的重点与难点。因此，社区应及时了解管理地区的流动人口情况，及时更新管理信息系统，确保防控涵盖流动人口在内的所有服务和管理对象。可考虑对不同人群建立数据源，即对社区内常住人口和外地流动人口分别建立档案。按照划分好的网格辖区逐户收集居民信息，完善健康档案，统一录入到共享的健康管理系统内，细致掌握社区人群的健康状况和需求，提高社区及早发现居民健康异常变化的能力。

第三节 突发公共卫生事件的应急准备与应急管理

一、社区突发公共卫生事件的应急准备

在我国，突发公共卫生事件应急准备是由政府主导，全社会参与的一项综合性预防卫生工作。而从社区卫生服务中心的举办性质、定位、六位一体职能和提供服务的特点来看，社区卫生服务中心承担着突发公共卫生事件的应急工作是必然的。因此，社区卫生服务应当包括控制突发公共卫生事件这类群体性公共卫生服务项目，将社区卫生服务中心纳入到卫生应急管理机构中，也是健全我国突发公共卫生事件应急管理体系的重要举措。

应急准备即预防，预防原本属于突发公共卫生事件应急管理中第一个环节。但随着应急管理的不断发展，应急准备逐步演化为独立于应急管理之外的一种支撑应急全过程的基础性管理内容。应急准备是一个连续的过程，事先的预防才是应急管理的关键，这要求建立一个完整的应急准备体系，从应急向应非急转变，尽可能规避风险，实行"主动保护"。因此，具体应急准备措施如下。

（一）建立健全应急准备体系

根据《中华人民共和国突发事件应对法》，应急准备体系主要包括建立健全应急预案体系、统筹安排应对突发事件所必需的设备和基础设施建设、定期对危险源进行风险评估与防范、救援队伍建设、应急物资储备、应急通信保障、培训、演练等内容。应急准备体系的运行原则是"以人为本，预防为主，平战结合，资源互补，以做到高效率地处置突发公共卫生事件"。

监测预警系统能对突发公共卫生事件的信息进行识别和监控，需要加强对突发公共卫生事件信息资源的采集、加工和处理准备工作。《中华人民共和国突发事件应对法》指出，应急预案应当针对突发事件的性质、特点和可能造成的社会危害，具体规定突发事件应急管理工作的组织指挥体系与职责，以及突发事件的预防与预警机制、处置程序、应急保障措施及事后恢复与重建措施等内容。编制应急预案是事故发生之前的预先准备方案，为做到快速响应，需通过实际演练活动对预案不断进行改进，然后把它用于突发事故的处理。

（二）建设与提升应急准备文化

应急准备文化是在应急事件和危机情境下产生的一种文化，是指与应急活动有关的科学知识、意识形态、价值观念、社会心理等文化、观念、行为准则及素质的总和。其最终目的主要体现在行为上的能力，主要强调人的意识和素质的提高。例如，社区医护人员在医疗诊治和护理服务过程中，应该具备对传染病的自我防护和防止污染扩散的意识，这两种意识应当一直贯彻在整个社区服务过程中。

建设应急准备文化，重点是改变人们的传统观念和认识，提高其应对突发事件时应具有的基本意识和素质，以及面临各种突发事件时的应急能力。具体体现在以下3个方面。

1. 具备风险意识、提升风险感知能力 政府、机构及个人保持适度的风险感知、风险认知和危机意识是至关重要的。具备良好的风险感知能力和危机意识，能促使其在制定计划和采取行动前缜密思考，提前做好相应的心理和物质准备，从容应对突发公共卫生事件。社区卫生服务中心需从完善管理制度、提升医护人员风险意识、加强公众教育等方面不断提升风险感知能

力，强化居民的应急准备文化教育。

2. 加强应急准备文化知识的培养　应急准备文化知识的了解和熟悉是应急准备文化中的重要部分。通过学习、培训等多种途径使居民了解应急防护系统、应急避难场所、应急标识和标志、警示措施、救灾设施和设备、信息传递等应急知识常识和内容。

3. 促使应急行为的形成　通过学习和了解足够的应急信息和知识，提高应急意识，从而培养和建立应急行为，提高人们对突发公共卫生事件的应对能力。促使应急行为形成的主要途径，包括日常行为培养、自救和互救能力培养、定期应急演练及应对处理突发公共卫生事件的知识技能等。通过针对性培训、经常性演练提高突发事件发生时应急能力。

因此，应急准备文化的教育应以政府为主导、社会动员、全员参与等多种形式开展。充分发挥学校、社区和企业在应急知识宣教，应急演练等应急准备知识和技能教育中的作用。

（三）建立健全社区突发公共卫生事件应急队伍

《国务院办公厅关于加强基层应急队伍建设的意见》中指出，基层应急队伍是有效防范和科学处理突发事件的重要力量，事关基层应急管理工作的成败。应对突发公共卫生事件是一项综合的工作，涉及风险管理、应急管理、事件发现与报告、现场处理与评估等方面，依赖于一个团队来落实完成。社区卫生服务中心工作人员是社区处理突发公共卫生事件的主体，他们识别和报告突发公共卫生事件的能力直接影响到能否快速、准确地处理各类突发公共卫生事件。

（四）完善社区突发公共卫生事件应急预案体系

根据《突发公共卫生事件应急预案》《突发公共卫生事件医疗卫生救援应急预案》，社区卫生服务中心需结合实际情况制定应急预案和方案，形成本单位的应急管理体系。应急预案明确了在突发事件发生之前、发生过程中及结束之后，各部门的职责及相应的策略和资源准备等。

社区卫生服务中心可根据实际情况规划本单位的突发公共卫生事件应急预案体系，如可针对社区存在的公共卫生突发事件的风险点和重大突发公共卫生事件制定专项预案，以及有关现场应急预案。同样，在辖区内举办大型活动可制定临时性的单项应急预案。

（五）突发公共卫生事件的预防策略

突发公共卫生事件一旦发生就会对人民生命安全造成不可估量的影响。如何尽可能地控制突发公共卫生事件的发生，令其不向更严重的下一阶段演化，减少损失，是待解决的关键问题。制定突发公共卫生事件预防策略可从根源上减轻突发公共卫生事件所带来的危害。社区卫生服务中心应做好卫生应急准备工作，如日常应急物资储备管理、应急队伍的建设，应急技能培训，以及建立相关制度，确保可以随时投入协助有关部门，完成突发公共卫生事件的应急任务。突发公共卫生事件的具体预防策略展开如下。

1. 开展社区应急管理宣传教育　宣传教育是预防疾病经济和有效的方法，也是处理突发公共卫生事件的必要手段。突发公共卫生事件的宣传教育工作本身就是社区卫生服务中心的职责，社区具备社区网络网格化管理优势，可充分利用社区宣传栏和活动进行宣传。因此，在社区卫生服务中心开展应急管理宣传教育，有助于加强人们对突发公共卫生事件的预防意识，提升社区应急文化，稳定社区居民的心理，从而提高突发公共卫生事件的预防工作的完成能力。

2. 开展医护人员社区应急知识、技术培训　培训对象包括社区卫生服务中心管理人员、社区全科医生、社区公卫医师、社区护士、社区突发公共卫生事件应急服务团队及社区卫生应急救援志愿者。坚持"预防为主、平急结合、突出重点、学以致用"。突发公共卫生事件发生的种类多样，医务人员不仅需要在第一时间及时识别，还需根据突发公共卫生事件进展阶段的不同制定相应的方案和处理措施，对医务人员的业务水平和心理素质有一定的要求。因此，医疗卫生机构一方面应当重视并不断加强医护人员的专业技能和水平，提高突发公共卫生事件应对的综合素养。另一方面，还应重视医护人员面对突发公共卫生事件预防能力的培训力度。确保医护人员具备良好的心理素质和扎实的专业技能，以积极的态度投入到预防和控制突发公共卫生事件的卫生事业中去。

3. 开展社区突发公共卫生事件应急演练 突发公共卫生事件应急演练是一种将卫生应急人员置身于模拟的突发事件场景之中，要求卫生人员按照各自职责，即按照真实事件发生时所应履行的职能采取行动的实践性活动。应急演练可用于测试突发公共卫生事件的应急预案、实施方案、实施程序及人员培训的效果来推动卫生应急准备工作。在社区中开展应急演练后可对演练结果进行评价总结，进一步完善应急预案，提高社区卫生工作者的应急应对能力，提高不同部门之间的协调合作能力，发现应急资源的不足之处，增强社区居民应对突发公共卫生事件的信心。

4. 加强社区应急物资储备的管理 应对突发公共卫生事件的基本前提是社区具备充足的应急物资储备和医护人员储备。因此，社区管理者需着力于社区的医护人员和公共卫生物品资源两方面，扩大社区医护人员规模队伍，并持续开展关键医疗物资采购，以增强社区突发公共卫生事件的应急准备能力。社区的卫生应急物资储备需由专人进行动态管理，定期检查更新，确保物资处于正常使用状态，既尽量保证物资充分使用，又不能造成资源浪费。因此，需建立一套完善的物资管理机制，涵盖从物资采购到使用登记、及时维护和更新等环节。应急储备管理应当按照"预防为主，防患未然"的原则进行采购和储备，按照"统一指挥，分工合作"的原则进行储备管理，按照"快速反应，措施到位"的原则进行使用、调拨，按照"及时补充，合理调整"的原则进行管理维护。

5. 加强与疾控部门之间的合作 强化社区对各类突发公共卫生事件的应急准备能力，要求社区医护人员在发生疑似突发公共卫生事件时应该及时与政府疾控部门取得联系，争取得到专业援助处理。同时，需定期召开社区突发公共卫生事件商讨会议，针对现有社区各方面应急准备存在的不足进行改进，以此确保社区应急准备能力的不断强化。

二、社区突发公共卫生事件的现场应急处理和事后评估

突发公共卫生事件的现场处理是指医疗、卫生机构等在应急指挥部门的统一指挥协调下，根据事件现场的实际情况和事件级别，对事件可能对公众健康带来的影响、危害等开展现场调查和快速评估，及时采取针对性的医学救援和疾病预防控制措施，降低事件带来的危害和防止事件的续发、蔓延而采取的一系列活动的总称。根据《国家基本公共卫生服务规范》中突发公共卫生事件报告和处理中的"属地管理要求"，社区卫生服务中心需参加本辖区内的突发公共卫生事件的现场处理。

（一）社区卫生服务中心现场应急处理的职责

基于我国目前社区卫生服务中心的人员结构、专业素质和专业知识构成情况，以及社区卫生服务中心纳入卫生应急体系的时间尚短，《国家基本公共卫生服务规范》指出，社区卫生服务中心在突发公共卫生应急事件现场处理过程中，承担的主要角色为"协助"当地疾控等专业机构开展流行病学调查等。

不同类型的突发公共卫生事件都有不同的窗口期和症状期。窗口期是发生危机后控制危机发生的关键时期，故卫生应急工作中心前移就能尽早控制危机的扩大和减少危机的影响。作为基层医疗机构的社区卫生服务中心，发现异常是其最关键的职责所在。突发公共卫生事件现场处理按照分级响应、属地管理的原则，结合现场实际情况，遵循突发公共卫生事件发展的客观规律，根据保障公共生命安全和疾病预防控制工作的需要，坚持控制优先、实验室和流行病学调查相结合，按照边调查、边核实、边处理的方式，以有效控制事态发展，减少危害的影响，维护社会稳定。社区卫生应急处理在强调速度的同时也需协调一致，遵循区域联合防控的原则，做到"快、准、齐、实"，"快"是指信息完整、准确和快捷上报；"准"就是接到报告后，对事件的发生、发展和事态现在进行综合分析，及时采取强有力的针对性措施；"齐"就是调查处理做到统一领导、统一方案；"实"就是调查处理方案确定后，分工负责，具体落实，督办到位。社区卫生工作者在进行卫生应急处理的同时，还需保持细致、冷静和果断，为抢救病人、防止危机进一步扩大赢得时间。

社区卫生服务中心的医务人员是小规模、危害不太严重、涉及范围不广的突发公共卫生事件应急处理的主力军。因此，社区卫生工作者充分掌握现场流行病学调查技术，对有效应对突发公共卫生事件具有重要意义。社区卫生服务中心现场应急处理的职责主要包括：协助当地疾控机构开展流行病学调查，疫情处理等应急处理工作（包括对相关人员进行医学观察、追踪访视、预防服药、应急接种、标本采集、疫点疫区封锁和环境卫生消毒、杀虫以及宣传教育等疾病预防控制的公共卫生措施）；协助指定医院或专业医院对突发事件中的伤、病者进行伤检、急救、转诊等紧急医疗救援措施；同时指导辖区内单位和居民开展应急处理或自救工作等社会控制措施。

（二）社区卫生服务中心在突发公共卫生事件中的现场应急处理措施

在问明突发公共卫生事件发生地、发生时间、波及人口、主要症状等基本情况，做好相关记录并初步进行核实后，及时向属地上级机构报告，同时报告中心值班领导，由中心领导决定是否启动社区应急预案，同时根据值班领导要求通知应急队员做好应急准备，准备必要的流调资料供应急队员参考，以及做好网络直报的准备。

1. 启动应急预案　启动应急预案的程序包括：人员通告，应急指挥中心的启用，现场通信，联络，场外通信、联络，救援设备和技术支持、公众和媒体信息发布、应急级别的确定等。一旦事故识别并确认，应急预案立即启动，由应急领导小组负责按照事故分类分别启动各级预案，按照对应级别通知地方应急组织机构，并说明需要救援的内容，如政府部门现场紧急协调、公安部门紧急围控（安全警戒）和协助居民疏散等。

2. 准备应急物品　如果需要赶赴现场，应急队伍应做好包括人员准备在内的各项应急准备。赴现场前应准备必要的资料和物品，包括调查表（必要时根据初步调查结果，在现场设计调查表）、调查器材、采样物品、现场用卫生消杀预防控制器材、药品、个人防护用品、相关的专业资料、现场联系电话通讯录、便携可上网的电脑、照相机等。

3. 现场伤员医疗救治和管理　当现场存在需要抢救的病人或伤员时，需进行急救。首先是采取积极救治妥善处理病人，必要时请求上级救援，不具备条件时，应当完成及时转诊等医疗救援措施。根据分级救治与合理转运相结合的原则，对伤病员进行检伤、分类、分级、分区急救处理和转运。危险化学品、核辐射事件的伤员应及时转运到专业医疗机构救治。此外，书写医学记录及其他有关资料并妥善保管。

4. 样品采集 到达现场后，在初步了解事件发生情况后，制定简单的调查计划，分工落实应急队员的工作安排，开展事件的初步核实，协助有关部门收集事件信息、开展现场流行病学调查（个案调查），以及采集必要的生物标本和样本等工作，并做好现场工作记录。在当地疾控机构专业人员到达之前，应注意尽可能保护现场，保留证据。

5. 现场处理 当出现突发公共卫生事件或相关信息时，应根据事件控制的需要开展应急监测。内容包括收集病例信息，事件进展情况，措施落实情况等。如新冠疫情发生时，疫点疫区的现场处理，可根据病人排出病原体的日期（传染期），查明病人在此时期内的活动范围，带病原体的排泄物污染了外界什么物品、污染范围，在病人可能传播范围内开展病例主动搜索，发现可疑病人，根据以上情况，可尽快确定疫点疫区范围，提出并实施相应处理措施，如消毒、停业整顿等。

6. 流行病学调查 社区卫生服务中心突发公共卫生事件应急队员还有一个重要职责是调查并登记受灾害群体。如新冠疫情发生时，协助调查本辖区内的传染病病人、疑似病人、密切接触者及其他健康危害暴露人员的相关信息，开展流行病学调查，对居家管理的重点传染病病人开展随访工作。对于病人的密切接触者，需及时进行调查，根据疾病的传染特点，区分密切接触和一般接触者，查明哪些人应该接受医学观察或留检，哪些人应该接受预防接种、被动免疫或药物预防，应该进行什么检验等。询问每个密切接触者的健康状况，活动范围和主要接触人员等，如果发现病例在传染期内有外出史，应按有关规定通知交通部门和当地疾病控制部门，以便对其密切接触者进行追踪调查。传染病暴发、流行时，疫区需要采取的应急接种措施应依照《中华人民共和国传染病防治法》《突发公共卫生事件应急条例》《疫苗流通和预防接种管理条例》的规定组织实施。疾病预防控制机构制定应急接种实施方案，选择适当的接种服务形式尽快开展接种工作。社区服务中心应协助开展应急接种、预防性服药、应急药品和防护用品分发等工作，指导辖区内居民正确使用。

7. 宣传教育 根据辖区传染病和突发公共卫生事件的性质和特点，开展突发公共事件的卫生防护知识等宣传教育，稳定公众的恐慌心理，指导辖区内单位和居民开展卫生应急处理等。在赶赴现场前，社区卫生服务中心健康教育组队员应做相应准备措施。在开展防控措施宣传教育过程中，做好自身和其他现场人员的卫生防护。

三、社区突发公共卫生事件的风险管理

《突发事件应对法》明确指出，我国需建立重大突发事件风险评估体系。在国家突发事件应急体系建设规划中指出，将风险管理贯穿应急管理全过程。风险管理是指风险管理单位通过认识风险、分析风险、评价风险、风险决策管理等方式，对风险进行有效控制和妥善处理损失的过程，以期达到以最少成本获得最大安全保障的目标，是应急管理的重要原则。

在突发公共卫生事件的应对中，我国政府首先采用应急管理的措施。但随着应急管理中风险防范措施不强、重处置轻预防等问题的出现，政府对突发公共卫生事件的管理模式逐步从应急管理转向风险管理。即在控制策略、应急准备计划、应急预案制定等应急管理过程中，按照风险管理原则确定优先性，并以此分配资源，以达到科学管理、减少风险损失的目的。风险管理作为一种科学的管理手段，是完善政府社会管理和公共服务职能，促进科学发展，和谐发展的必然要求，是落实应急管理工作以预防为主、常态化与非常态化管理相结合原则，增强应急管理工作的预见性、科学性和主动性的具体体现，也是创新公共安全管理理念、从更基础的层面提升突发事件应对能力的重要手段。

（一）风险管理过程

风险管理过程由明确环境信息、风险评估、风险应对、监督和检查及沟通与记录 5 部分活动组成（图 10-1）。①明确环境信息：通过明确外部环境和内部环境信息，明确风险管理的目标，设定风险管理的范围和有关风险准则。②风险评估：包括风险识别、风险分析和风险评价。识别存在哪些风险因素，以及这些风险因素存在的方式、数量等；分析风险发生的概率、风险可能造成的损失、现有应对措施及实施情况；根据社区所能接受的风险等级和风险处置原则，提出相应的措施和建议。③风险应对：考虑内部和外部环境信息，选择能改变风险事件发生可能性或后果的一种或多种措施，制定风险应对计划，然后执行应对措施。④监督和检查：发现内外部环境信息的变化，包括评估风险本身的变化，可能导致应对措施优先次序的变化；检查应对计划执行与计划的偏差，保证风险应对措施的设计和执行有效；监测风险事件，发现变化和趋势，从中吸取教训。⑤沟通和记录：在风险管理过程的每一个阶段都应与内部和外部的相关人员有效沟通，使其能够理解风险管理决策的依据，以及采取某些措施的原因；并在风险管理过程中做好记录，使风险管理活动可追溯。

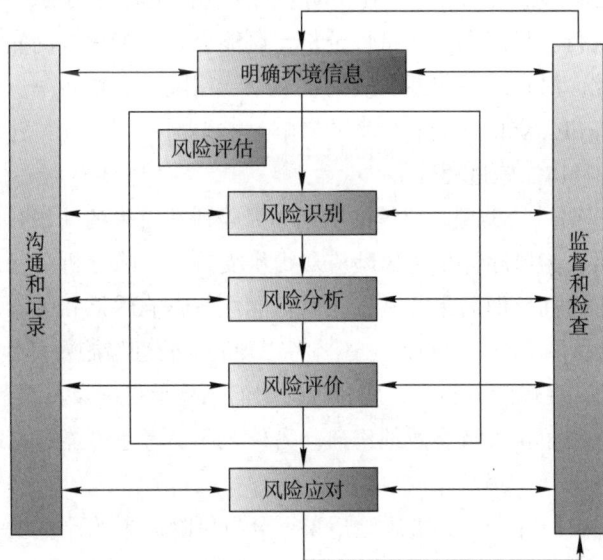

图 10-1 风险管理过程图

（二）风险评估

如图 10-1 所示，风险评估是风险管理的核心环节，是指在某一突发事件发生前、发生后或发生期间，对该事件给人们的生活、生产或生命财产等各个方面可能造成影响的风险因素进行识别，对其发生的可能性和影响大小进行分析，最终量化风险或确定风险等级的过程。其中，包括风险识别、风险分析和风险评价三个步骤。

突发公共卫生事件的风险评估是指在自然灾害、事故灾难、公共卫生事件和社会安全事件等各类突发事件发生前、发生后或发生期间，对该事件引发的公共卫生风险的可能性及其影响严重性进行评估，包括对人群健康、疾病负担、公众恐慌和社会稳定等多方面的评估。突发公共卫生事件风险评估应遵循属地管理、分级负责、多方参与、科学循证的原则。

1. 风险识别　是风险评估的第一步，是通过识别风险源、影响范围、潜在的后果等，生成一个全面的风险列表。只有在全面认识风险及其相关因素的基础上，才能进一步展开风险分析和评价。

（1）风险识别的目的和特点：风险识别的目的是找出所有潜在风险，以便进一步衡量风险的大小并采取合适的方案来降低或防范风险，其具有系统性、连续性及制度性的特点。①系统性：风险识别不能局限于某个部门、某个地点、某个环节，而要研究与人类健康相关的所有风险，涉及多个部门。②连续性：一切风险事故的发生发展过程是不断变化的，风险的质和量也在不断变化，新的风险不断出现，只有连续性地多次识别潜在风险才能发现潜在的新的风险。③制度性：风险管理是一项科学的管理活动，本身是有组织和制度的。

（2）风险识别的主要内容：①识别可能发生的潜在事件：风险识别过程中的核心任务是发现并识别出对评估目标可能有影响的潜在风险。识别风险事件、风险原因和潜在后果。②识别风险因素：这一步骤是风险识别过程中最重要、最困难的工作，包括各种可能对风险的发生及其后果有潜在影响的因素，如某种疾病的病原学、流行病特征和临床特征、各种可能的薄弱环节、人群脆弱性和应对能力等。③识别潜在后果：针对发生的突发公共卫生事件判断其不同严重程度可能引起的不同后果。如在新型冠状病毒输入风险评估中，其潜在后果是个别输入性散发病例、输入病例引起局部聚集性疫情；在密闭空间中传播更容易实现，则会出现更多人感染，从而引起较大范围的流行。从疾病的严重性分析，可能会有一定比例的病例住院治疗，并出现重症或死亡病例。因此，潜在后果包括疾病的发病率、住院率、致残率、危害的广泛性和持久性，以及对社会、经济和公众日常生活带来的影响。④识别控制措施：针对风险存在哪些控制措施，以及控制措施的具体实施过程等。

2. 风险分析　是根据风险类型、获得的信息和风险评估结果的使用目的，对识别出的风险进行定性和定量的分析，为风险评价和风险应对提供支持。风险分析要考虑导致风险的原因和风险源、风险事件的正面和负面后果及其发生的可能性、影响后果和可能性因素、不同风险及其风险源的相互关系以及风险的其他特性，还要考虑现有的管理措施及其效果和效率。

（1）风险分析要求：在风险分析中，应考虑组织的风险承受度及其对前提和假设的敏感性，并适时与决策者和其他利益相关者有效地沟通。另外，还要考虑可能存在的专家观点中的分歧及数据和模型的局限性。

（2）风险分析的主要内容：①分析风险后果：分析风险后果的严重性，如传染病发生后带来的后果有发病、住院，甚至死亡和社会关注度等，其风险分析就是对识别出来的这些后果进行定量或定性分析，分析可能有多少人发病、多少人住院、多少人死亡，可用发病率、住院率、病死率、死亡率等指标量化。②分析发生的可能性：依据风险识别结果分析并推测事件发生的可能性，进行可能性分析时应充分利用风险识别中获取的全部信息。一般分为极低、低、中、高、极高五个等级，并根据需要进行赋值。③分析影响后果及可能的相关因素：在分析影响后果时，不仅要考虑事件的直接影响，还要考虑事件的间接影响，例如在分析传染病暴发导致的健康损害的同时，也需要分析采取疫区疫点封闭时对工商贸易等企业带来的影响。④分析人群脆弱性和应对能力：即风险承受能力和风险控制能力，可从人群易感性、公众心理承受能力、公众公共卫生意识和自救互救能力、医疗救援能力、技术储备、卫生资源及其公共卫生基础措施、生活饮用水、食品供应、卫生应急能力等方面综合考虑分析。⑤分析控制措施：分析要从现有控制措施对风险的影响，以及控制措施的实施情况和效果两方面进行分析。

3. 风险评价　风险评价过程的目的是确定风险等级，协助风险应对决策。风险评价是将风险分析的结果与组织的风险准则比较，或者在各种风险的分析结果之间进行比较，确定风险等级，以便做出风险应对的决策。如果该风险是新识别的风险，则应当制定相应的风险准则，以便评价该风险。

风险评价效果的结果应满足风险应对的需要，否则应做进一步分析。有时，根据已经制定的风险准则，风险评价使用组织作出维持现有风险应对措施，不采取其他新的措施的决定。风险评价的内容主要包括以下三点。

（1）建立风险准则：风险准则应建立在风险评估开展之前。而在突发公共卫生风险评估中，可能并没有明确的风险准则或者尚未设定明确的风险准则，此种情况下，风险评价将主要依据风险分析结果与可能接受的风险水平进行对照，以确定具体的风险等级。

（2）确定风险等级：风险等级通常被划分为极高、高、中、低的四个等级，根据风险发生的可能性、严重程度、人群脆弱性和应对能力等方面进行综合评判。极高表示极易发生、潜在影响很大、脆弱性非常高、应对能力很差的风险；高表示容易发生、潜在影响大、脆弱性高、应对能力差的风险；低表示不容易发生、潜在影响小、脆弱性低、应对能力好的风险；中是指居于高和低的等级之间。

（3）提出风险管理建议：根据风险等级，充分考虑评估过程中的不确定因素的影响，制定风险管理建议。建议要求有针对性，所提出的控制措施应与评估结果及其相应的风险因素紧密结合。同时，所提出的建议还要有可行性、可操作性，且切合实际，要求措施具体、职责明确。

（三）突发公共卫生事件风险评估结果的应用

开展突发公共卫生事件风险评估，形成风险评估的结论和报告，其目的就是运用风险评估的结果来实施风险沟通和风险控制工作。

1. 突发公共卫生事件风险控制原则　开展风险控制是风险管理的最终目的，为控制突发公共卫生事件的风险，必须遵循以下原则。

（1）闭环控制原则：首先风险评估的结果作为信息输入到风险控制环节，从而为风险控制措施的制定提供依据；随后风险控制的效果评价再反馈给风险评估环节，再次进行风险评估，对风险控制措施进行调整。通过这样一个完整的风险管理回路来达到最优风险控制的目的。

（2）动态控制原则：突发公共卫生事件的发生发展是不断动态变化的，应当充分认识到突发公共卫生事件风险的变化规律，适时正确地进行公共卫生风险控制，才能达到风险控制最佳预期效果。

（3）分级控制原则：根据突发事件级别及其造成的公共卫生风险类别，采用分级控制的原则，才能目标明确、职责清晰地分配各级人力物力资源达到风险控制的目的。

（4）多层次控制原则：多层次控制包括根本性的预防控制、补充性控制、防止事件升级的预防控制、经常性控制和紧急性控制。多层次控制可以增加突发公共卫生风险控制的有效性和可靠程度。

2. 突发公共卫生事件风险控制的策略和方法

（1）减轻风险：主要为减小风险发生的可能性或降低突发公共卫生事件的不利影响。如通过主动筛查，及时发现新型冠状病毒的感染者并加以救治，减少重症病例的发生。动用可调用资源对已知风险进行控制，深入调研识别潜在风险，减少不确定性风险并采取相应举措。

（2）预防风险：通过宣传教育、完善风险评估流程、增加备选风险控制方案等来预防风险发生。如通过社区宣传栏引导社区居民养成良好的卫生习惯，预防传染性疾病的发生。

（3）回避风险：是指当风险潜在威胁发生可能性太大，不利后果严重，却无其他规避风险策略可用时，则主动放弃或终止某些项目、活动，或改变原有行动方案，从而规避风险的一种策略。如新型冠状病毒疫情防控期间，采取取消各种大型人群聚集的活动、居家隔离等举措，均是为避免暴发疫情的发生或疫情的进一步扩散。

（4）应急措施：有些风险要求事先制定应急举措，一旦突发公共卫生事件的实际进展状况和原有计划不同，超过预先计划水平，就应该立即启动应急举措。主要有人员、物资和技术等应急准备措施。

3. 突发公共卫生事件风险沟通原则　风险沟通是跨学科、多维度、提升保护公众健康重要性的综合过程。公共卫生管理者利用风险沟通给公众传递必须且适度的消息，使公众加入对健康影响因素的决策过程之中，有利于提高公众对危险因素的风险感知水平。主要指导原则如下。

（1）在专家、风险管理人员和公众间建立积极主动和持续的对话：只有积极、主动地付出努力才能确保专家、风险管理人员和公众之间的沟通充分且有效，最好的风险沟通项目必须是积极主动的沟通。风险沟通项目成功的关键是：尽早在关注范围内开展、投入充足的资源和注意、建立相互的信任和尊重。

（2）严格制定风险沟通计划：风险沟通应当尽可能地由风险管理者和风险沟通专家共同参与制定，并按照计划—执行—监测—学习的管理体系进行。风险沟通计划应包括风险沟通的目的、风险沟通对象、风险沟通的内容、如何开展风险沟通、如何与媒体合作、如何对沟通效果进行监测和评估等内容。在制定风险沟通计划前，应当充分分析公众及利益相关者的兴趣和关注点，确定、评估和改进存在的问题，从而确定沟通策略和与媒体合作的方式。

（3）建立与政府和组织的信任关系：风险沟通的质量取决于沟通双方信任关系的质量。获取信任的关键在于公众感知到驾驭风险的专业能力，以及客观、公正、一致、真诚、友善的交流过程。建立信任的方法有公开、诚实地尽早沟通并经常沟通，应坦诚承认错误、告知不好的消息和分享信息；鼓励公众说出任何关注和感兴趣领域的问题；与其他可信的资源合作，即与有信誉的组织或个人合作提高信誉；在与利益相关者沟通互动之前事先组织和准备好；用利益相关者能够听懂的语言、术语和概念；无论是否同意他们的说法，都应当承认已经听到他们所说的内容；让利益相关者参与选择交流过程和方法；遵守承诺。

（4）让公众参与决策：一个良好的沟通应当具有公众的涉入和公众参与的功能。风险沟通的目标不仅是降低公众担忧，更是要培养知情的、参与的、有兴趣的、理性的、有思想的、致力于解决问题的合作群体网。

4. 风险沟通程序　风险沟通贯穿突发公共卫生事件应急管理的全过程，直接关系到事件的处理效果。风险沟通是一个需要不断进行风险评估、调整沟通对象、完善沟通方案，从而实施有效沟通的全过程。开展风险沟通主要包括以下五个步骤。

（1）风险沟通准备，包括组织、技术、联络、信息、物资等方面的准备。

（2）风险识别与评价，即明确信息来源，判定事件真实性，对危险度、关注度、应对措施进行风险评价。

（3）根据风险判定结果确定风险沟通对象、内容和方式，并制定沟通方案。

（4）确定沟通核心信息，实施与政府部门、公众、媒体等部门沟通。

（5）对风险沟通的过程和效果进行评估，改进风险沟通方案，完善沟通机制。

（四）社区卫生服务中心突发公共卫生事件风险管理流程

社区卫生服务中心突发公共卫生事件风险管理的主要工作是协助当地卫生行政部门和疾控

机构开展传染病疫情和突发公共卫生事件的风险排查、收集和提供风险信息，参与风险评估和应急预案制（修）定。

1. 准备工作　收集本地基本情况，包括社区地图，社区基本情况，如地理位置、经济状况、人口基本情况、托幼机构及学校等集体单位情况和信息、餐饮业和大型公共场所情况、工矿企业工厂情况、医疗机构和诊所情况、医疗设施情况，以及本地区防疫及公共卫生事件相关历史资料等。

2. 开展风险识别和风险排查工作　识别当地存在的主要风险隐患、危险因素和风险源。社区卫生服务中心应该根据收集的资料，重点对传染病疫情事件、食品安全事件、生活饮用水事件、病媒生物引起的公共卫生事件等进行风险识别，识别可能发生事件的外部风险（如生物学风险、环境和社会风险）和人为风险（如技术、组织、文化等）。重点排查学校、托幼机构、养老院、工厂、餐饮场所、医疗机构等地。

3. 参与风险评估工作　在风险识别和排查的基础上，社区卫生服务中心应按照有关评估方法，在当地疾控机构的指导下，对现有公共卫生防控能力，以及当地存在的主要风险隐患等进行事件危害性分析和评估。

4. 参与上级的应急预案制定工作　社区卫生服务中心应根据职责、所承担的任务和本单位、辖区的实际情况，制定符合要求的本单位有关应急预案和技术方案。所制定的预案和方案应注意现行有效、具备可操作性并及时更新修订。

（杨　丽）

【案例分析】

某县进行了大规模的"撤村并居"，使得 X 村周围的三个村落合并为 X 社区。目前，X 社区辖区内建有中学、小学、幼儿园各一所，共有 5 个居民小区，入住率为 89.73%，个私民营企业达 269 家，社区户籍人口 4 498 人，常住人口 9 000 余人。由于该县毗邻湖北省，属于新冠疫情传播的重点管控区域，截至 2020 年 4 月 10 日，该县共有 6 名确诊病例（均有武汉旅居史或疫区人员接触史），X 社区 Y 小区有 1 例确诊患者，为"高风险小区"。X 社区经由摸排发现，共有武汉返乡人员 46 人，自湖北其他地区返回人员 34 人，从本县之外其他地区返回人员 29 人。部分返乡人员防疫意识淡漠，未佩戴口罩、居家隔离期间随意进出小区。

X 社区居民是经由征地开发后新建的安置小区、村改居小区和商品房小区构成。新建居民住宅楼间距近、空间狭、楼层高。众多居民聚居在统一规划的新空间之中，外来人口流动频繁。根据调查，X 社区存在大量居民在公共走廊堆放个人物品（垃圾、废品、鞋子等）的现象，甚至有在走廊圈养宠物的不良习惯，这使廊道的空气循环受阻。相较于商品房小区，X 社区的安置小区、村改居小区属于没有围墙、没有单元楼门禁、没有物业的"三无"小区。

在医护人员配置上，X 社区所在乡镇卫生院（含编外人员）25 人，其中持医护资格证件仅有 18 人，而每个村组卫生室只有 1 至 2 人且大多没有医护资格证件或未定期注册。在医疗基础设施上，X 社区卫生院未配备专业的医疗设施，如红外线检测仪、核酸检测试剂、隔离防护服、传染病隔离病房等。

一、护理评估

社区地理环境：毗邻湖北省，新冠疫情重点管控区域。

社区人群：人口密度大。

社会系统：卫生保健系统人员不足，缺少相应的疫情防控条件。

二、护理诊断

1. 社区居民有新冠疫情感染的风险　与社区人口密度大，部分居民防疫意识淡漠有关。

2. 基层社区医疗卫生体系薄弱　与社区保健人员缺乏及防控设备和功能不足有关。

三、护理计划

短期内该社区的疫情得到有效控制。

四、护理实施

1. 控制传染源

（1）开展流行病学调查及确诊病例密切接触者追踪工作：Y小区有1例确诊病例，根据确诊患者家庭信息、工作信息及小区各类人员信息，疾控中心和社区工作人员可通过电话访谈、上门函询、视频监控等方式排查出密切接触人员，社区护士协助核酸检测，组织隔离，避免聚集性传播。

（2）区域内巡逻、卡口封闭管理：所有小区封闭管理，返乡人员居家隔离。

2. 切断传播途径

（1）重点区域消毒：厢式电梯、楼梯扶手、单元门把手等人员频繁接触的重点部位进行消毒。

（2）居民健康监测和健康宣教：社区护士可通过微信、短信、小喇叭等多种方式，引导居民落实个人防护、居家通风等要求。提醒居民减少外出、避免聚集、保持社交距离，做好个人防护。如有发热、干咳、乏力和咽痛等症状及时报告及转运。

3. 保护易感人群　X社区居住空间密集会让防范意识薄弱、免疫力较低及患有基础性疾病的居民成为病毒的首要侵入对象，及时掌握独居老人、孕产妇、残疾人、行动不便人员、慢性病患者情况，在疫苗研发出之前做好个人防护。

此外，由于基层卫生体系薄弱，县里积极组织协调配备数量充足的医务人员和防疫物资，保证体温监测、核酸检测及人员转运等工作顺利开展。招募志愿者开展人员摸排、卡点值守、体温监测、生活物资保障等工作。

五、护理评价

经过有效组织，多方联动，使该社区的疫情得到有效控制，未出现聚集性传播。

总结：

避免传染病在人群中流行，必须同时做好三个基本环节的工作：一是控制传染源，二是切断传播途径，三是保护易感人群。另外，社区疫情防控是个系统工程，需要多方协作，上下联动，坚持"预防为主、防治结合、依法科学、分级分类"的原则。

思考题

1. 社区卫生服务中心在传染病预防中所起的作用是什么？

2. 面对突发公共卫生事件时，如何做好风险沟通？

数字课程学习

⬇教学PPT　　📝自测题

▶▶▶ 参考文献

［1］"十三五"国家老龄事业发展和养老体系建设规划.国务院，2017.

［2］2019年世界人口展望.联合国经济和社会事务部人口司，2019.

［3］Global action plan on the public health response to dementia 2017–2025. Geneva：World Health Organization，2017.

［4］mhGAP training manuals for the mhGAP Intervention Guide for mental，neurological and substance use disorders in non-specialized health settings–version 2.0（for feld testing）. Geneva：World Health Organization，2017.

［5］Step safely：strategies for preventing and managing falls across the life-course. Geneva：World Health Organization，2021.

［6］Wambeam RA. The Community Needs Assessment Workbook. New York：Oxford University Press，2015.

［7］WHO Clinical Consortium on Healthy Ageing 2017–report of consortium meeting，21–22 November 2017 in Geneva，Switzerland. Geneva：World Health Organization，2018.

［8］阿尔茨海默病预防与干预核心信息.国家卫生健康委员会，2019.

［9］陈旭娇，严静，王建业，等.中国老年综合评估技术应用专家共识.中华老年病研究电子杂志，2017，4（2）：1-6.

［10］陈长香，侯淑肖.社区护理学.2版.北京：北京大学医学出版社，2015.

［11］初级保健中以人为本的评估和路径指南.世界卫生组织，2019.

［12］崔焱，仰曙芬.儿科护理学.6版.北京：人民卫生出版社，2017.

［13］杜玉开，徐勇.《"健康中国2030"规划纲要》指标解析.北京：人民卫生出版社，2018.

［14］范从华.突发公共卫生事件理论与实践.昆明：云南科技出版社，2020.

［15］关于老龄化与健康的全球报告.世界卫生组织，2016.

［16］国家卫生健康委员会.关于开展"互联网＋护理服务"试点工作的通知.2019-02-12.

［17］郝秋奎，李峻，董碧蓉，等.老年患者衰弱评估与干预中国专家共识.中华老年医学杂志，2017，36（3）：251-256.

［18］何国平，赵秋利.社区护理理论与实践.2版.北京：人民卫生出版社，2018.

［19］洪佳冬，方强编.社区卫生服务中心突发公共卫生事件应急处置.北京：科学出版社，2014.

［20］黄金.老年护理学.3版.北京：高等教育出版社，2020.

［21］胡建萍，谢建平.社区护理学.北京：人民卫生出版社，2015.

［22］化前珍，胡秀英.老年护理学.4版.北京：人民卫生出版社，2018.

［23］黄金月，夏海鸥.高级护理实践导论.3版.北京：人民卫生出版社，2018.

［24］精神卫生差距行动规划（mhGAP）干预指南.世界卫生组织，2017.

［25］老年人综合照护（ICOPE）实施框架：体系和服务指南.世界卫生组织，2020.

［26］李春玉，姜丽萍.社区护理学.4版.北京：人民卫生出版社，2017.

［27］李鲁.社会医学.北京：人民卫生出版社，2018.

［28］李小鹰.中华老年医学.北京：人民卫生出版社，2016.

［29］李浴峰，马海燕.健康教育与健康促进.北京：人民卫生出版社，2020.

［30］林君芬.突发事件公共卫生风险评估理论与实践.杭州：浙江大学出版社，2016.

［31］刘薇群，杨颖华.社区护理学.上海：复旦大学出版社，2015.

［32］庞元捷，余灿清，郭彧，等.中国成年人行为生活方式与主要慢性病的关联——来自中国慢性病前瞻性研究的证据.中华流行病学杂志，2021，42（3）：369-375.

［33］沈洪兵，齐秀英.流行病学.9版.北京：人民卫生出版社，2018.

［34］世界中医药学会联合会，中华中医药学会.国际中医临床实践指南更年期综合征（2020-10-11）.世界中医药，2021，16（2）：191-192+196.

［35］孙艳格，张李松.更年期妇女健康管理专家共识（基层版）.中国全科医学，2021，24（11）：1317-1324.

［36］王卫平.儿科学.9版.北京：人民卫生出版社，2018.

［37］杨慧民，余小萍.全科医学.北京：人民卫生出版社，2015.

［38］于普林.老年医学.北京：人民卫生出版社，2019.

［39］翟向阳.健康教育学.重庆：重庆大学出版社，2018.

［40］李小妹.社区护理学.北京：高等教育出版社，2010.

［41］张先庚.社区护理学.2版.北京：人民卫生出版社，2016.

［42］中国老龄化与健康国家评估报告.世界卫生组织，2016.

［43］中国营养学会膳食指南修订专家委员会妇幼人群指南修订专家工作组.6月龄内婴儿母乳喂养指南.临床儿科杂志，2016，34（4）：287-291.

［44］中国营养学会膳食指南修订专家委员会妇幼人群指南修订专家工作组.7-24月龄婴幼儿喂养指南.临床儿科杂志，2016，34（5）：381-387.

［45］中华医学会妇产科学分会妇科盆底学组.女性压力性尿失禁诊断和治疗指南（2017）.中华妇产科杂志，2017，52（5）：289-293.

［46］中华医学会妇产科学分会妊娠期高血压疾病学组.妊娠期高血压疾病诊治指南（2020）.中华妇产科杂志，2020（4）：227-238.

［47］中华医学会心血管病学分会女性心脏健康学组，中华医学会心血管病学分会高血压学组.妊娠期高血压疾病血压管理专家共识（2019）.中华心血管病杂志，2020，48（3）：195-204.

［48］邹宇华.社区卫生服务管理学.2版.北京：人民卫生出版社，2020.

居民健康档案资料格式

居民健康档案封面

编号□□□□□□ – □□□ – □□□ – □□□□□

居民健康档案

姓　　名:＿＿＿＿＿＿＿＿＿＿＿＿

现 住 址:＿＿＿＿＿＿＿＿＿＿＿＿

户籍地址:＿＿＿＿＿＿＿＿＿＿＿＿

联系电话:＿＿＿＿＿＿＿＿＿＿＿＿

乡镇（街道）名称:＿＿＿＿＿＿＿＿

村（居）委会名称:＿＿＿＿＿＿＿＿

建档单位:＿＿＿＿＿＿＿＿＿＿＿＿

建 档 人:＿＿＿＿＿＿＿＿＿＿＿＿

责任医生:＿＿＿＿＿＿＿＿＿＿＿＿

建档日期:＿＿＿＿年＿＿＿月＿＿＿日

个人基本信息表

姓名：_____   编号□□□-□□□□□

性别	1 男　2 女　9 未说明的性别　0 未知的性别　□	出生日期	□□□□ □□ □□
身份证号		工作单位	
本人电话		联系人姓名	联系人电话
常住类型	1 户籍　2 非户籍　□	民族	01 汉族　99 少数民族_____ □
血型	1 A 型　2 B 型　3 O 型　4 AB 型　5 不详 /RH：1 阴性　2 阳性　3 不详　□/□		
文化程度	1 研究生　2 大学本科　3 大学专科和专科学校　4 中等专业学校　5 技工学校　6 高中 7 初中　8 小学　9 文盲或半文盲　10 不详　□		
职业	0 国家机关、党群组织、企业、事业单位负责人　1 专业技术人员　2 办事人员和有关人员 3 商业、服务业人员　4 农、林、牧、渔、水利业生产人员　5 生产、运输设备操作人员 及有关人员　6 军人　7 不便分类的其他从业人员　8 无职业　□		
婚姻状况	1 未婚　2 已婚　3 丧偶　4 离婚　5 未说明的婚姻状况　□		
医疗费用 支付方式	1 城镇职工基本医疗保险　2 城镇居民基本医疗保险　3 新型农 村合作医疗　4 贫困救助　5 商业医疗保险　6 全公费　7 全自费　□/□/□ 8 其他_____		
药物过敏史	1 无　2 青霉素　3 磺胺　4 链霉素　5 其他_____ □/□/□		
暴露史	1 无　2 化学品　3 毒物　4 射线　□/□/□		

既往史	疾病	1 无　2 高血压　3 糖尿病　4 冠心病　5 慢性阻塞性肺疾病　6 恶性肿瘤_____ 7 脑卒中　8 严重精神障碍　9 结核病　10 肝炎　11 其他法定传染病　12 职业病_____ 13 其他_____ □ 确诊时间　　年　　月/□ 确诊时间　　年　　月/□ 确诊时间　　年　　月 □ 确诊时间　　年　　月/□ 确诊时间　　年　　月/□ 确诊时间　　年　　月
	手术	1 无　2 有：名称①_____ 时间_____ / 名称②_____ 时间_____ □
	外伤	1 无　2 有：名称①_____ 时间_____ / 名称②_____ 时间_____ □
	输血	1 无　2 有：原因①_____ 时间_____ / 原因②_____ 时间_____ □

家族史	父亲	□/□/□/□/□	母亲	□/□/□/□/□
	兄弟姐妹	□/□/□/□/□	子女	□/□/□/□/□
	1 无　2 高血压　3 糖尿病　4 冠心病　5 慢性阻塞性肺疾病　6 恶性肿瘤　7 脑卒中 8 重性精神疾病　9 结核病　10 肝炎　11 先天畸形　12 其他			

遗传病史	1 无　2 有：疾病名称_____ □
残疾情况	1 无残疾　2 视力残疾　3 听力残疾　4 言语残疾 5 肢体残疾　6 智力残疾　7 精神残疾　8 其他残疾　□/□/□/□/□/□

生活环境*	厨房排风设施	1 无　2 油烟机　3 换气扇　4 烟囱　□
	燃料类型	1 液化气　2 煤　3 天然气　4 沼气　5 柴火　6 其他　□
	饮水	1 自来水　2 经净化过滤的水　3 井水　4 河湖水　5 塘水　6 其他　□
	厕所	1 卫生厕所　2 一格或二格粪池式　3 马桶　4 露天粪坑　5 简易棚厕　□
	禽畜栏	1 单设　2 室内　3 室外　4 室外　□

健康体检表

姓名：　　　　　　　　　　　　　　　　　　　　编号□□□－□□□□□

体检日期	年　月　日		责任医生	

内容	检查项目			
症状	1 无症状　2 头痛　3 头晕　4 心悸　5 胸闷　6 胸痛　7 慢性咳嗽　8 咳痰　9 呼吸困难　10 多饮　11 多尿　12 体重下降　13 乏力　14 关节肿痛　15 视力模糊　16 手脚麻木　17 尿急　18 尿痛　19 便秘　20 腹泻 21 恶心呕吐 22 眼花　23 耳鸣　24 乳房胀痛　25 其他 _____ □／□／□／□／□／□／□／□／□			

一般情况	体温	℃	脉率	次／分钟	
	呼吸频率	次／分钟	血压	左侧	／	mmHg
				右侧	／	mmHg
	身高	cm	体重	kg	
	腰围	cm	体质指数（BMI）	kg/m²	
	老年人健康状态自我评估 *	1 满意　2 基本满意　3 说不清楚　4 不太满意　5 不满意			□
	老年人生活自理能力自我评估 *	1 可自理（0～3分）　　　　2 轻度依赖（4～8分） 3　中度依赖（9～18分）　　4 不能自理（≥19分）			□
	老年人认知功能 *	1 粗筛阴性 2 粗筛阳性，简易智力状态检查，总分			□
	老年人情感状态 *	1 粗筛阴性 2 粗筛阳性，老年人抑郁评分检查，总分			□

生活方式	体育锻炼	锻炼频率	1 每天　2 每周一次以上　3 偶尔　4 不锻炼	□
		每次锻炼时间	分钟	坚持锻炼时间	年
		锻炼方式		
	饮食习惯	1 荤素均衡　2 荤食为主　3 素食为主　4 嗜盐　5 嗜油　6 嗜糖 □／□／□		
	吸烟情况	吸烟状况	1 从不吸烟　　　　2 已戒烟　　　　3 吸烟	□
		日吸烟量	平均　　　　支	
		开始吸烟年龄	岁	戒烟年龄	岁
	饮酒情况	饮酒频率	1 从不　2 偶尔　3 经常　4 每天	□
		日饮酒量	平均　　　　两	
		是否戒酒	1 未戒酒　2 已戒酒，戒酒年龄：_____岁	□
		开始饮酒年龄	岁	近一年内是否曾醉酒	1 是　2 否	□
		饮酒种类	1 白酒　2 啤酒　3 红酒　4 黄酒　5 其他 □／□／□／□	
	职业病危害因素接触史	1 无　2 有（工种_____从业时间_____年） 毒物种类　粉尘_____　防护措施 1 无　2 有 □ 　　　　　放射物质_____　防护措施 1 无　2 有 □ 　　　　　物理因素_____　防护措施 1 无　2 有 □ 　　　　　化学物质_____　防护措施 1 无　2 有 □ 　　　　　其他_____　防护措施 1 无　2 有 □			

脏器功能	口腔	口唇 1 红润 2 苍白 3 发绀 4 皲裂 5 疱疹	□
		齿列 1 正常 2 缺齿┼3 龋齿┼4 义齿(假牙)	□/□/□
		咽部 1 无充血 2 充血 3 淋巴滤泡增生	□
	视力	左眼 _____ 右眼 _____ (矫正视力:左眼 _____ 右眼 _____)	
	听力	1 听见 2 听不清或无法听见	□
	运动功能	1 可顺利完成 2 无法独立完成其中任何一个动作	□
查体	眼底 *	1 正常 2 异常	□
	皮肤	1 正常 2 潮红 3 苍白 4 发绀 5 黄染 6 色素沉着 7 其他	□
	巩膜	1 正常 2 黄染 3 充血 4 其他_____	□
	淋巴结	1 未触及 2 锁骨上 3 腋窝 4 其他_____	□
	肺	桶状胸:1 否 2 是	□
		呼吸音:1 正常 2 异常_____	□
		啰音:1 无 2 干啰音 3 湿啰音 4 其他	□
	心脏	心率 _____ 次/分钟 心律:1 齐 2 不齐 3 绝对不齐	□
		杂音:1 无 2 有_____	
	腹部	压痛:1 无 2 有	□
		包块:1 无 2 有	□
		肝大:1 无 2 有	□
		脾大:1 无 2 有	□
		移动性浊音:1 无 2 有	□
	下肢水肿	1 无 2 单侧 3 双侧不对称 4 双侧对称	□
	足背动脉搏动	1 未触及 2 触及双侧对称 3 触及左侧弱或消失 4 触及右侧弱或消失	□
	肛门指诊 *	1 未及异常 2 触痛 3 包块 4 前列腺异常 5 其他	□
	乳腺 *	1 未见异常 2 乳房切除 3 异常泌乳 4 乳腺包块 5 其他	□
	妇科 *	外阴	1 未见异常 2 异常	□
		阴道	1 未见异常 2 异常	□
		宫颈	1 未见异常 2 异常	□
		宫体	1 未见异常 2 异常	□
		附件	1 未见异常 2 异常	□
	其他 *		
辅助检查	血常规 *	血红蛋白_____ g/L 白细胞_____ ×10⁹/L 血小板_____ ×10⁹/L 其他_____	
	尿常规 *	尿蛋白_____ 尿糖_____ 尿酮体_____ 尿潜血_____ 其他_____	
	空腹血糖 *	_____ mmol/L 或 _____ mg/dL	
	心电图 *	1 正常 2 异常	□
	尿微量白蛋白 *	_____ mg/dL	
	大便潜血 *	1 阴性 2 阳性	□

续表

	糖化血红蛋白 *	＿＿＿＿＿＿＿％			
	乙型肝炎 表面抗原 *	1 阴性　2 阳性			□
	肝功能 *	血清谷丙转氨酶＿＿＿＿＿＿＿U/L　　　血清谷草转氨酶＿＿＿＿＿＿＿U/L 白蛋白＿＿＿＿＿＿＿g/L　　　　　　总胆红素＿＿＿＿＿＿＿μmol/L 结合胆红素＿＿＿＿＿＿＿μmol/L			
	肾功能 *	血清肌酐＿＿＿＿＿＿＿μmol/L　　血尿素氮＿＿＿＿＿＿＿mmol/L 血钾浓度＿＿＿＿＿＿＿mmol/L　　血钠浓度＿＿＿＿＿＿＿mmol/L			
	血　脂 *	总胆固醇＿＿＿＿＿＿＿mmol/L　甘油三酯＿＿＿＿＿＿＿mmol/L 血清低密度脂蛋白胆固醇＿＿＿＿＿＿＿mmol/L 血清高密度脂蛋白胆固醇＿＿＿＿＿＿＿mmol/L			
	胸部 X 线片 *	1 正常　2 异常			□
	B 超 *	1 正常　2 异常			□
	宫颈涂片 *	1 正常　2 异常			□
	其他 *				
现存主要 健康问题	脑血管疾病	1 未发现　2 缺血性卒中　3 脑出血　4 蛛网膜下腔出血　5 短暂性脑缺血 发作　6 其他　　　　　　　　　　　　　　　□ / □ / □ / □ / □			
	肾脏疾病	1 未发现　2 糖尿病肾病　3 肾功能衰竭　4 急性肾炎　5 慢性肾炎 6 其他　　　　　　　　　　　　　　　　　□ / □ / □ / □ / □			
	心脏疾病	1 未发现　2 心肌梗死　3 心绞痛　4 冠状动脉血运重建　5 充血性心力衰 竭　6 心前区疼痛　7 其他　　　　　　　□ / □ / □ / □ / □			
	血管疾病	1 未发现　2 夹层动脉瘤　3 动脉闭塞性疾病　4 其他　　　□ / □ / □			
	眼部疾病	1 未发现　2 视网膜出血或渗出　3 视乳头水肿　4 白内障　5 其他 　　　　　　　　　　　　　　　　　　　　□ / □ / □			
	神经系统疾病	1 未发现　2 有			□
	其他系统疾病	1 未发现　2 有			□

		入 / 出院日期	原因	医疗机构名称	病案号
住院治疗 情况	住院史	/			
		/			
		建 / 撤床日期	原 因	医疗机构名称	病案号
	家庭病床史	/			
		/			

	药物名称	用法	用量	用药时间	服药依从性
主要用药 情况	1				
	2				
	3				
	4				
	5				
	6				

非免疫规划预防接种史	名称	接种日期	接种机构
	1		
	2		
	3		

健康评价	1 体检无异常 2 有异常 异常 1 异常 2 异常 3 异常 4	□

健康指导	1 纳入慢性病患者健康管理 2 建议复查 3 建议转诊 □ / □ / □ / □	危险因素控制： □ / □ / □ / □ / □ 1 戒烟　2 健康饮酒　3 饮食　4 锻炼 5 减体重（目标 ＿＿＿＿＿＿） 6 建议接种疫苗 ＿＿＿＿＿＿ 7 其他 ＿＿＿＿＿＿＿＿＿＿＿＿

接诊记录表

姓名：　　　　　　　　　　　　　　　　　　　　编号□□□－□□□□□

就诊者的主观资料：

就诊者的客观资料：

评估：

处置计划：

医生签字：

接诊日期：＿＿＿＿年＿＿＿＿月＿＿＿＿日

会诊记录表

姓名：_____ 编号□□□ – □□□□□

会诊原因：

会诊意见：

会诊医生签字

会诊医生及其所在医疗卫生机构：

医疗卫生机构名称

责任医生：

会诊日期：_____年_____月_____日

以上居民健康档案的具体填表说明详见《国家基本公共卫生服务规范（第三版）》。

▶▶▶ 中英文名词索引

郑重声明

高等教育出版社依法对本书享有专有出版权。任何未经许可的复制、销售行为均违反《中华人民共和国著作权法》，其行为人将承担相应的民事责任和行政责任；构成犯罪的，将被依法追究刑事责任。为了维护市场秩序，保护读者的合法权益，避免读者误用盗版书造成不良后果，我社将配合行政执法部门和司法机关对违法犯罪的单位和个人进行严厉打击。社会各界人士如发现上述侵权行为，希望及时举报，我社将奖励举报有功人员。

反盗版举报电话　　（010）58581999　58582371

反盗版举报邮箱　　dd@hep.com.cn

通信地址　　北京市西城区德外大街4号　高等教育出版社法律事务部

邮政编码　　100120

读者意见反馈

为收集对教材的意见建议，进一步完善教材编写并做好服务工作，读者可将对本教材的意见建议通过如下渠道反馈至我社。

咨询电话　　400-810-0598

反馈邮箱　　gjdzfwb@pub.hep.cn

通信地址　　北京市朝阳区惠新东街4号富盛大厦1座　高等教育出版社总编辑办公室

邮政编码　　100029

防伪查询说明

用户购书后刮开封底防伪涂层，使用手机微信等软件扫描二维码，会跳转至防伪查询网页，获得所购图书详细信息。

防伪客服电话　　（010）58582300